栄養士・管理栄養士のための
なぜ？ どうして？

『栄養士・管理栄養士のためのなぜ？どうして？』シリーズは，管理栄養士国家試験を目指す上で必要となる知識について，管理栄養士が活躍する現場を舞台としたストーリーで学べる参考書です．2008年の初版発行より多くの受験生からご支持をいただき，このたび2021年8月から改訂版を発行する運びとなりました．

本シリーズ最大の特徴は，国家試験レベルの内容を豊富なイラストと読みやすい会話形式で初学者にもわかりやすく解説していることです．勉強を始めたばかりの方でも読むことができるため，国家試験を目指す受験生はもちろん，栄養について学びたいすべての人にとってお役に立てるシリーズになっております．

制作にあたっては，過去10年以上の国家試験を分析して内容に反映しております．また，新人管理栄養士である主人公「栄子」の“なぜ？”“どうして？”という問い掛けを丁寧に作り込むことで，情報の幹となる内容（根拠）がしっかり身に付くように意識して制作しております．

今回の1巻『基礎栄養学』は，糖質，脂質，たんぱく質のエネルギー産生栄養素や各種ビタミン・ミネラルの役割や代謝といった，栄養学の根幹を成す内容について解説しております．改訂にあたり「日本人の食事摂取基準（2020年版）」や「日本食品標準成分表2020年版（八訂）」といった近年の重要なガイドラインや最新の国家試験に必要な情報を更新しつつ，前版よりも更にわかりやすくなるよう，ストーリーやイラストを細部まで見直しました．

本書の制作にあたり，ご協力くださいました監修者の先生方，またスタッフの管理栄養士の皆さまに，この場を借りて心より御礼申し上げます．

2021年8月吉日
編者一同

『栄養士・管理栄養士のための **なぜ？どうして？**』とは…

「ちょっとドジだけど元気いっぱいの新米管理栄養士『栄子』」と
「何でも知っているスーパートマト」の会話を読み進むうちに，
管理栄養士国家試験を解ける知識が自然に身についていく楽しい読み物です．
各分野のスペシャリストによるレクチャーをちりばめ，
現場の栄養士や管理栄養士にも役立つ情報を豊富に盛り込んでいます．
肩の力をぬいて，息抜き感覚で読んでみてください．
「勉強が苦手！」という方にもぴったりの本です．

※『栄養士・管理栄養士のためのなぜ？ どうして？』は，過去問10年分以上の管理栄養士国家試験で問われた内容をもとに構成されています．

1巻の内容に含まれている主な過去の管理栄養士国家試験問題

消化吸収のしくみ
21070
21069
20069
20068
20028
20026
19071
19070
18076
18072
18071
18070
17074
17072
17071
16071
15078
15077
15036

エネルギーと糖質の代謝
21072
21071
20070
20021
20020
19021
18075
17023
17020
16075
15082
15027
15024

脂質の代謝1
21074
18077
17126
17079
16077
16075
15084

脂質の代謝2
21075
20075
20074
19078
19077
19023
18077
16077
16054
16019
15084
15083
15025
18074
18073
18072
17077
17076
17070
16074
15081
15080
15026

たんぱく質の代謝
21073
20073
20072
20018
19074
19073
19019

脂溶性ビタミン
21076
20133
20076
19080
18120
18092
18078
17080
16122
15034

水溶性ビタミン
21120
21077
20118
20077
19080
19079
19072
19064
18079
17063
16087
16078
15085
15034

多量ミネラル
20080
20079
20078
15076

微量ミネラル
21078
19081
18081
16079
16061
15087

エネルギーの必要量
21083
21081
21080
18086
18083
17083
15089

※5桁の数字＝出題年 下2桁＋問題番号（例：21026＝2021年26番）

※管理栄養士国家試験で実際に問われた問題を一部本文中にも掲載しています．問題の詳しい解説は『クエスチョン・バンク管理栄養士国家試験問題解説』をご覧ください．

※栄子とトマトの会話の内容だけでなく，コメント，ひとくちメモ，レクチャーなど全体に，上記の過去問の内容がちりばめられています．

https://eiyo.medicmedia.com

メディックメディアのwebサイトからも情報発信！

続巻の刊行案内や最新情報，各書籍の参照頁対応表など，
お役に立つ情報をいち早くお知らせします．

学習のヒント

楽しく読んで『Check it out!』で復習☆

『なぜ？どうして？』を読んで「理解する」ことも大事ですが，管理栄養士国家試験の問題を解くためには，せっかく身につけた知識を「忘れないように頭に定着させておく」ことが必要になります．

どうしたら記憶が知識として定着していくのでしょうか？

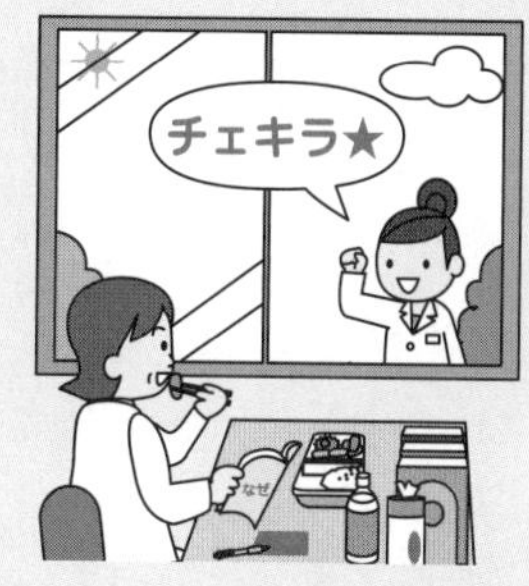

答えは簡単．大事なことだけを繰り返して覚えればいいのです．

『なぜ？どうして？』の各章の章末には，「Check it out!」（チェキラ）という特別なページがあります．重要事項は赤字になっているので，赤いシートを使って，覚えるまでくり返し確認しましょう．

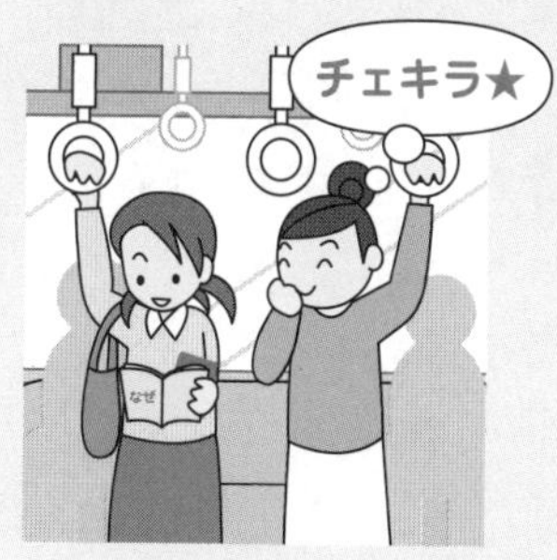

『なぜ？どうして？』で学んだ内容は，『クエスチョン・バンク管理栄養士国家試験問題解説（QB）』で実際に問題を解くことで，実力をアップさせることができます．『QB』でつまずいたら，関連する内容について『なぜ？どうして？』をチェックしてみましょう．この流れをくり返せば，習得した知識があなたのものになるはずです．

執筆・取材協力者一覧
（50音順・敬称略）

青江誠一郎　　大妻女子大学 家政学部 食物学科 教授
飯田　薫子　　お茶の水女子大学 基幹研究院 自然科学系 教授

編集
清水　健夫

イラスト
佐々木　敦志

カバー・表紙デザイン
安食　正之
［(有) 北路社］

カバーイラスト
川原　桂子

本書の使い方

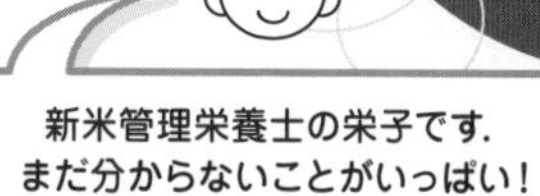

新米管理栄養士の栄子です．
まだ分からないことがいっぱい！
いつもトマトに助けてもらってます．

なんでも知ってるスーパートマトです！
分からないことがあったら
気軽に聞いてね！

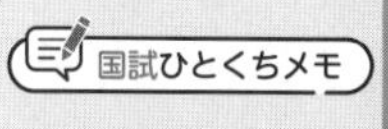

あわせて知っておきたい補足的な情報は「コメント」としています．

国試ひとくちメモ

国家試験で問われた関連情報を「国試ひとくちメモ」として掲載しています．

21011-3
肝硬変

管理栄養士国家試験で問われた内容は波線で表示！
波線の範囲は，過去の管理栄養士国家試験で関連する内容が問われた箇所です．肩に載っている数字は関連する管理栄養士国家試験の問題と選択肢の番号です．特に大事なところは赤字で表示しています．

（p21参照）

本の内部参照ページを掲載しています．

Check it out!

Check it out！（チェキラ） で知識の確認を！
各章の終わりに，その章で特に覚えておきたいポイントをまとめた「Check it out！」のコーナーを設けました．付録の赤シートで重要な単語が消えるようになっていますので，知識の確認にご利用ください．

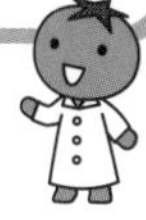

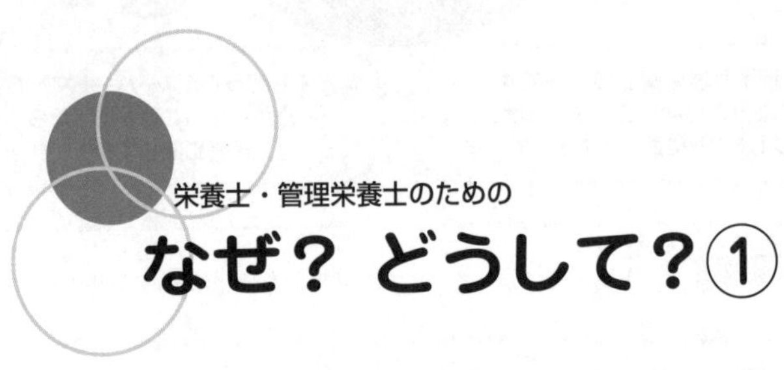

CONTENTS

1 消化・吸収のしくみ

2 栄養って何？
5 空腹と食欲，そして満腹
10 食べ物はどこに行くの？
12 食べ物の入り口，口腔と食道
13 胃は強力な消化パワーの持ち主！
21 十二指腸は分泌液の合流地点
25 長い長い小腸
28 吸収の仕上げは大腸で…
35 栄養素の消化吸収①糖質
38 栄養素の消化吸収②たんぱく質
42 栄養素の消化吸収③脂質

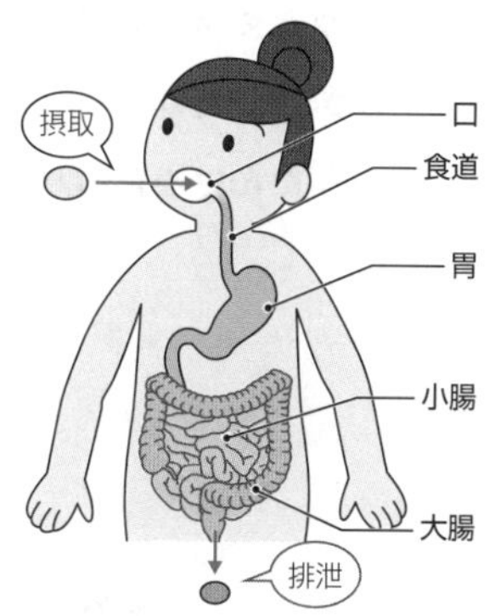

2 エネルギーと糖質の代謝

50 エネルギーとは？
57 電子伝達系と酸化的リン酸化
64 糖質はエネルギーの源
67 ステップ1　解糖系
70 ステップ2　TCA回路
76 空腹時には，グリコーゲン分解
79 さらなる空腹時には，糖新生

3 脂質の代謝1

90 脂質は貯蔵エネルギー

93 リポたんぱく質

98 ようこそ脂質の旅へ！ ①食事による脂質

104 ようこそ脂質の旅へ！ ②体内の脂質

110 ようこそ脂質の旅へ！ ③コレステロール逆転送系

115 リポたんぱく質のバランスが崩れると……

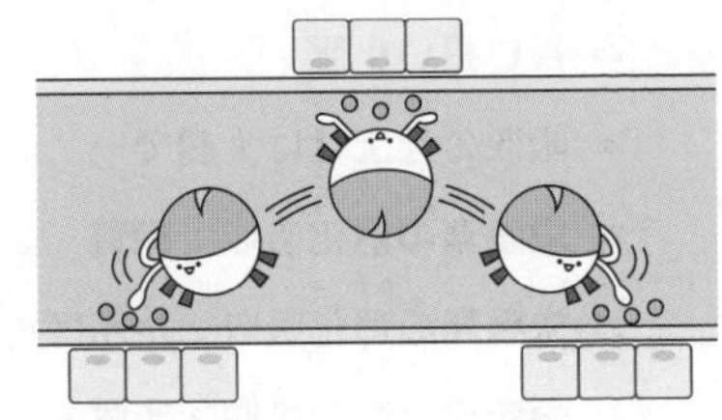

4 脂質の代謝2

124 必要に応じて脂質を分解

128 脂肪酸代謝

135 ケトン体を利用した脂質代謝

138 コレステロールを正しく理解しよう

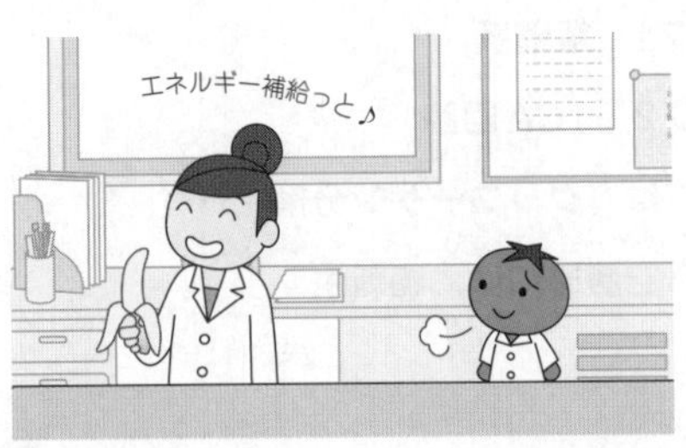

5 たんぱく質の代謝

152 たんぱく質はどうして必要？

156 アミノ酸プールのしくみ

163 アミノ酸プールが溢れると……

171 窒素出納

175 良質なたんぱく質とは？　アミノ酸スコア

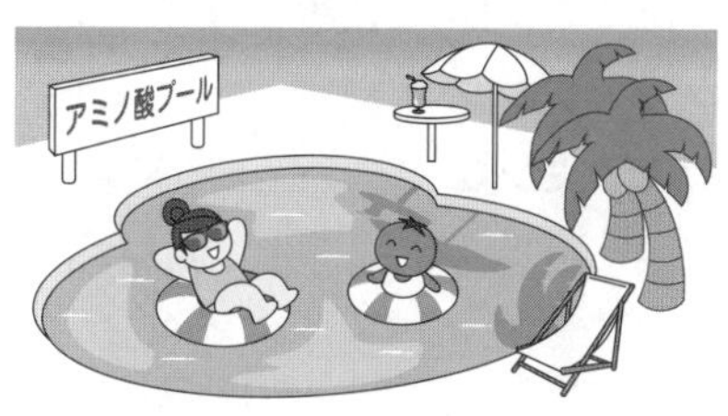

6 脂溶性ビタミン

192 ビタミンの役割

195 ビタミンA

204 ビタミンD

212 ビタミンE

219 ビタミンK

紫外線がないと
何も起こらない

ビタミンD
前駆体
(7-デヒドロコレステロール)
＋
紫外線
→
ビタミン D_3
(コレカルシフェロール)

7 水溶性ビタミン

228 水溶性ビタミン
229 補酵素としてのビタミンB群
233 ビタミンB_1（チアミン）
238 ビタミンB_2（リボフラビン）
241 ビタミンB_6（ピリドキシンなど）
244 ビタミンB_{12}と葉酸
252 ナイアシン
258 ビタミンC

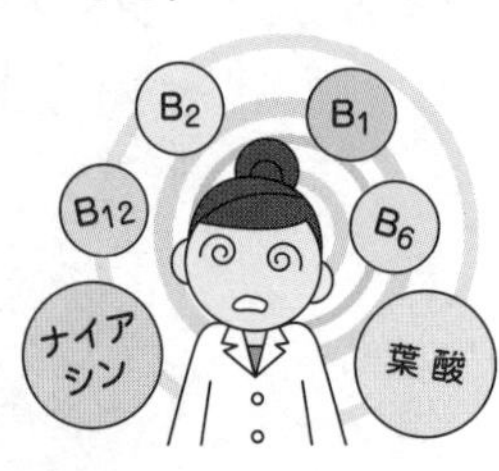

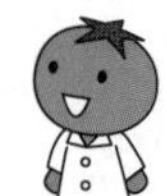

8 多量ミネラル

266 ミネラルって何？
270 ナトリウム（Na）
280 カリウム（K）
286 カルシウム（Ca）
293 マグネシウム（Mg）
298 リン（P）

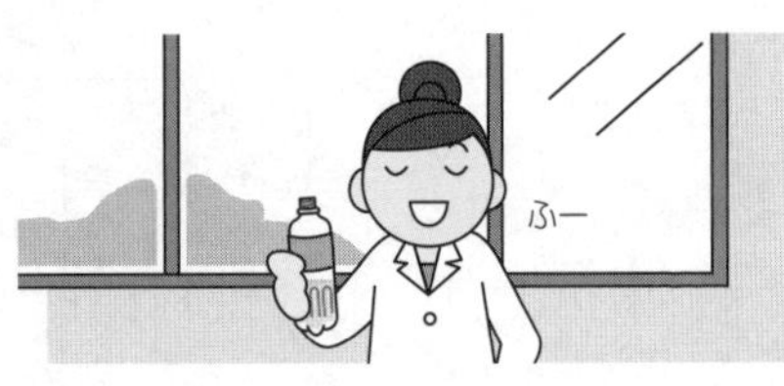

9 微量ミネラル

308 まだまだミネラル

310 鉄（Fe）

319 亜鉛（Zn）

326 銅（Cu）

334 ヨウ素（I）

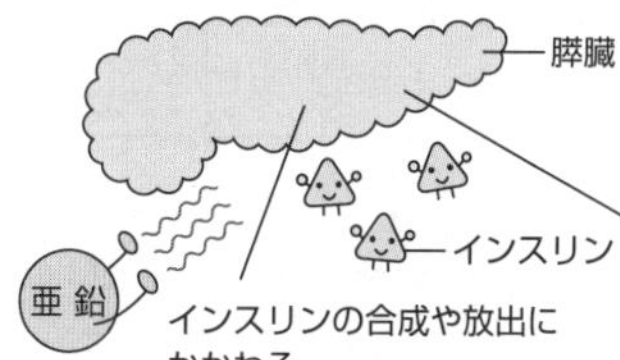

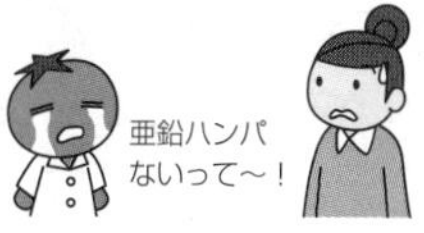

10 エネルギーの必要量

342 健康的な体格を知ろう

344 目標とするBMIの範囲は？

348 エネルギー必要量の考え方

350 基礎代謝量×身体活動レベル

356 推定エネルギー必要量の算出

360 食事誘発性熱産生

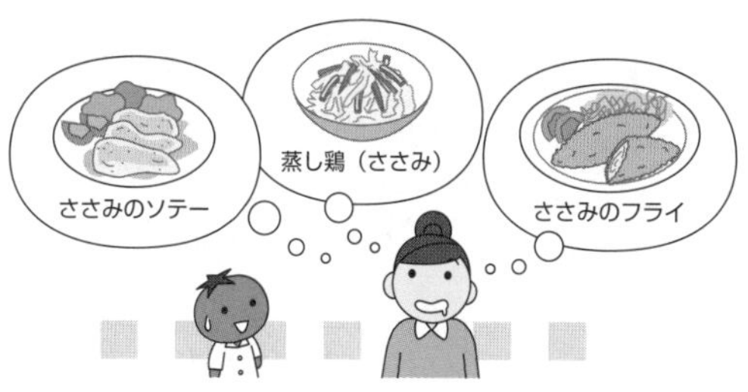

主な臨床検査値

<table>
<tr><th></th><th>臨床検査項目</th><th>基準値*（参考値）</th><th>ポイント</th></tr>
<tr><td rowspan="13">血液検査</td><td>白血球
(WBC)</td><td>3.3～8.6 $10^3/\mu L$</td><td>↑細菌・ウイルス感染症，血液疾患，悪性腫瘍など
↓血液疾患，化学療法，放射線療法など</td></tr>
<tr><td rowspan="2">赤血球
(RBC)</td><td>男性 4.35～5.55 $10^6/\mu L$</td><td rowspan="2">↑胃癌，脱水など
↓貧血，出血，悪性腫瘍，妊娠など</td></tr>
<tr><td>女性 3.86～4.92 $10^6/\mu L$</td></tr>
<tr><td rowspan="2">ヘモグロビン（Hb）</td><td>男性 13.7～16.8 g/dL</td><td rowspan="4">＜貧血の成因と分類＞
赤血球の産生・成熟障害：鉄欠乏性貧血，巨赤芽球性貧血，再生不良性貧血，腎性貧血
赤血球の破壊亢進：溶血性貧血</td></tr>
<tr><td>女性 11.6~14.8 g/dL</td></tr>
<tr><td rowspan="2">ヘマトクリット(Ht)</td><td>男性 40.7～50.1%</td></tr>
<tr><td>女性 35.1～44.4%</td></tr>
<tr><td>MCV</td><td>83.6～98.2fL</td><td rowspan="3">＜赤血球指数による貧血の分類＞
MCV MCH MCHC
小球性低色素性貧血 ↓ ↓ ↓ 鉄欠乏性貧血
正球性正色素性貧血 → → → 溶血性貧血，再生不良性貧血
大球性高色素性貧血 ↑ ↑ → 巨赤芽球性貧血</td></tr>
<tr><td>MCH</td><td>27.5～33.2pg</td></tr>
<tr><td>MCHC</td><td>31.7～35.3%</td></tr>
<tr><td>血小板
(PLT)</td><td>158～348 $10^3/\mu L$</td><td>**出血傾向の指標**：
血小板産生の低下（再生不良性貧血，急性白血病，悪性貧血），血小板消費の亢進で激減（肝硬変，播種性血管内凝固症候群）</td></tr>
<tr><td>鉄（Fe）</td><td>40～188 $\mu g/dL$</td><td>↑鉄貯蔵の増加，造血障害，肝障害
↓鉄欠乏，鉄需要の増加</td></tr>
</table>

	臨床検査項目	基準値*（参考値）	ポイント
たんぱく質系の検査	血清総たんぱく（TP）	6.6～8.1g/dL	↑脱水，慢性炎症 ↓低栄養，熱傷，肝疾患による合成障害など"
	アルブミン（Alb）	4.1～5.1g/dL	↓栄養不良，漏出，代謝亢進，肝疾患による合成障害など
	プレアルブミン（トランスサイレチン）	22.0～40.0mg/dL	アルブミンよりも半減期が短く，最近2～4日のたんぱく質栄養状態の把握に用いる.
	C反応性たんぱく（CRP）	0.00～0.14mg/dL	炎症マーカー．炎症とくに感染症の重症度の鋭敏な指標.
糖質系の検査	空腹時血糖	73～109mg/dL：空腹時 100～109mg/dL：正常高値	食事の影響を受けて変動しやすい. 糖尿病の診断基準に含まれる.
	随時血糖	70～139mg/dL	
	ヘモグロビンA1c（HbA1c）	4.9～6.0%：NGSP値	Hbとグルコースが結合したもの. 1～2ヶ月間の平均的な血糖値がわかる. 糖尿病の診断基準に含まれる.
脂質系の検査	総コレステロール（TC）	142～248 mg/dL	それぞれの指標は，脂質異常症の診断などに用いられる. LDLコレステロールは直接測定することも可能. LDL-C＝TC － HDL－TG/5
	トリグリセリド（TG）	男性 40～234 mg/dL	
		女性 30～117 mg/dL	
	HDLコレステロール	男性 38～90 mg/dL	
		女性 48～103 mg/dL	
	LDLコレステロール	65～163mg/dL	

	臨床検査項目	基準値*（参考値）	ポイント
肝・胆道系の検査	AST（GOT） アスパラギン酸アミノトランスフェラーゼ	13～30IU/L	↑主に心筋・骨格筋障害，他に肝障害，溶血性疾患など
	ALT（GPT） アラニンアミノトランスフェラーゼ	男性 10～42IU/L	肝機能障害の指標だが，ASTと異なり肝臓により特異的．肝硬変では肝細胞の減少のためあまり上昇しない． AST＜ALT：非アルコール性脂肪性肝炎，胆石症 AST＞ALT：アルコール性肝障害，肝硬変
		女性 7～23IU/L	
	γ-GT	男性 13～64U/L	↑肝・胆道系疾患，アルコール性肝障害
		女性 9～32U/L	
	総ビリルビン（Bil）	0.4～1.5mg/dL	ビリルビンはヘモグロビンの代謝産物であり，直接ビリルビンと間接ビリルビンがある．
	アルカリフォスファターゼ（ALP）	106～322U/L	↑肝・胆道系疾患，骨疾患
	コリンエステラーゼ（ChE）	男性 13～64U/L	肝臓で合成される．肝細胞の合成機能を調べるのに有用． ↓肝硬変，劇症肝炎，慢性肝炎，肝がんなど ↑脂肪肝，ネフローゼ症候群，甲状腺機能亢進症など
		女性 9～32U/L	

	臨床検査項目	基準値*（参考値）	ポイント
腎臓系の検査	尿酸（UA）	男性 3～7mg/dL	尿酸の産生は，①プリン体生合成亢進，②細胞崩壊亢進による核酸分解増加，③プリン体を含む食品の過剰摂取などで増加する．産生増加，腎排泄障害になると血清尿酸値が増加して過飽和状態となり，7mg/dL以上になると痛風発作を起こしやすくなる．
		女性 2～7mg/dL	
	尿量	1,000～1,500mL/日	多尿：2,500～3,000mL， 乏尿：400mL以下， 無尿：100mL以下（0でなくとも無尿）
	尿pH	4.5～7.5	
	尿比重	1.006～1.030	
	尿素窒素（BUN）	9～21mg/dL	たんぱく質の終末代謝産物．腎機能障害で増加する．
	クレアチニン（Cr）	男性 0.65～1.07 mg/dL	腎糸球体で濾過され，尿細管で全く再吸収されないので糸球体機能をよく表す． 筋肉内でクレアチン＋クレアチンリン酸から産生される．
		女性 0.46～0.79 mg/dL	
	クレアチニンクリアランス（Ccr）	91～130mL/分	糸球体の濾過能力を示す指標（糸球体濾過量）である．
電解質	Na	138～145mmol/L	
	K	3.6～4.8mmol/L	
	Cl	101～108mmol/L	
	Ca	8.8～10.1mg/dL	
	IP	2.7～4.6mg/dL	

*基準値（参考値）は，測定した施設や方法，参照する資料によって異なる．上記の基準値は複数の資料と，過去の国家試験の問題文を参考に作成した．本書ではこのリストの値を参考値として用いている．

MEMO

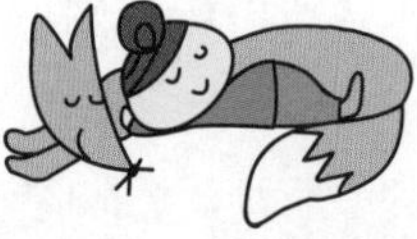

Chapter

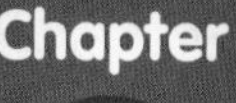

消化・吸収のしくみ

“You are what you eat.” という諺（ことわざ）があるように，私たちが食べるものが，私たちの細胞やエネルギーになります．本章では，その第1段階として，食べたものが身体に取り込まれる流れを説明します．

栄養って何？

うーん，今日のランチは何にしようかしら．
栄養満点セットだって！
とってもおいしそうだし，私これにするわ．

いいわね．

ところでトマト，前々から気になっていたんだけど，
栄養って結局のところ何なのかしら？

（えぇ！　いまさら！?）

「トマトは栄養が豊富」とか，
「栄養不足に注意しましょう」とかって，みんながなんとなく
口にする言葉だけれど，使い方はバラバラだよね．

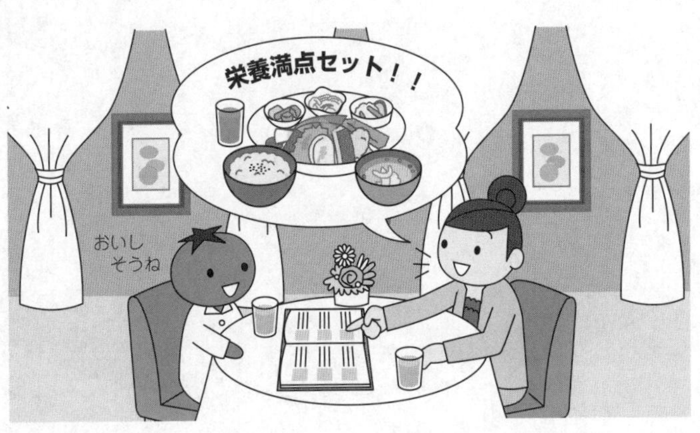

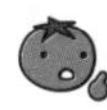

確かにそうね…….
栄養っていうのは，「**生物が生存に必要な物質を摂取して生命を維持する営み**」のことをいうの.
栄養のために摂取する食品成分のことは，
栄養素と呼ぶのよ.

▼ **栄養と栄養素**

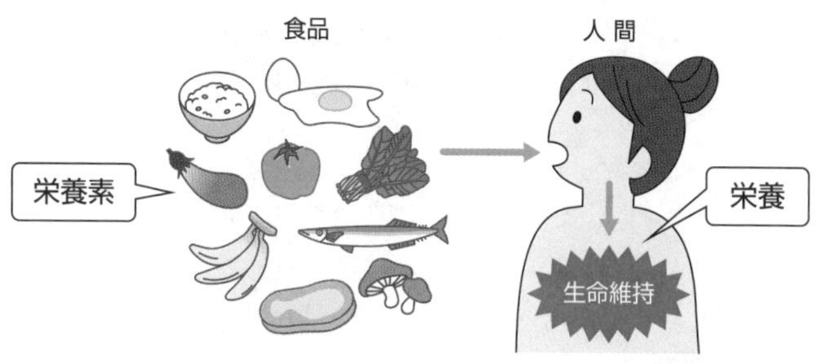

栄養と栄養素って意味の違う言葉なのね.
いまさらながら，初めて知ったわ.

炭水化物，脂質，たんぱく質を合わせた
三大栄養素，それにビタミンと
ミネラルを加えた**五大栄養素**は知っているわよね．

▼　**栄養素の種類と主なはたらき**

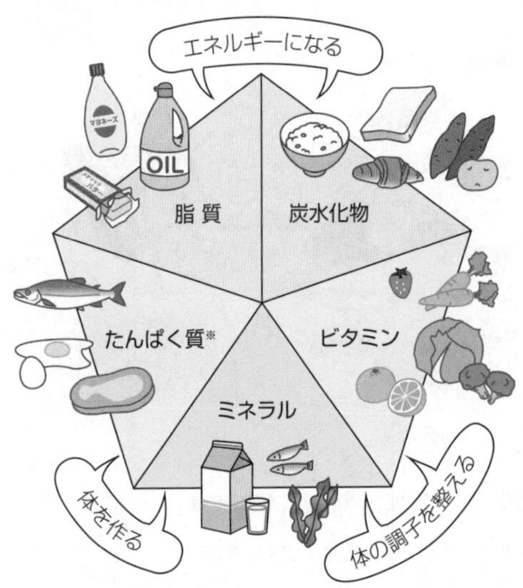

※たんぱく質も一部はエネルギーになります．

comment

「日本人の食事摂取基準（2020年版）」では，三大栄養素のことを「エネルギー産生栄養素」と呼んでいます．

もちろん！　各栄養素は，
人体内に蓄積して**組織の構成成分**となったり，
活動に必要な**エネルギー**となったりして，
生命を維持する役目を果たしているのよね．

そうよ，だから栄養素の過不足は身体の機能を低下させ，障害や疾病の原因にもなるのよ．

comment

最近では，栄養素のほかにも，体の調子を整える作用を持つ「機能性成分」が注目されています．抗酸化作用のあるポリフェノールや，腸内環境を改善するプロバイオティクス (p31参照) などがあります．

じゃあこの栄養満点セットを食べて，バランスよく栄養素を摂取しなくっちゃ！

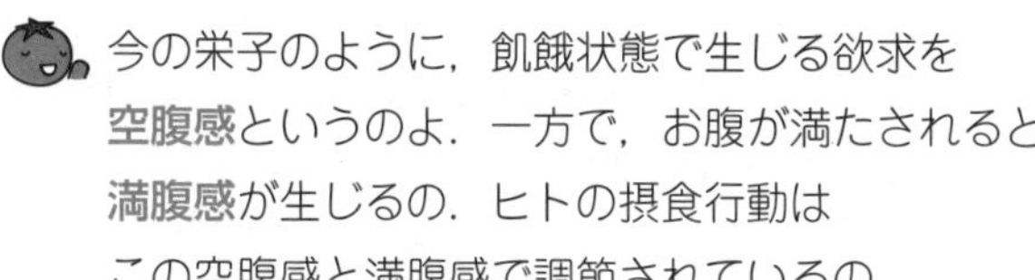

空腹と食欲，そして満腹

注文したのに，なかなか料理が来ないわね．もう，なんでもいいから食べたいわ～．

今の栄子のように，飢餓状態で生じる欲求を**空腹感**というのよ．一方で，お腹が満たされると**満腹感**が生じるの．ヒトの摂食行動はこの空腹感と満腹感で調節されているの．

まさしく今，「空腹感」に耐えているところよ！

空腹感は，胃が空っぽになったり，
血糖値が下がったり，血中遊離脂肪酸が増加したりすると，
脳の**視床下部**にある**摂食中枢**が刺激されて感じるのよ[20068-2]．

▼ **空腹感**

間脳の視床下部

摂食中枢

空腹感

お腹すいた…

胃の収縮

血糖値の低下

遊離脂肪酸の増加

ホルモンの分泌

グルカゴン，消化管ホルモン　など

ぐぅ～

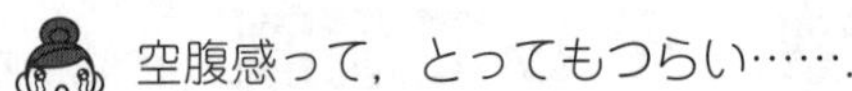

空腹感って，とってもつらい……．

そうね．空腹感は基本的に**不快感**を伴うものなの．
だから空腹感は，**摂食行動**を促す役割を
担っているのよ．

確かに……身体の「今すぐ何か食べて！」
ってSOSのサインが空腹感なのね．

そんなイメージね．
逆に，空腹状態でも「何か**特定**のものを食べたい」
という欲求は「**食欲**」といって，**快感**を伴うのよ．

なるほど～.「焼肉食べたい」って考えるのは確かに快感かもしれないわ.

ただ空腹なのとは違うわよね.
ちなみに，食欲は視覚や嗅覚だけでなく，**食経験**や環境などによっても調節されるのよ. 20068-1

▼ **食欲**

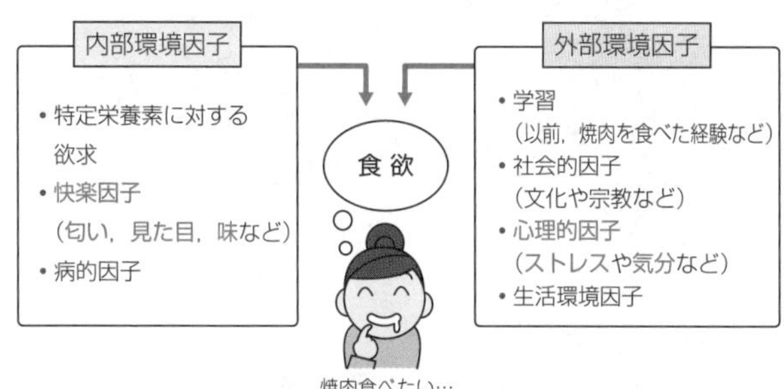

comment

多くの場合，空腹時に食欲が湧きますが，時として空腹でなくても食欲が湧くことや，空腹なのに食欲が湧かないことがあります．これは，食欲が心理的要因や経験にも大きな影響を受けることが原因とされます．なお，空腹感と食欲を同じものとみなす考え方もあります．

「空腹感」と「食欲」で微妙な違いがあるんだね.
あ！　やっと料理が来たわ．いい匂いだし，
見た目もおいしそう！
食欲が高まるって，まさにこういうことね.

そうね．食べましょう.

〜〜〜〜〜〜食後〜〜〜〜〜〜

さすが栄養満点セット！
もうお腹いっぱいよ．

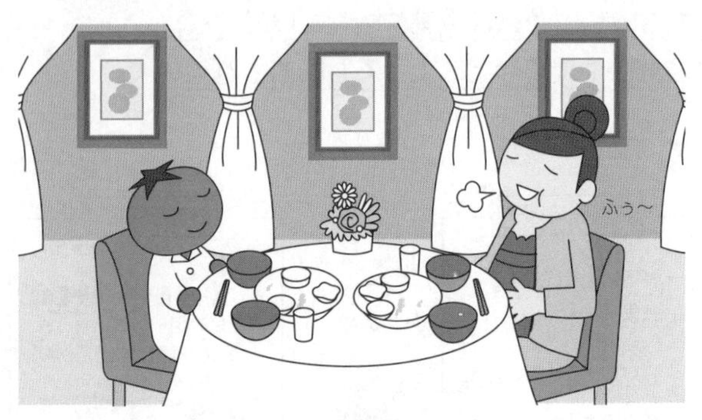

食べる前の「空腹感」に対して，
食後の「お腹いっぱい」を「満腹感」というのよ．
胃が食べ物で広がったり，血糖値が上がったりすると，
脳の**満腹中枢**が刺激されて感じるわ．

▼ **満腹感**

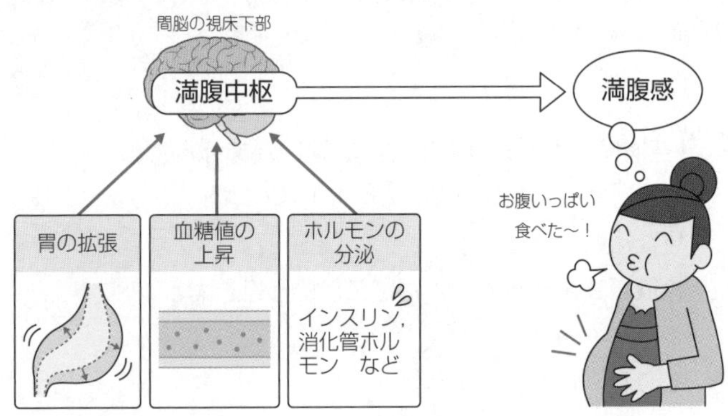

comment

食事をして満腹感を覚えるまでには時間差があります．そのため，ゆっくり食べると，少量の食事でも満腹中枢が十分刺激され，食べ過ぎを防ぐことができます．一方で，急いで食事をすると，満腹中枢への刺激が届く前に次々と食べ物を摂取してしまうかたちとなり，無意識に食べ過ぎてしまうこともあります．

ふーん．空腹感は摂食行動を**促す**ことで，
満腹感は摂食行動を**抑制**することで，
私たちが食べる量を調整してくれるのね．

摂食行動は，**日内リズム（サーカディアンリズム）**
にも影響するのよ．(20068-4) たとえば，規則正しい
摂食行動は**ホルモン**や**消化酵素**などの
分泌リズムを形成するの．

確かに，夜遅くに食事したり，
食事回数が少なかったりすると，
体調が優れない気がするわ．

実際，不規則な食生活は，日内リズムを乱し，
肥満などのリスクを高めるともいわれているのよ．

それじゃあ管理栄養士としては，食べる物や
量だけでなく，食べる回数や時間も意識して
栄養マネジメントしなくちゃね．

そうね．その通りよ．

国試ひとくちメモ

食欲調節ホルモン：摂食中枢や満腹中枢を刺激するのは，胃の伸縮や血糖値だけではありません．ホルモンにも摂食中枢や満腹中枢を刺激するものがあります．代表的な食欲調節ホルモンであるグルカゴンやインスリンのほか，胃から分泌される**グレリン**には摂食促進作用が，脂肪細胞から分泌される**レプチン**には摂食抑制作用があることが知られています．(20068-3)

食べ物はどこに行くの？

栄養満点ランチに含まれていた
栄養素って，小腸で吸収されるのよね？

そうよ．ただし，食べたままの状態では，
まだ栄養素レベルにまで分解されていないから，
体内に取り込むことができないの．
だから小腸で吸収できるサイズまで，
小さく分解する必要があるわけ．

それが**消化**ね．確か，食べたものは，
消化酵素によって分解されるのよね？

そうね．でも消化という言葉が示す範囲は，
もう少し広いの．3つの種類に分けられるわ．

▼ 消化の種類

物理的（機械的）消化	口内の咀嚼（そしゃく）や胃腸での蠕動（ぜんどう）運動など． 食物を砕いて消化液と混合，攪拌（かくはん）し，化学的消化を受けやすくする．
化学的消化 （p16参照）	消化酵素による加水分解作用のこと． 消化の主役的機能を担っている．
生物学的消化 （p30参照）	大腸内に存在する腸内細菌による分解（発酵や腐敗）．

へえ～！
口の中で噛むのも消化の１つなのね．

そうよ．消化は，**口から食べ物を体内に入れて，肛門で排泄するまで続いて行われるの**．
連鎖的に食べ物を消化して，栄養素を吸収していくのよ．

▼ **食べ物の通り道（口腔から肛門まで）**

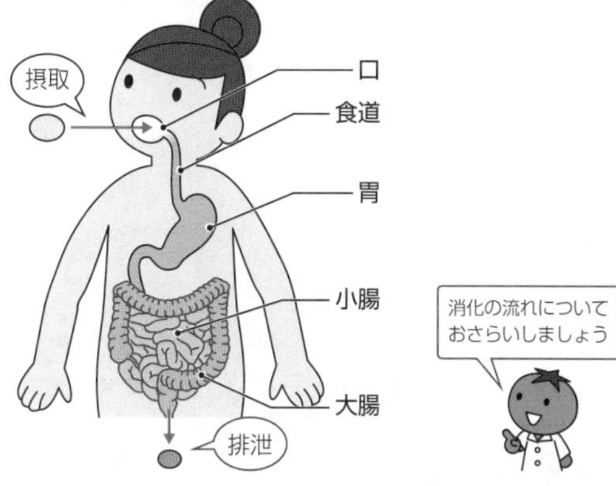

comment

胃内の滞留時間は食事によって異なります．栄養素でいうと，滞留時間が短い方から，糖質＜たんぱく質＜脂質の順に長くなります．脂質は胃内の滞留時間が長いため，脂っこいものを食べた後は「胃もたれ」を起こすことがあります．

ちなみに，摂取した食べ物が
肛門から排泄されるまで，１～３日はかかるのよ．

えぇ！！　長い！

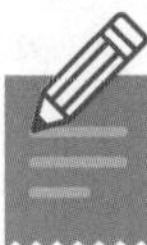

食べ物の入り口，口腔と食道

長い長い消化のプロセスを１つずつ，
みてみましょう．まずは口腔と食道よ．

咀嚼は**物理的消化**に当てはまるから，
口腔の時点で消化は始まっているのよね？

その通り！　口腔では，唾液に含まれる
消化酵素のアミラーゼによる
化学的消化も行われるわ．

▼ **口腔と食道**

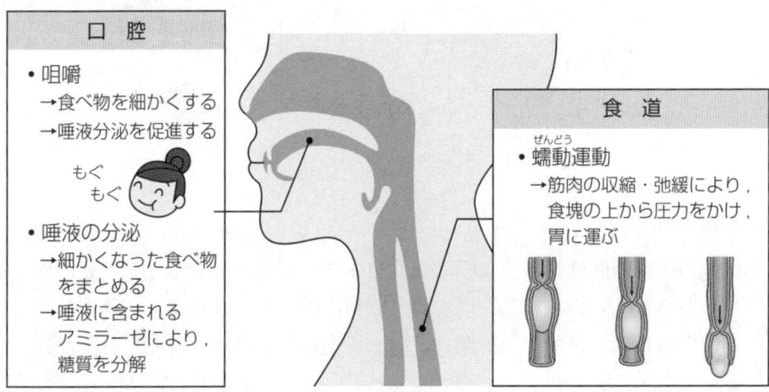

口腔を出た後は，食道の蠕動運動によって，
食べ物の塊（食塊）は胃に運ばれるのね．

そうよ．じゃあ次は胃をみてみましょう．

胃は強力な消化パワーの持ち主！

食べ物を消化する臓器といえば，
胃のイメージが強いわ．

そうね．じゃあ，その胃がほかの臓器と
どうつながっているか覚えているかしら？

もちろんよ．胃は食道と十二指腸につながっているわ．
食道からつながる入口付近を**噴門**，
十二指腸につながる出口付近を**幽門**と呼ぶのよね．

▼ **胃の構造**

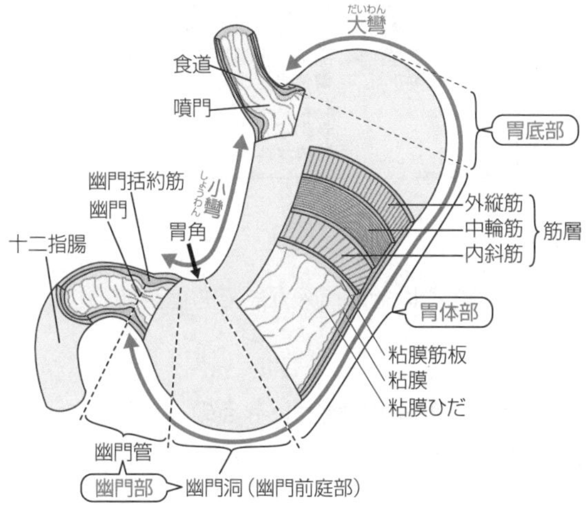

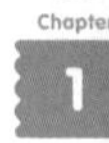

Chapter
1
消化・吸収のしくみ

ちゃんと勉強しているじゃない．

それで，胃は食塊を貯留して，
蠕動運動と**胃液**で食塊を粉砕しながら
少しずつ**十二指腸**に送るのよね．

▼ **胃のはたらき**

食塊の受け入れ

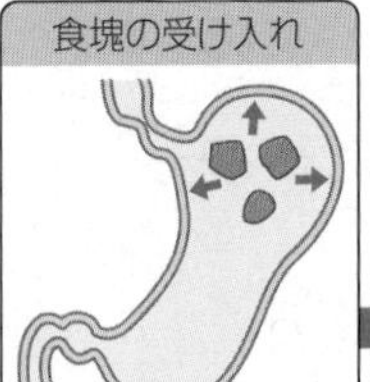

- 胃に食塊が入ると迷走神経反射により胃底部が弛緩（しかん）する．

蠕動運動

- 胃体部中央付近からの蠕動運動が起こり，食塊が移動する．
- 幽門部は蠕動が伝わると内腔が閉鎖し，食塊は再び胃体部へと押し戻され，胃液と混ぜ合わされる．この一連の動きのなかで食塊は粉砕される．

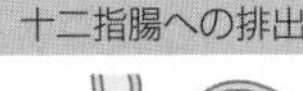

十二指腸への排出

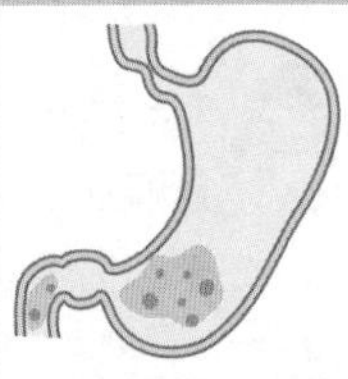

- 胃内圧が十二指腸内圧を超えると幽門が開き，粥状液が少しずつ送り出される．

そうそう．
胃における消化ではその胃液がとても重要なはたらきをするのよ．

胃液によって，食塊がお粥状になるのよね．
胃液ってどういうものなの？

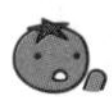
じゃあ胃液について説明しましょう．
胃の粘膜には胃腺という分泌腺があって，
そこから分泌される**粘液**，**胃酸（塩酸）**，**ペプシノーゲン**の
混合物のことを**胃液**と呼ぶのよ．
ちなみに，それぞれ異なる細胞から分泌されるのよ．

▼ **胃液**

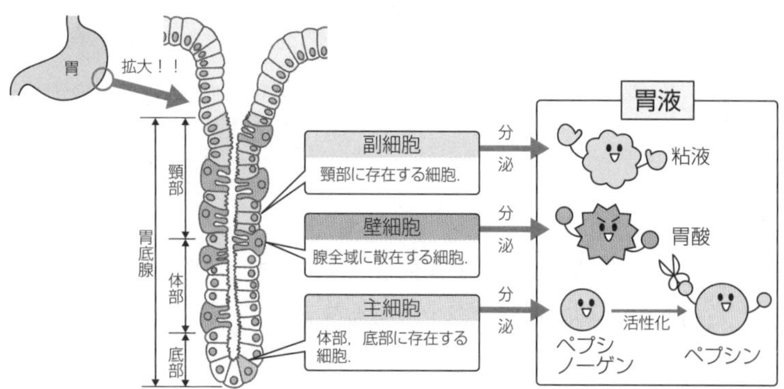

胃液が食べ物をお粥状にするのは，胃酸のはたらきね．

そうなの．胃酸つまり塩酸は強い酸だから，
たんぱく質を変性させて消化しやすくするのよ．
同時に，胃内を殺菌する作用もあるわ．

なるほど～．粘液とペプシノーゲンには
どんな役割があるのかしら？

comment

胃粘液の分泌不良が起こると，胃酸が胃粘膜を傷つけるため，胃痛の症状がみられます．ストレス，NSAIDs（非ステロイド性抗炎症薬）などの刺激や加齢などの生理的変化によって，胃粘液の分泌は減少します．

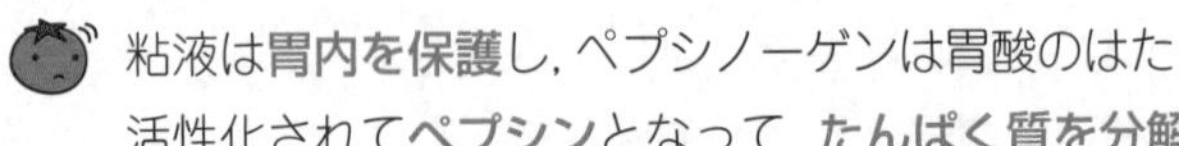

粘液は**胃内を保護**し，ペプシノーゲンは胃酸のはたらきで活性化されて**ペプシン**となって，**たんぱく質を分解**するのよ．

▼ **粘液・胃酸・ペプシンのはたらき**

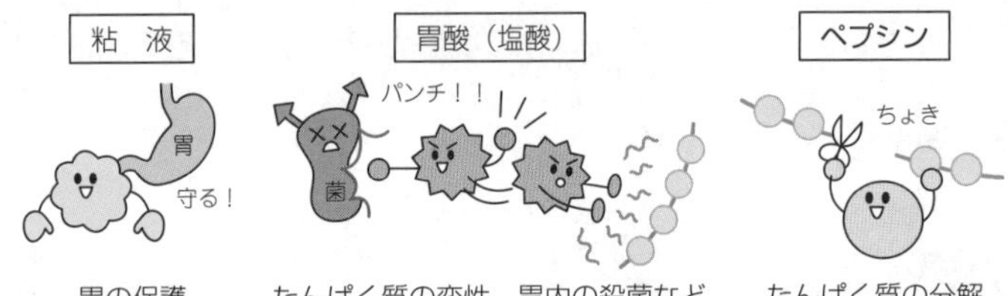

胃の保護　　たんぱく質の変性，胃内の殺菌など　　たんぱく質の分解

胃の中で行われるこうした消化を<u>化学的消化</u>と呼びます．

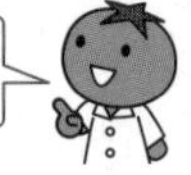

へーすごい！　粘液で胃酸から胃自体を守りつつ胃酸とペプシンによるダブルパンチで，たんぱく質を消化するのね．

さて，そんな胃液はどのように分泌されるか分かるかしら？

うーん……胃に食べ物が入ると，胃液の分泌が増加するのかしら？

実は，胃液は食べ物を食べる前からすでに
分泌されているの．たとえば，栄子は今何か
食べたいものはあるかしら？

ええとね…….
食後のデザートが食べたいわ！
ケーキでしょ，パフェでしょ，アイスに…….

（あいかわらずの食いしん坊！）
今，栄子が食べ物のことを考えただけでも，
胃液は分泌されているのよ．

えぇ！　そうなの！？

そうよ．胃液の分泌は**消化管ホルモン**という
ホルモンたちに調節されているの．
代表的な消化管ホルモンには
ガストリン，**セクレチン**，**コレシストキニン**があるわ．

それぞれのホルモンに役割があるのかしら？

そうよ．胃酸分泌を**促進**するのがガストリン，
胃酸分泌を**抑制**するのがセクレチンよ．

コレシストキニンは？

21070-4

コレシストキニンは，膵酵素分泌を促進するわ．
消化管ホルモンは胃酸分泌だけでなく，
胃から十二指腸にかけての消化に
多様に関わっているから，それぞれの役割を
確認しておきましょう．

▼ **主な消化管ホルモン** 21070-3,5

	ガストリン G	セクレチン S	コレシストキニン C
役割	• 胃酸分泌↑ • ペプシノーゲン分泌↑ • 胃の入り口（下部食道括約筋）を収縮し，出口を弛緩する	• 胃酸分泌↓ • HCO_3^-分泌↑ • 胃の出口を収縮する	• 膵酵素分泌↑ • セクレチンの作用増強 • 胆のう収縮，胆汁排泄
分泌場所	胃の幽門前庭部G細胞	十二指腸のS細胞	十二指腸のI細胞

分泌される場所がそれぞれ異なるのね．

そうなの．これらの消化管ホルモンは，
食塊の移動に合わせて分泌され，
互いに作用し合いながら，胃酸分泌を含め
消化管内の環境を整備するのよ．

なるほどね．胃酸分泌は実際に，
消化管ホルモンに調節されているのかしら？

胃酸分泌の調節機構は，
消化管ホルモンと自律神経系によって，
①**脳相**，②**胃相**，③**腸相**に分けて行われるわ．

▼ 消化管ホルモンによる胃酸分泌の調節

21070-1

❶ 脳相：これから食物摂取を始めようとする段階，消化機能の準備をする反応

★迷走神経を介した反射的な胃液分泌⬆

→食物を想像したり，見たり，匂いをかいだりすることで，迷走神経を介した無条件反射がおこり胃液分泌⬆

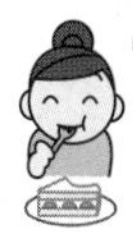

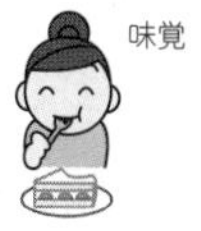
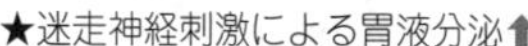

★迷走神経刺激による胃液分泌⬆

→食事をすると迷走神経刺激により壁細胞が刺激され胃酸分泌⬆

★迷走神経がG細胞に働くことによる胃酸分泌⬆

→ガストリン分泌⬆により胃酸分泌⬆

❷ 胃相：食物を摂取し，胃に入った段階で胃の機能を高める反応

★食塊が胃壁を刺激したことによる胃酸分泌⬆

★ガストリン分泌⬆による胃酸分泌⬆

→胃の中に食物が入ると胃壁の伸展やたんぱく質の刺激によりガストリン分泌⬆

→ガストリン分泌⬆により胃酸，ペプシノーゲン分泌⬆

★主細胞から分泌されるペプシノーゲンは胃酸により活性化されペプシン（たんぱく質分解酵素）となる

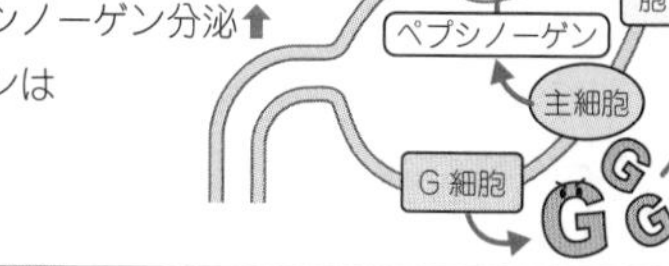

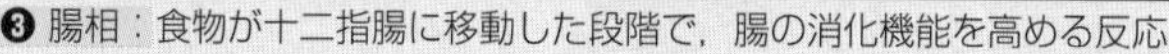

❸ 腸相：食物が十二指腸に移動した段階で，腸の消化機能を高める反応

★セクレチン分泌⬆，ガストリン分泌⬇，胃酸分泌⬇

→胃の酸性内容物が十二指腸に入ることによりS細胞が刺激されセクレチン分泌⬆*.

→セクレチン分泌⬆によりガストリン分泌⬇した結果，胃酸分泌⬇

＊コレシストキニンやセクレチンの分泌は消化物中のペプチドやアミノ酸，脂質や糖質によって促進される.

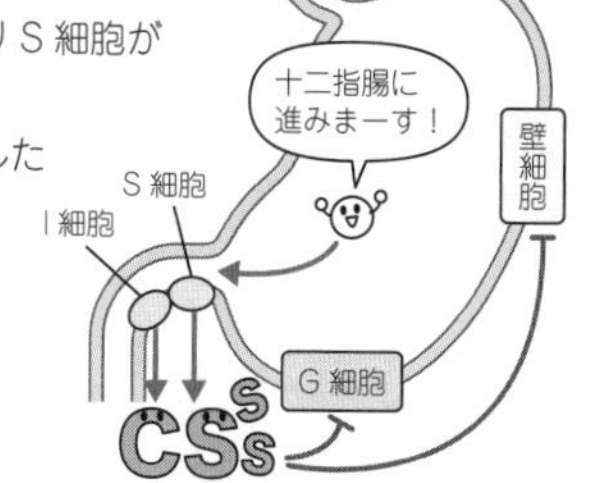

ちなみに，消化管ホルモンは，
消化管内に分泌される消化酵素とは異なり，
血液中に分泌されるのよ．

消化管ホルモンは，胃液だけでなく
胆汁や膵液の分泌も調節しているのね．

そうなの．消化で重要な胃液や膵液の分泌を
コントロールする消化管ホルモンのはたらきは，
しっかり頭に入れておいてね．

了解よ，トマト！　そうしたら次は小腸かしら．

そうね．小腸も，食べ物の消化・吸収で
さまざまな役割を担っているから，じっくり説明するわね．

はーい！

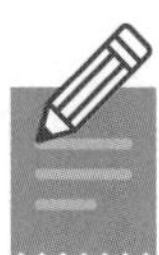

十二指腸は分泌液の合流地点

小腸は十二指腸，空腸，回腸と分かれているのよね？

そうよ．小腸ではそれぞれの部分が消化の最後の仕上げを行いながら，栄養素や水分を吸収しているのよ．

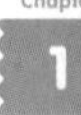

▼ 小腸の部位とはたらき

十二指腸

- 消化管ホルモンの分泌（p18 参照）
- 胆汁の分泌［肝臓・胆のう］
- 膵液の分泌［膵臓］
  →3大栄養素すべての消化にかかわる（p22 参照）
- ミネラルの吸収

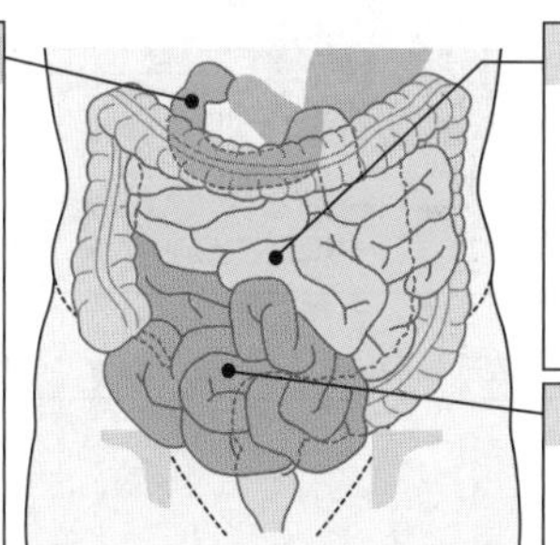

空　腸

- 糖の吸収（p35 参照）
- 脂質の吸収（p42 参照）
- たんぱく質の吸収(p38参照)
- ビタミンの吸収
- ミネラルの吸収

回　腸

- 水・電解質の吸収
- ビタミン B_{12} の吸収
- 胆汁酸の再吸収

十二指腸は短いのに，消化管ホルモンだけじゃなく，膵液や胆汁が分泌されるのね．

膵液や胆汁の分泌自体は，
膵臓や**肝臓**，**胆のう**が行っているの．
十二指腸には，膵臓や胆のうとつながる**膵管**や**胆管**があるから，
そこを通って膵液や胆汁が十二指腸に送られてくるわ．

▼ **十二指腸**

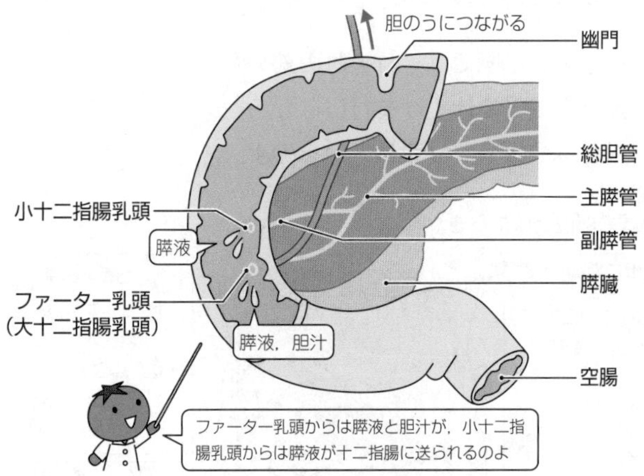

胆汁は脂質を乳化することで，消化・吸収を促すの．
詳しいことは改めて説明するわ（2巻で解説予定）．

膵液はどんなはたらきをするのかしら？

膵液は，**HCO_3^-（重炭酸イオン）**と
膵酵素で構成されていて，役割がそれぞれ違うの．
1つ目のHCO_3^-は，どんな性質があるか想像できる？

うーん．HCO_3^-はアルカリ性よね．
だから……．

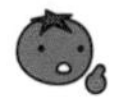
良いところに気がついたわね．
アルカリ性であるHCO_3^-は，
胃で胃酸によって酸性にされた食塊を**中和**するの．
十二指腸は胃ほど強い粘膜で覆われていないから，
酸性の食塊がそのまま入ってくると，損傷してしまうのよ．

なるほど．じゃあもう１つの膵酵素には
どんなはたらきがあるのかしら．

膵酵素は栄養素の消化に作用する**消化酵素**よ．

何の栄養素にはたらくの？
糖質？　脂質？　それともたんぱく質？

その全部よ．膵酵素には，消化酵素がいくつか含まれていて，
それぞれがはたらいて，各栄養素を消化するのよ（p45参照）．

▼ **膵液に含まれる主な消化酵素（膵酵素）**

消化酵素	膵アミラーゼ	トリプシン・キモトリプシン	膵リパーゼ
役割	炭水化物の消化	たんぱく質の消化	脂質の消化
	でんぷんを二糖・オリゴ糖に分解	プロテオース，ペプトンをオリゴペプチドに分解	トリグリセリドを脂肪酸とモノグリセリドに分解

ちなみに，トリプシン・キモトリプシンは自己消化を防ぐために，前駆体であるトリプシノーゲン・キモトリプシノーゲンとして分泌されるわ（p40参照）

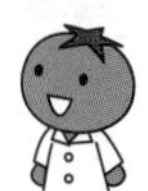

膵酵素って，どの栄養素の消化にも
関わっているのね！

十二指腸から血液中に分泌される消化管ホルモンも
あったわね (p18参照).

確かに．この短い部位の中で，
いろいろな分泌液が消化・吸収に関わっているのね〜.
十二指腸って分泌液の合流地点なんだね！

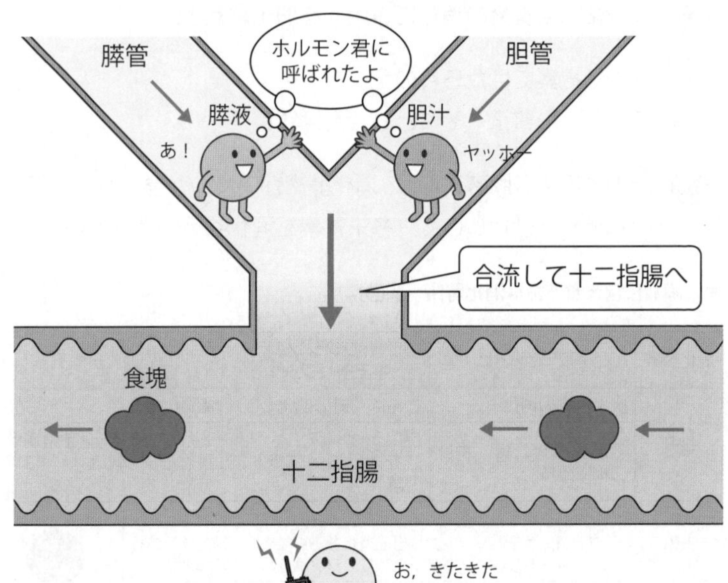

あはは！　確かにそんなイメージね.
さて，十二指腸は短かったけど，
この後に続く空腸と回腸は長いわよ.

長い長い小腸

次は，空腸と回腸ね！
といっても，十二指腸となにが違うの？

空腸・回腸は，小腸内壁の構造が，
十二指腸とは少し異なっているの．
この構造によって栄養素が吸収されるのよ．

▼ 小腸壁の構造

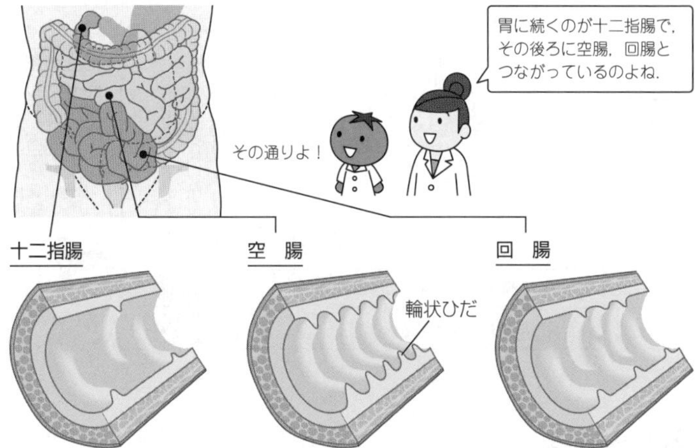

空腸には特にたくさんひだがあるけど，
これは何のためにあるの？

空腸のこうしたひだを輪状ひだっていうのよ．
構造と一緒に説明するわね．
輪状ひだの表面には，**絨毛**（じゅうもう）と呼ばれる突起が
無数に存在するの．さらにその絨毛の表面には，
吸収上皮細胞が並んでいて，その細胞の表面には
微絨毛と呼ばれる細かい突起があるの．

▼ **輪状ひだの構造**

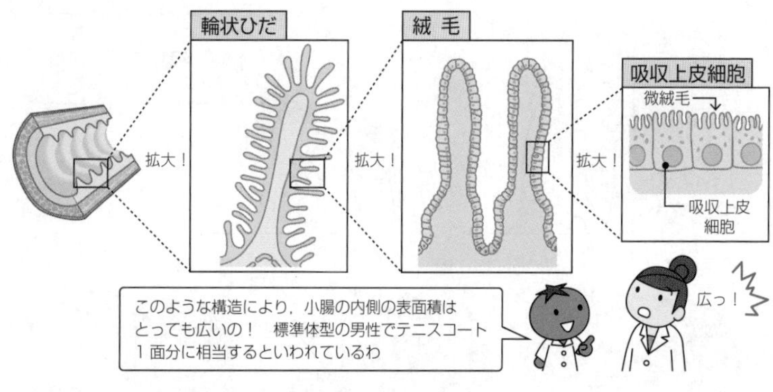

微絨毛って細かい！ ……そっか！
輪状ひだに絨毛，さらには微絨毛で表面積を広くして，
栄養素を吸収するのね．

その通り．ここに来るまでに，ある程度消化を受けてきた栄養素の多くは，微絨毛にある消化酵素に最後の消化を受けてやっと吸収されるの．この最終的な消化を**膜消化**と呼ぶのよ．

▼ **膜消化**

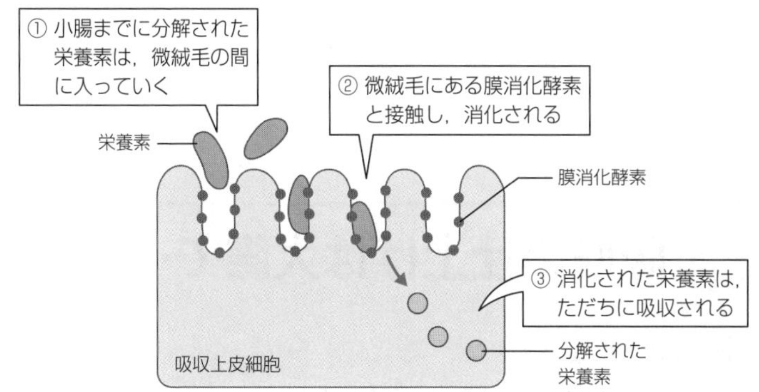

栄養素が吸収されるまでの過程は，本当に長かったわ…….

comment

吸収される栄養素の種類は腸の部位によって異なります．糖質・たんぱく質は膜消化を受けるので，輪状ひだの特に多い空腸でほとんどが吸収されます．ビタミンもほとんどが空腸で吸収されますが，ビタミンB_{12}は回腸で吸収されることが知られています．

それぞれの栄養素の消化については，
また後でまとめて勉強しましょう．

はーい！
小腸で栄養がバッチリ吸収されたってことは，
消化・吸収はこれで終わりなのよね……？

吸収の仕上げは大腸で…

ちょっと待って！
確かに栄養素は小腸で吸収されたけど，
排泄までには，もう１つ消化管を
通過しなければならないわ．

あー忘れてた！　大腸ね．

そうなの．大腸に食塊がたどり着くときには，
ほとんどの栄養素が吸収されてしまっているけど，
まだ**水分**や**電解質**が残っているのよ．

それじゃあ，最後の吸収が大腸で行われるのね．

そうなの．最後の吸収が行われた後の残りが
糞便になるのよ．
じゃあその大腸についてみてみましょう．

▼ **大腸**

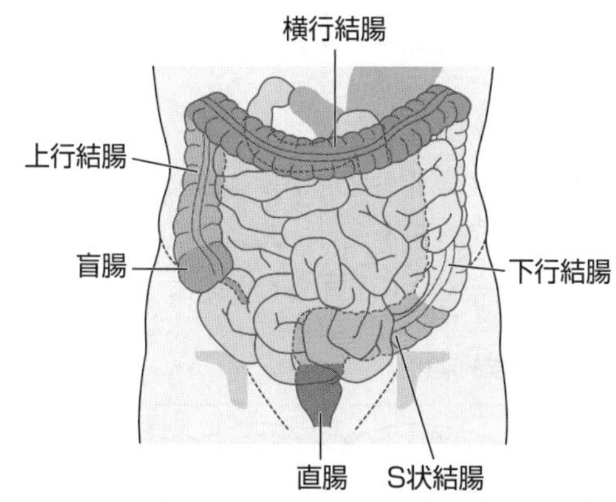

食塊が運ばれていく順に，
上行結腸，横行結腸，下行結腸というのね．

その通り．大腸では時間をかけて，
水分や**電解質**の吸収を行うの．ここで水分吸収が
不十分だったり，蠕動運動が亢進して
内容物が早く通過したりしてしまうと，
下痢を引き起こしてしまうの．

ということは，逆に，大腸で食塊から
水分が吸収されすぎたり，
腸管運動が低下したりすると，**便秘**が起こるのかしら？

その通りよ．それと……大腸にはもう１つ大切な
はたらきがあるわ．**食物繊維の発酵**よ．

確か食物繊維は大腸の腸内細菌によって
発酵されて**短鎖脂肪酸**になるんだったよね．

そうなの．それが「**生物学的消化**」よ．
消化酵素によって消化されない食物繊維などの成分は，
腸内細菌によって**発酵**を受け，**短鎖脂肪酸**などとなり，
大腸のエネルギーなどに利用されるのよ．

▼ **腸内細菌による生物学的消化**

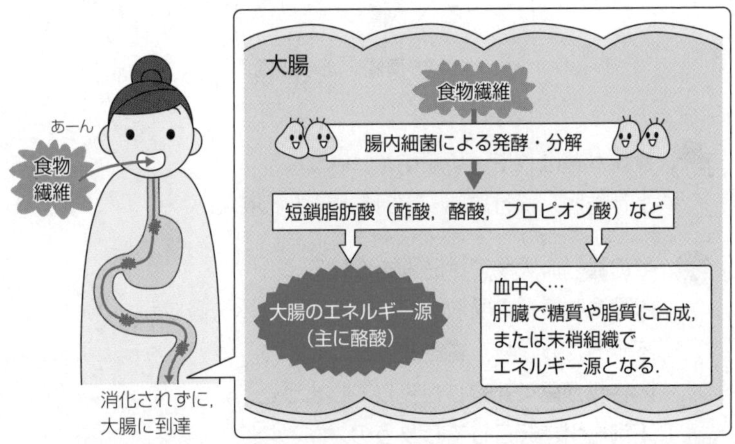

たとえば難消化性オリゴ糖は，ビフィズス菌や乳酸菌などを増殖させることで短鎖脂肪酸や乳酸を産生させ，腸内の pH を酸性に傾けて大腸菌などの増殖を抑制するのよ．こういう作用をするものをプレバイオティクスというの．

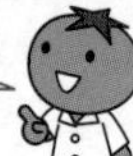

国試ひとくちメモ

プレバイオティクスとプロバイオティクス：腸内細菌には，腸内環境を整え免疫力を高める有用菌と，食中毒などの原因となる有害菌があります．近年では，有用菌を増やし，腸内環境を改善する食品が多く開発されています．その例として，有用菌自体を増やす効果のある難消化性食物成分である「**プレバイオティクス**」（例：難消化性オリゴ糖）と，腸内細菌叢のバランスを改善する生菌である「**プロバイオティクス**」（例：ビフィズス菌）があります．（16076-5，18076-5）

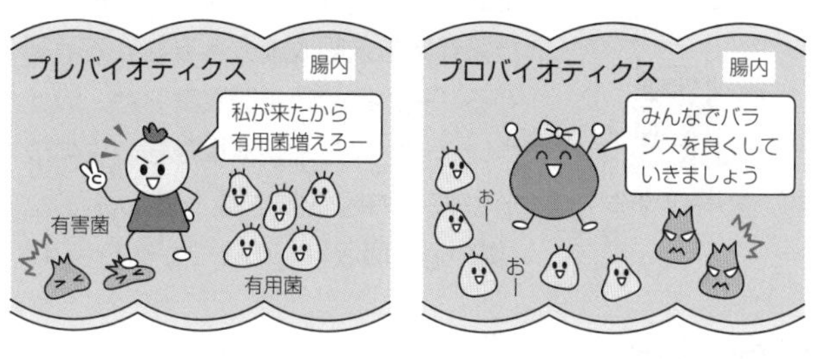

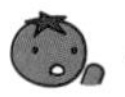このような消化を受けて，残ったものや，
腸内細菌の残骸などが，糞便として排泄されるのよ．

comment

短鎖脂肪酸より生じるエネルギーはおよそ2kcal/g程度で，大腸粘膜の血流量増加や，上皮細胞の増加促進に用いられます．

こんなに時間をかけて消化・吸収しているなら，
食べ物の栄養素は無駄なく吸収されているはずよね．
ところで，食べ物の栄養がちゃんと消化・吸収
されているかって，どうやって判断するの？

食べ物として摂取した栄養素がどの程度，
体内に入るかは，**消化吸収率**として計算されるのよ．
栄養学の先生に詳しく教えていただきましょう．

lecture

消化吸収率

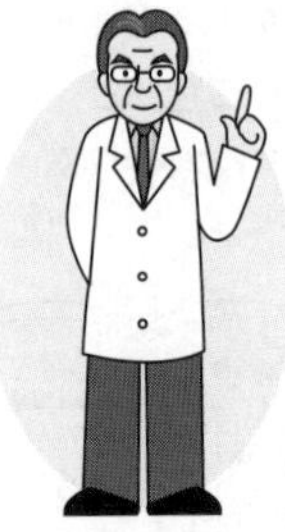
栄養学の先生

消化吸収率は，摂取した食物から，栄養素がどれだけ消化吸収されたかを示します．消化吸収率には，糞便中に排泄された栄養素量のすべてを摂取した栄養素の未吸収成分とみなして計算する「見かけの消化吸収率」と，糞便中に排泄された栄養素量から，生体成分由来の内因性損失量を差し引いた「真の消化吸収率」の2つがあります．

▼ 消化吸収率

●見かけの消化吸収率（%）＝ $\dfrac{\text{摂取量} - \text{糞便中排泄量}}{\text{摂取量}} \times 100$

●真の消化吸収率（%）＝ $\dfrac{\text{摂取量} - (\text{糞便中排泄量} - \textbf{内因性損失量}^{*})}{\text{摂取量}} \times 100$

＊ 内因性損失（排泄）量：消化液，消化管粘液の剝離細胞，腸内細菌など，食事に由来しない内因成分

糞便中排泄量には，食物中の未消化分だけではなく，消化液，消化管粘膜，腸内細菌などの食事に由来しない成分も含まれるため，「真の消化吸収率」を求める際には，内因性損失量を考慮します．その結果，計算式からも分かるように，「真の消化吸収率」は「見かけの消化吸収率」より高い数値となります．

見かけの消化吸収率と真の消化吸収率があるのね．
実際，いろんな栄養素がどのように消化・吸収されるのか
とても気になるわ．

ここまでは食べ物が消化管を通って，
排泄されるまでを追ってきたけれど，
次は食べ物に含まれる栄養素にフォーカスして
みていきましょう！

お願いしまーす！

食物繊維

食物繊維は「日本食品標準成分表」では「ヒトの消化酵素で消化されない食品中の難消化性成分の総体」と説明され，大きく水溶性と不溶性に分類されます．食物繊維の主な特徴としては，非消化性であること，膨潤性が高いこと，食物成分の吸着作用をもつこと，水に溶けると粘性がでてゲル化することなどが挙げられます．

▼ **食物繊維の種類と主な含有食品**

	種類	含有食品	効果
水溶性食物繊維	ペクチン	りんご・みかんなどの果実類，イモ類，キャベツ・大根などの野菜類など	コレステロールの吸収を抑える
	イヌリン	ごぼう・キクイモなどの根菜類	
	アルギン酸塩	こんぶ・わかめなどの海藻類など	
	β-グルカン	大麦・カラス麦などの麦類	
不溶性食物繊維	セルロース	大豆，ごぼう，小麦ふすま，穀類など	腸管の蠕動運動を活発にして排便を促進する
	ヘミセルロース	小麦ふすま，大豆，穀類，野菜類など	
	リグニン	小麦ふすま，穀類，完熟野菜類など	

難消化性糖質

食物繊維のほか，難消化性オリゴ糖や糖アルコールなどは，「難消化性糖質」と呼ばれ，いずれも大腸で代謝される栄養素です．食物繊維と同様，腸内細菌による発酵・吸収を受けて利用されます．

栄養素の消化吸収 ①糖質

まずは糖質ね．確か糖質は単糖の形で小腸から取り込まれるのよね．

そうね．糖質の消化では，でんぷんを単糖のグルコースに分解していくのよ．

単糖がつながった鎖を細かく切っていく感じね．

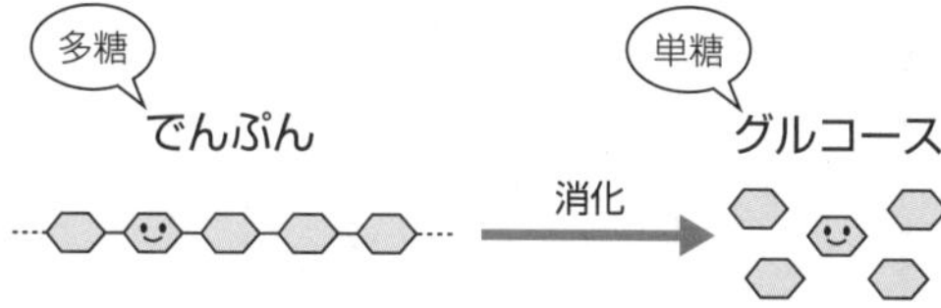

comment

単糖にはグルコースのほかに，フルクトース，ガラクトースなどがあります．食物中に広く分布している糖質として，グルコースがいくつも結合したでんぷんや，グルコースとフルクトースが結合したスクロース（ショ糖），グルコースとガラクトースが結合したラクトース（乳糖）が挙げられます．

たとえば，私たちがよく食べるお米やパンに
含まれているのは，多糖のでんぷんよ．
でんぷんは，**唾液**と**膵液**の**アミラーゼ**によって
マルトースやデキストリン（α-限界デキストリン）などの
オリゴ糖に分解されたあとに，**膜消化**で**グルコース**にまで
分解されて**門脈**に取り込まれるの．

▼ **糖質の消化**

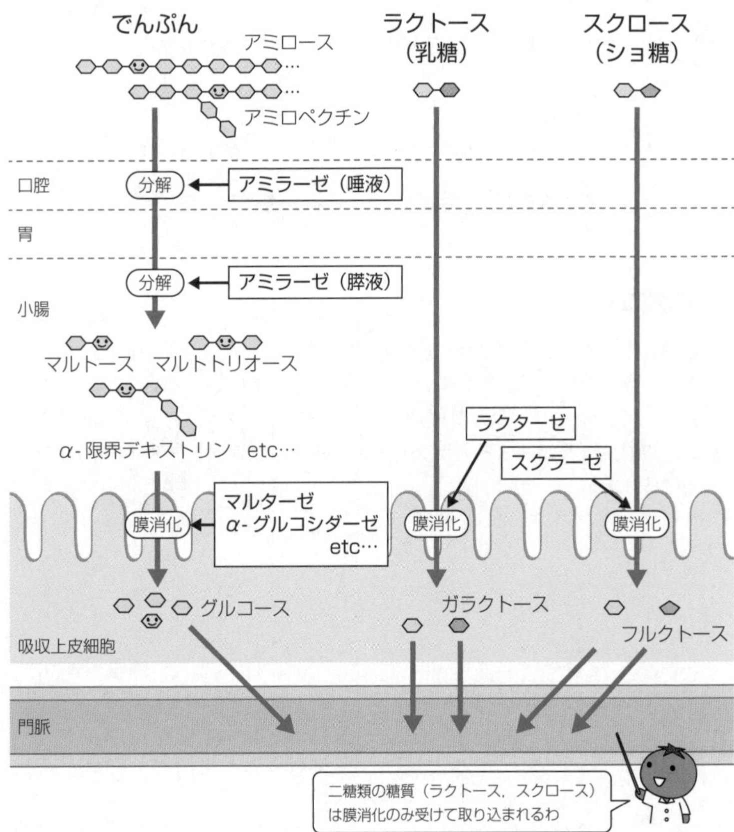

膜消化ではそれぞれ，マルトースにはマルターゼ，
ラクトースにはラクターゼ
スクロースにはスクラーゼ，がはたらくのね．

名前が似ているから覚えやすいでしょ？

comment

一般的に，酵素は「酵素が反応する物質の語幹」+「接尾語のアーゼ（ase）」で呼ばれます．そのため，でんぷんの消化酵素は，amylum（ラテン語ででんぷんの意味）+aseでamylase（アミラーゼ）となります．この後紹介する，脂質の消化酵素は，lipid（脂肪）+aseでlipase（リパーゼ）となります．

確かにこうみると，どの酵素にどの栄養素が
対応するのか理解しやすいわ．

この調子で，次はたんぱく質の消化について
みてみましょう．

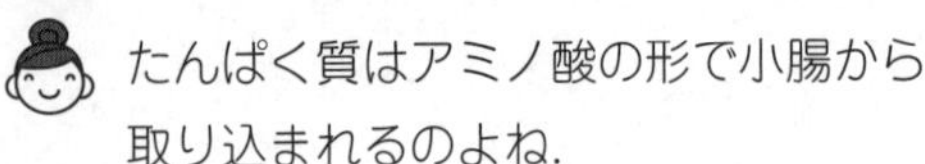

栄養素の消化吸収 ②たんぱく質

たんぱく質はアミノ酸の形で小腸から
取り込まれるのよね.

その通り．糖質と同様，酵素のチカラで
アミノ酸鎖を細かく切っていくイメージね.

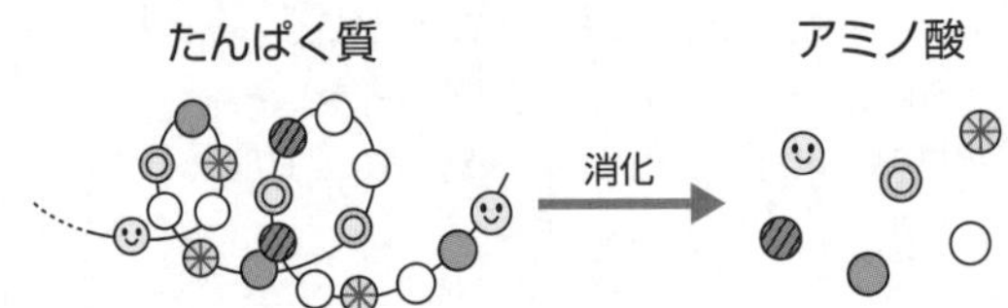

comment

たんぱく質は，多数のアミノ酸が直鎖状につながった構造をしています．アミノ酸同士をつなぐ結合はペプチド結合といい，アミノ酸が2つ結合するものをジペプチド，3つ結合するものをトリペプチド，多数結合するものをポリペプチドと呼びます.

たんぱく質は胃で**ペプシン**によって
プロテオースやペプトンに，さらに小腸で膵液に
含まれる**トリプシン**などによってオリゴペプチドに，
そして膜消化で**アミノ酸**にまで分解されるわ.

▼ たんぱく質の消化

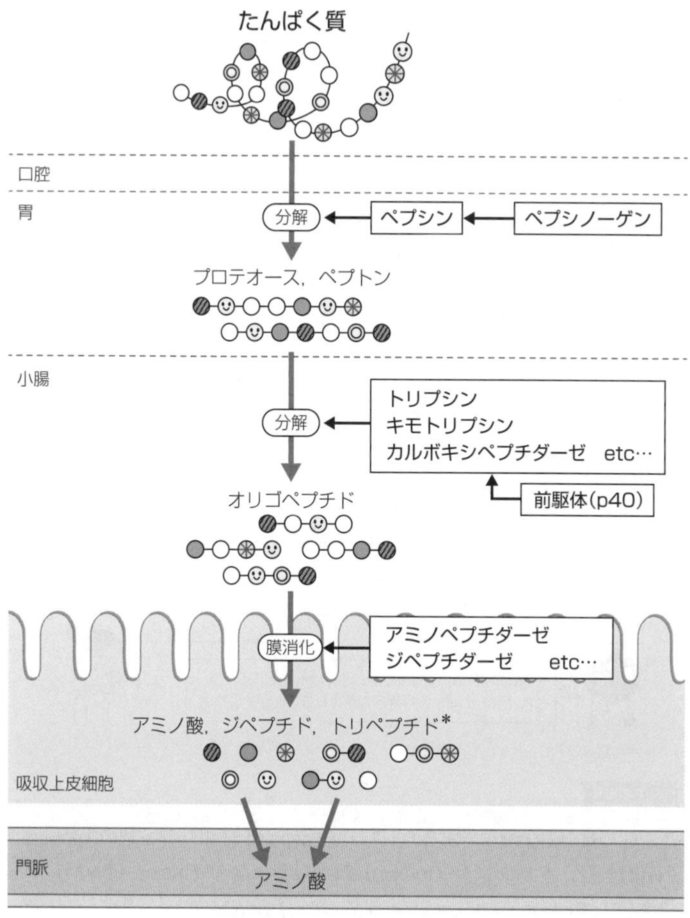

＊膜消化において，ジペプチダーゼにより，ジペプチドはアミノ酸に分解されますが，一部ジペプチド，トリペプチドの形で吸収されます．その後，ジペプチドやトリペプチドは細胞内のペプチダーゼにより分解され，アミノ酸として門脈に入ります．

たんぱく質の消化には，
糖質よりもたくさんの酵素が関わるのね！
あれ？　「前駆体」って何かしら？

胃液や膵液中に含まれるたんぱく質の消化酵素も
たんぱく質からできているのよ．
だから，**自己消化**を防ぐために，すべて不活性型の
「**前駆体（プロ酵素）**」の形で分泌されるの．

▼ **たんぱく質の消化酵素の前駆体**

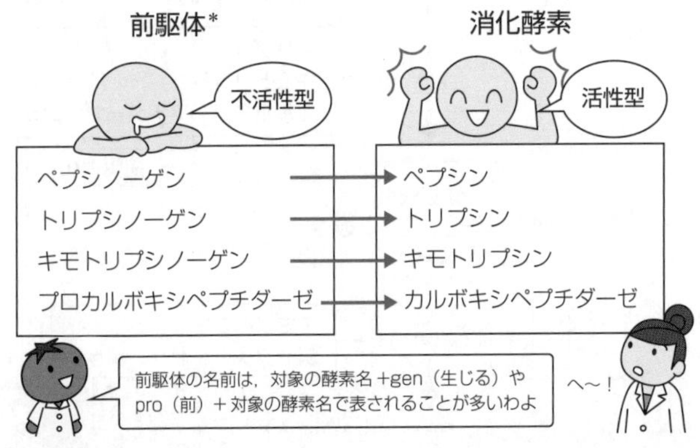

＊前駆体はチモーゲンとも呼ばれます．

comment

たんぱく質の消化酵素である，ペプシン（pepsin）はギリシャ語の「pepsis（消化）」が，トリプシン（trypsin）はギリシャ語の「tripsis（粉砕）」が語源となっています．

ペプシンがペプシノーゲンとして分泌される(p15参照)のも，同じ理由なのかしら？

そうなの．たんぱく質の消化酵素は
前駆体の形で分泌されるということをポイントに，
頭に入れておいてね．

はーい！

じゃあ，最後は脂質の消化ね．

comment

トリプシノーゲンは，エンテロペプチダーゼにより分解を受け，トリプシンとなります．他の前駆体はトリプシンにより分解を受け，活性化し，消化酵素としてはたらきます．

国試ひとくちメモ

たんぱく質分解酵素：たんぱく質分解酵素は大きく2種類に分けられます．**エンドペプチダーゼ（エンド型酵素）**はペプチド内部のペプチド結合に作用してペプチドを分断する酵素で，トリプシンやキモトリプシンなどが含まれます．エンドペプチダーゼによって生成されたペプチドを両末端から1つずつアミノ酸を遊離させて分解するのが**エキソペプチダーゼ**です．カルボキシペプチダーゼやアミノペプチダーゼが含まれます．（20069-2)

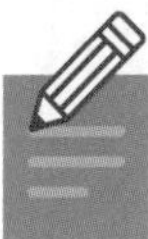

栄養素の消化吸収 ③脂質

脂質は脂肪酸の形で小腸から取り込まれるのよね．

そうね．食物中の脂質の大部分を占める
トリグリセリドは，唾液リパーゼにより口腔内から
消化が始まり，**小腸**で**膵リパーゼ**により分解されて，
脂肪酸と**モノグリセリド**になるの．

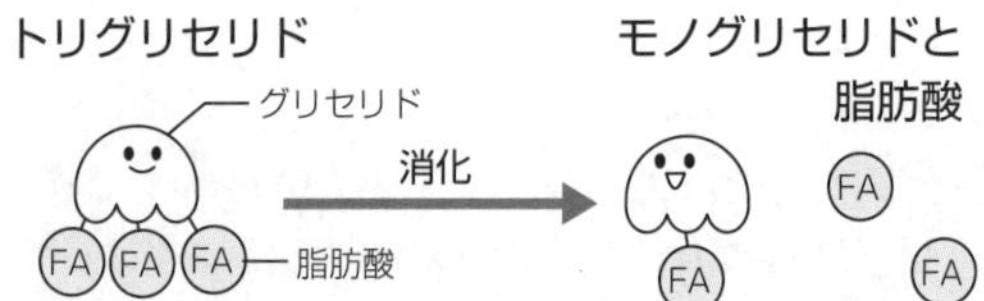

comment

脂質は，生体成分のうち水に溶けないものの総称で，中性脂肪やコレステロール，リン脂質などを含みます．上記にもあるトリグリセリドは中性脂肪の一種で，トリアシルグリセロール（Triacylglycerol）とも呼ばれます．

糖質やたんぱく質とは構造が少し異なるのね．

構造だけじゃないわ．トリグリセリドは
水と混ざりにくい疎水性で，
そのままでは消化液になじみにくいから，
胆汁酸によって**乳化**されてから消化されるのよ．

▼ 脂質の消化

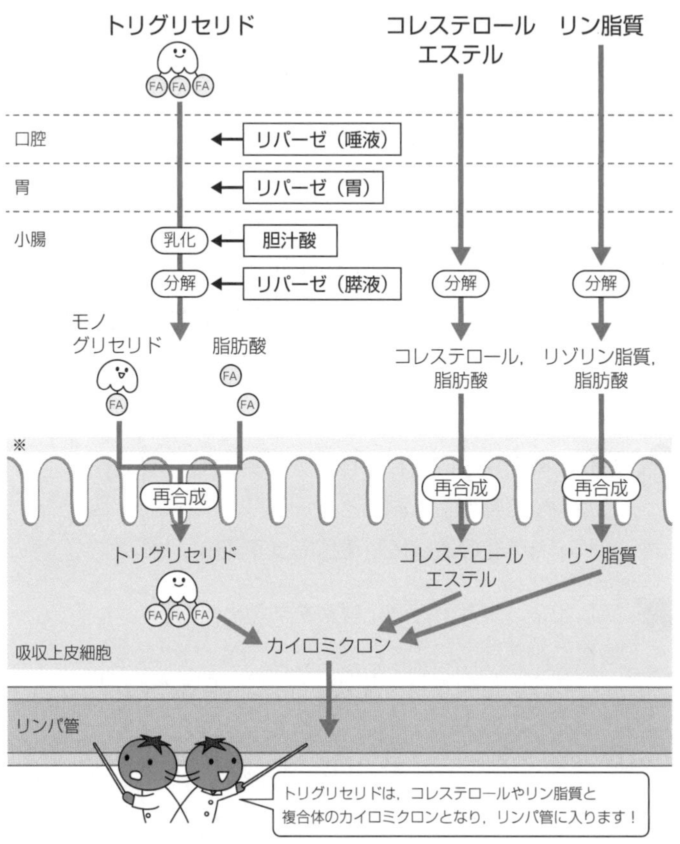

※小腸に取り込まれる際は，胆汁酸によってミセルという親水性の小さな分子に取り込まれてから吸収されます．

リパーゼによってトリグリセリドは消化されて，
取り込まれた後，また**トリグリセリド**に再合成されるの．

なるほど～.
あれ？　取り込まれたトリグリセリドは,
「カイロミクロン」になって**リンパ管**に入るのね.

これもほかの栄養素と異なるでしょ.
詳しくは第３章で説明するわ.

comment

コレステロールエステルとリン脂質は，小腸でそれぞれコレステロールエステラーゼ，ホスホリパーゼにより一度分解され，吸収上皮細胞で再度コレステロールエステルとリン脂質に合成され，吸収されます.

消化酵素の種類に惑わされていたけれど,
こうやって整理してみると,
それぞれ消化の過程に特徴があって面白いわ.

でしょ？　栄養素と消化酵素をまとめたから,
最後におさらいしておきましょう.

▼ 栄養素の消化・吸収のまとめ

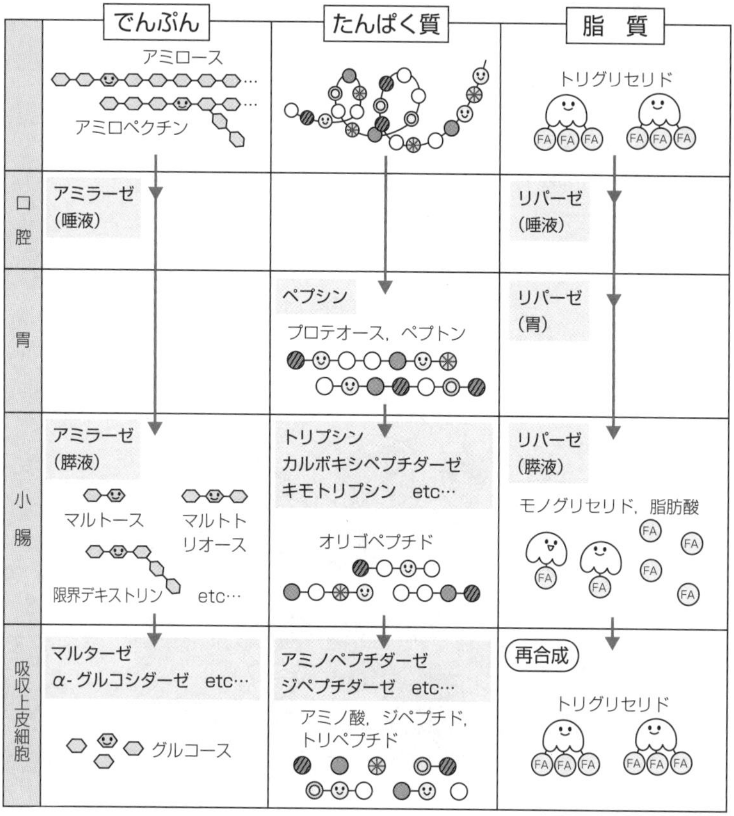

	でんぷん	たんぱく質	脂質
	アミロース アミロペクチン		トリグリセリド FA FA FA　FA FA FA
口腔	アミラーゼ （唾液）		リパーゼ （唾液）
胃		ペプシン プロテオース，ペプトン	リパーゼ （胃）
小腸	アミラーゼ （膵液） マルトース　マルトトリオース 限界デキストリン　etc…	トリプシン カルボキシペプチダーゼ キモトリプシン　etc… オリゴペプチド	リパーゼ （膵液） モノグリセリド，脂肪酸 FA FA FA FA FA FA
吸収上皮細胞	マルターゼ α-グルコシダーゼ　etc… グルコース	アミノペプチダーゼ ジペプチダーゼ　etc… アミノ酸，ジペプチド，トリペプチド	再合成 トリグリセリド FA FA FA　FA FA FA

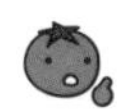

ちなみに，吸収された
単糖と**アミノ酸**は**門脈**を通って**肝臓**に，
脂肪は**リンパ管**を通って静脈に運ばれるのよ．
ここからは，それぞれの栄養素が
それぞれのルートで代謝されていくの．

代謝って栄養素からエネルギーを作ったり，
体に必要な化合物を作ったりするのよね？

そういうこと！

なんだか頭使ったら，
甘いものを食べたくなっちゃった.
追加でデザートもオーダーしちゃおうかしら…….

…….

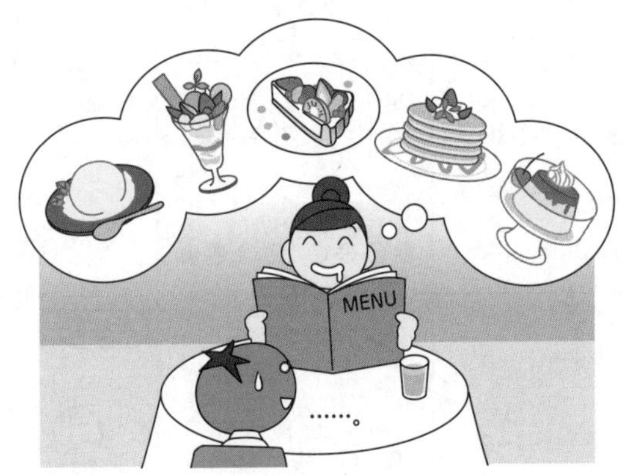

吸収の種類

消化され低分子となった栄養素が，消化管粘膜を通過して生体内に取り込まれることを吸収といい，この吸収のメカニズムは「受動輸送（拡散）」と「能動輸送」に大別されます．

受動輸送は，生体膜を挟んだ内側と外側で濃度勾配（濃度の違い）があるときに，高濃度側から低濃度側に物質が移動する現象で，移動のためのエネルギーを必要としません．移動速度は細胞内外の濃度差が大きいほど速くなります．受動輸送の中には，輸送担体を必要としない「単純拡散」と，輸送担体を介して速度を高める「促進拡散」があります．単純拡散には分子が細胞膜を直接通過するタイプと，イオンがチャネルを介して細胞膜を通過するタイプがあります．

一方で能動輸送は，濃度勾配に関係なく，輸送担体とエネルギーを用いて，積極的に物質を移動させる現象です．濃度勾配に逆らった移動も可能であり，移動速度も受動輸送より速いという特徴があります（Na^+-K^+ポンプについては，8章で解説します）．

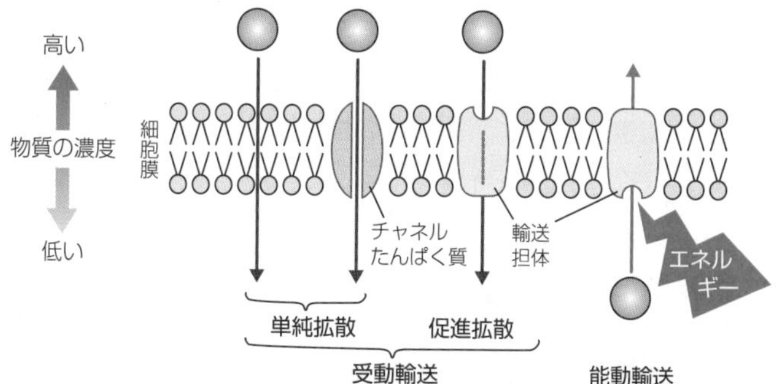

単純拡散では脂溶性の脂肪酸やイオンが，促進拡散ではフルクトースが輸送されます．能動輸送ではグルコースやアミノ酸などの分子が輸送されます．

▼ **能動輸送と受動輸送**

19071-3,4

受動輸送		能動輸送	
単純拡散	促進拡散	駆動ポンプ：Na^+	駆動ポンプ：H^+
脂肪酸，Na^+，K^+，Ca^{2+}，Cl^-などのイオン	フルクトース	グルコース ガラクトース アミノ酸 水溶性ビタミン	**トリペプチド** ジペプチド

Chapter 1 消化・吸収のしくみ

Check it out!

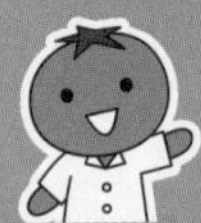

覚えられましたか？

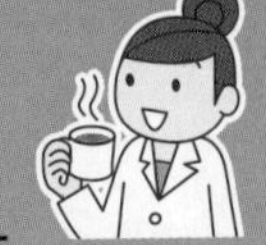

この章の重要事項を赤シートで隠してチェック！

- □ 栄養とは，「生物が生存に必要な物質を摂取して生命を維持する営み」であり，栄養素とは，「栄養のために摂取する食品成分」のことである．(p3)

- □ 空腹感は，脳の視床下部にある摂食中枢が刺激されることで生じ，摂食行動を促す．満腹感は，脳の満腹中枢が刺激されることで生じ，摂食行動を抑制する．(p6，p8-9)

- □ 消化管ホルモンには，胃液分泌を促進するガストリンと，逆に抑制し，HCO_3^-の分泌を促すセクレチン，膵酵素の分泌を促進するコレシストキニンがある．(p18)

- □ 三大栄養素それぞれの消化では，糖質はグルコースに，たんぱく質はアミノ酸に分解・吸収される．脂質は脂肪酸とモノグリセリドに分解・吸収された後，トリグリセリドに再合成される．(p35-45)

- □ 単糖，アミノ酸，脂質は，小腸で吸収された後，単糖とアミノ酸は門脈を通って肝臓に，脂質はキロミクロンを形成しリンパ管を通って静脈に運ばれ，それぞれ代謝される．(p35-45)

国試にチャレンジ

この章を読むと解けるようになる国試問題が別冊に収録されています．章の内容が理解できているか，チェックしてみましょう！

別冊 p.2 へ

QB・RBを活用しよう

この章と関連した問題集『クエスチョン・バンク』，参考書『レビューブック』のページを下記のQRコードで確認しましょう！

エネルギーと糖質の代謝

体内に取り込まれた食べ物が栄養素として消化・吸収されるしくみを前章で学びました．本章では，栄養素からエネルギーができる流れと，そのエネルギー産生に大きく寄与する糖質の代謝について説明します．

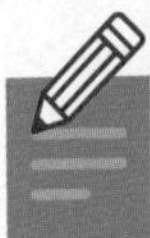

エネルギーとは？

ねぇトマト！　すごいデザート見つけちゃった！

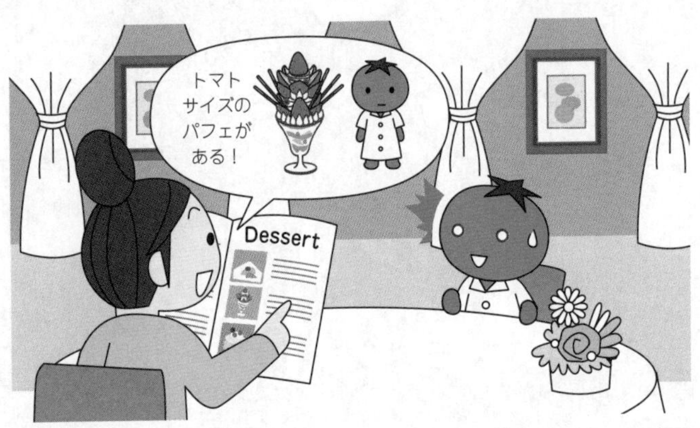

まあ！　あなたそれ注文する気なの？！
私はそんなにいらないわよ．

ふふっ．じゃあわたしが独り占めしていいのね．

参ったわね．でも注文はまだダメよ．
もうちょっと我慢して勉強しましょう！

そんなぁ……．
勉強をするにも，エネルギーが必要よ！

確かにそうなんだけれど，そのエネルギーが，
どうやって作られどう使われているか，
理解してからデザートにしましょう．

わ，わかったわ．
エネルギーは身体を動かすために使われるもので，
摂取した食べ物が栄養素レベルにまで分解されることで，
生み出されるんじゃないの？

大まかにいうとそうね．
そして，できたエネルギーは，単に身体を動かすだけでなく，
脳や心臓をはたらかせたり，
体温を維持したりするのに使われるのよ．

▼ **エネルギーの使い道**

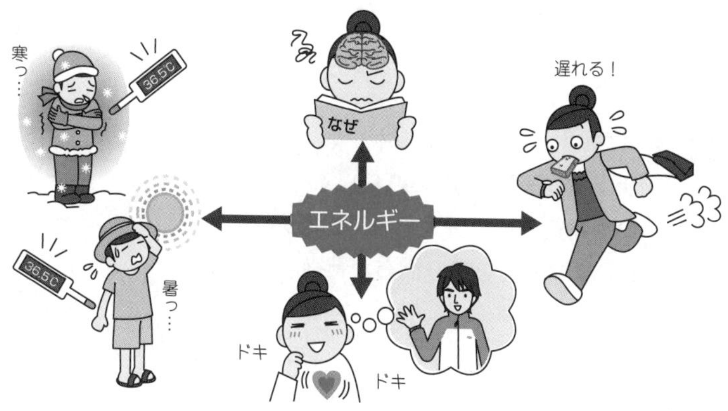

あらゆることにエネルギーが必要なのね.

そうなの．生命活動にエネルギーは不可欠よ．ちなみに，外部からの物質を分解してエネルギーを得ることを「**異化**」，エネルギーを使って生命活動に必要な物質を作ることを「**同化**」と呼ぶの.
そして，この全体を「**代謝**」と呼ぶのよ.

▼ 代謝（異化と同化のイメージ）

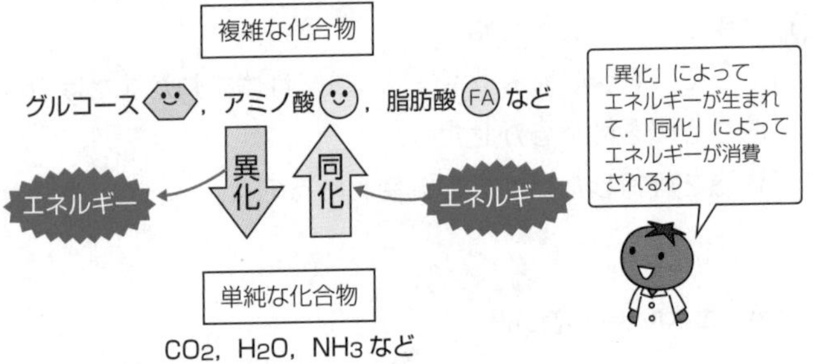

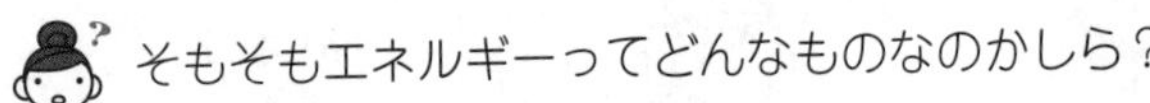

そもそもエネルギーってどんなものなのかしら？

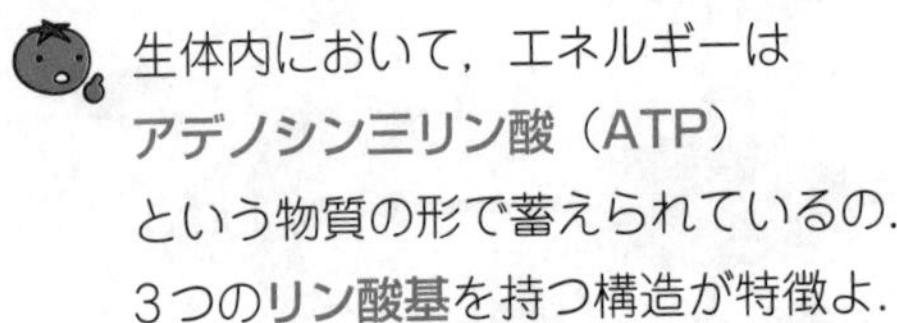

生体内において，エネルギーは
アデノシン三リン酸（ATP）
という物質の形で蓄えられているの.
3つの**リン酸基**を持つ構造が特徴よ.

ATP : adenosine triphosphate

▼ ATPの構造

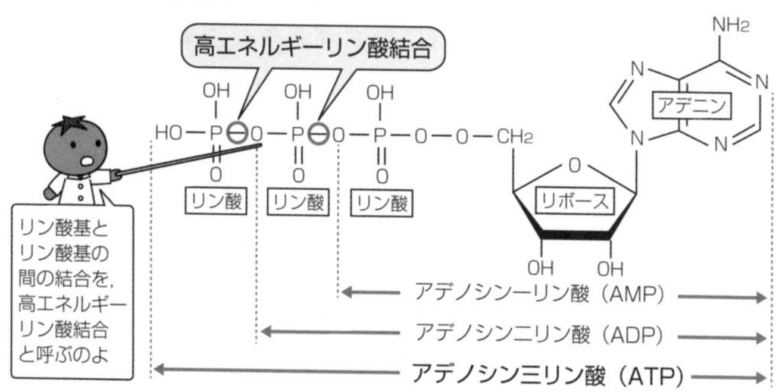

ADPやAMPってのもあるのね．
ATPと構造は似ているけれど，どんな違いがあるのかしら？

ポイントは「**高エネルギーリン酸結合**」ね．
この結合は，名前の通り，大きなエネルギーを持った結合なの．
この**結合を多く持つ物質ほど**，大きなエネルギーを
持っていることになるわ．

国試ひとくちメモ

高エネルギーリン酸結合：生体内で負の電荷を持つリン酸基同士は，隣り合うと反発し合うため，結合させるのに大きな力が必要となります．そのため，ATPやADPの構造において，リン酸基同士を結ぶ結合を「**高エネルギーリン酸結合**」といいます．高エネルギーリン酸結合は，その結合が切り離されるときに大きなエネルギーを放出します．なお，**AMPにはリン酸基が1つ結合しているだけで，高エネルギーリン酸結合を持ちません**．そのため，AMPはATPやADPほどのエネルギーを有しません．（19021-4）

ADP：adenosine diphosphate，AMP：adenosine monophosphate

じゃあ，高エネルギーリン酸結合が1つだけの**ADP**より，2つある**ATP**の方が大きなエネルギーを持っているってことね．

そう．身体の至るところにATPを分解する酵素があって，ATPをADPとリン酸に分解して（脱リン酸化），エネルギーを産生するのよ．

▼ **ATPからのエネルギー産生**

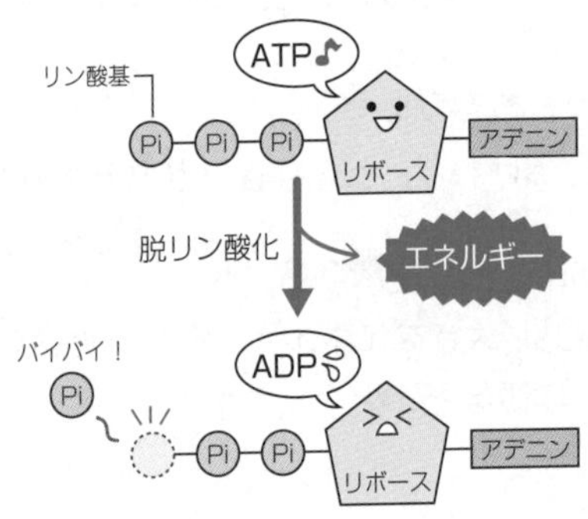

すべての生物において，身体のどこかにATPがあれば，エネルギーを同じように利用することができるから，ATPは「エネルギー通貨」ともいわれるの．

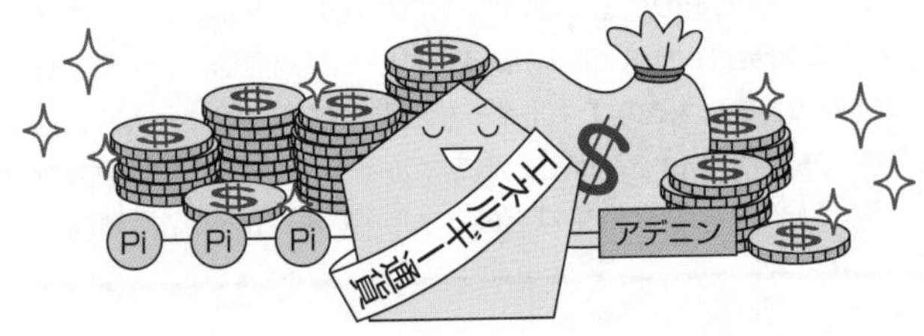

なるほどね.
でも,次々とエネルギーを作っていたら,
分解で生じるADPやリン酸は貯まる一方じゃない?

そうね.ATPを利用したときに生じる
ADPとリン酸基は,再利用されてATPが合成されるの.
体内のATPとADPの総量はとても少ないから,
ATPは利用されたらすぐに再生されるのよ.

▼ **ATP/ADP回路**

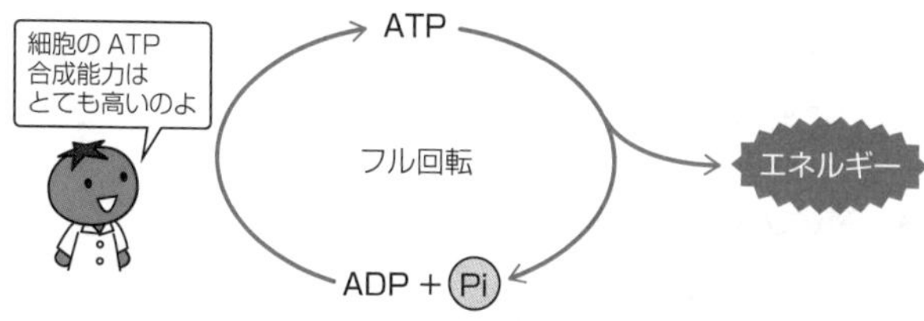

国試ひとくちメモ

ATP合成とクレアチン,クレアチンリン酸:ATP消費により生じたリン酸は,クレアチンからクレアチンリン酸への合成に用いられます.そして,**ADPからATPを合成する際には,クレアチンリン酸のリン酸を用います**.つまり,クレアチンリン酸はリン酸基を貯蔵する役割を果たします.クレアチン,クレアチンリン酸は,エネルギー消費が激しい筋肉などの組織に多くみられます.(20020-1)

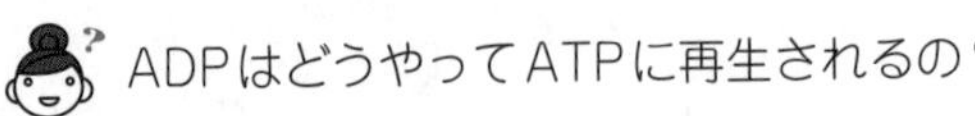

ADPはどうやってATPに再生されるの？

ATPの構造（p53参照）を思い出して！！
ATPはADPよりリン酸基が1つ多い構造よ.
つまり, ADPにリン酸基がさらに結合（**リン酸化**）されると, ATPになるのよ.

そっか！

生体内でADPをリン酸化する方法は,
大きく分けて2つあるの.
1つ目は，栄養素の代謝物が持つリン酸基が,
ADPに転移する「**基質レベルのリン酸化**」よ.

▼ **基質レベルのリン酸化**

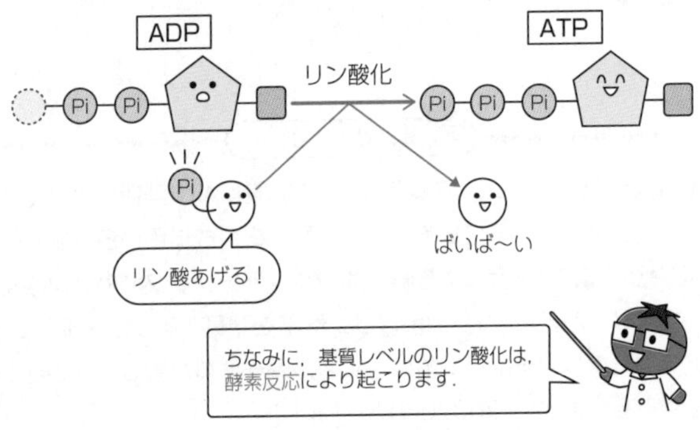

基質レベルのリン酸化では，他の物質からADPに
リン酸基が転移して，ATPになるのね.
もう1つのリン酸化は？

それはね……．あ，トイレ行ってくるわね．

なによぉ！　もったいぶらずに早く教えて！
（ふふ……パフェを注文するチャンスだわ．）

電子伝達系と酸化的リン酸化

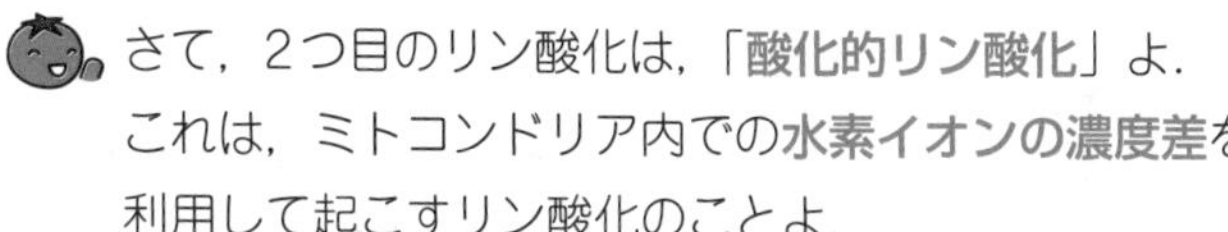

さて，2つ目のリン酸化は，「**酸化的リン酸化**」よ．
これは，ミトコンドリア内での**水素イオンの濃度差**を
利用して起こすリン酸化のことよ．

ミトコンドリアって，確か細胞内小器官よね．

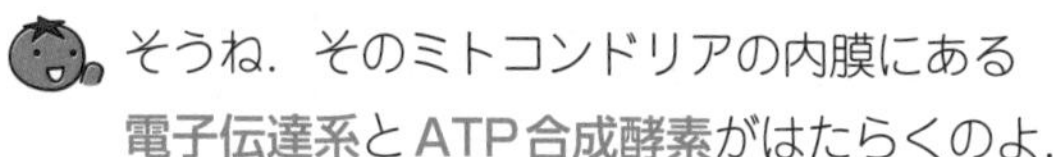

そうね．そのミトコンドリアの内膜にある
電子伝達系と**ATP合成酵素**がはたらくのよ．

▼　**電子伝達系とATP合成酵素**　　19021-2

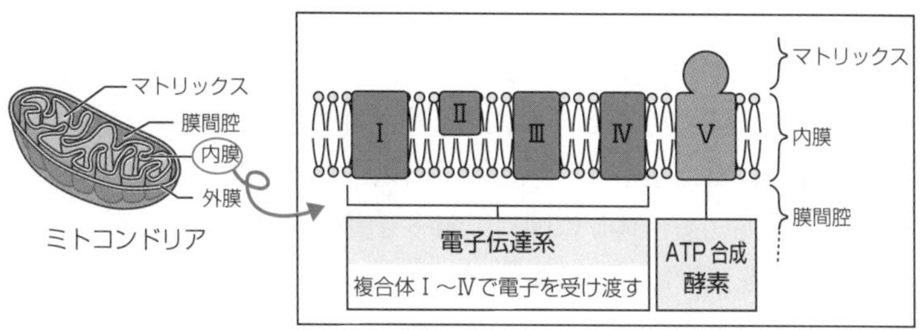

なにやらいっぱいあるのね……．

そうでもないわよ．複合体Ⅰ～Ⅳそして，
ATP合成酵素である複合体Ⅴが順々に反応して，
酸化的リン酸化が起こるの．順番にみていきましょう．

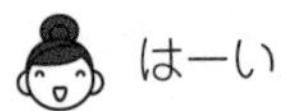

はーい．

酸化的リン酸化はまず，**NADH**や，**$FADH_2$**という物質が，
電子伝達系に**電子**を渡すことで，反応がスタートするわ．

comment

NADH（ニコチンアミドアデニンジヌクレオチド）と$FADH_2$（フラビンアデニンジヌクレオチド）は生体内の電子伝達体です．この2つの物質は，栄養素の代謝の酸化還元反応に関わり，電子を受け取ったり，渡したりする役割があります．以下のように，電子を供給できる還元型と，電子を受容できる酸化型の形で存在します．

NADH（還元型）→NAD^+（酸化型），H^+，電子×2
$FADH_2$（還元型）→FAD（酸化型），H^+×2，電子×2

じゃあ今回は，NADHが反応した場合で教えて．

分かったわ．
まず，NADHから複合体Ⅰに電子が渡されると，
複合体Ⅲ，複合体Ⅳへと次々に電子が受け渡されるの．
最終的に複合体Ⅳは**酸素に電子を受け渡すのよ．**
電子を受け取った酸素は水になるわ．

NADH：nicotinamide adenine dinucleotide．ニコチンアミドアデニンジヌクレオチド．
$FADH_2$：flavin adenine dinucleotide．フラビンアデニンジヌクレオチド．

▼ 電子伝達系

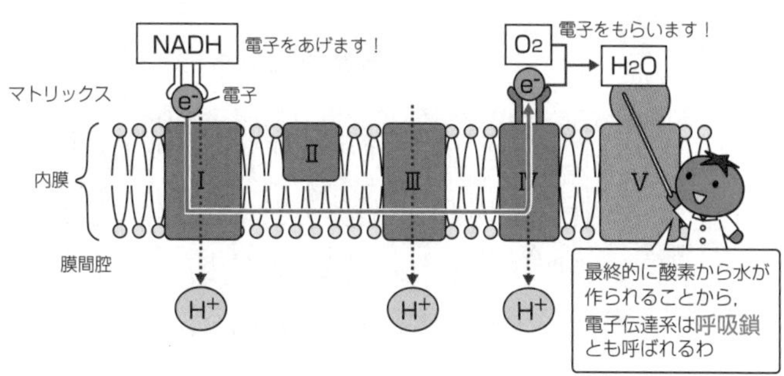

comment

NADHは複合体Ⅰに電子を渡し，その後，複合体Ⅲ，複合体Ⅳへと引き渡されますが，$FADH_2$は複合体Ⅱに電子を渡し，複合体Ⅲ，複合体Ⅳへと引き継がれます．

国試ひとくちメモ

電子供与体と電子受容体：電子伝達系では，NADHや$FADH_2$が電子を受け渡す「電子供与体」としてはたらき，**酸素は電子を受け取る「電子受容体」としてはたらきます．**（17020-5）

ありゃ？
電子はATP合成酵素（複合体Ⅴ）には渡されないのね．
この後どうやってATPが合成されるんだろう．

膜間腔側をみてみて！

▼ H^+の濃度勾配

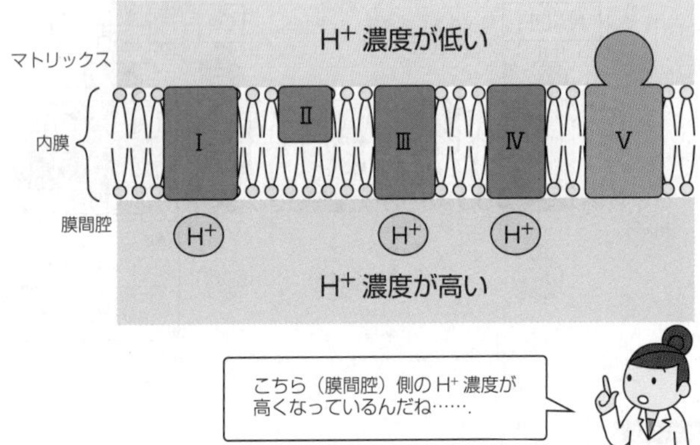

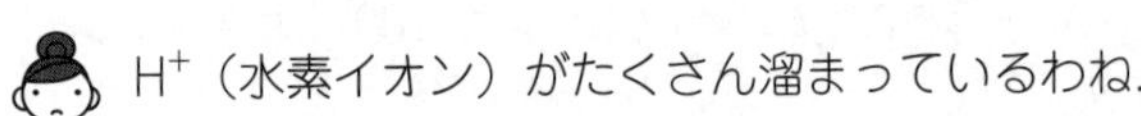

H^+（水素イオン）がたくさん溜まっているわね．

そう．電子の移動にともなって，**H^+は複合体を通って，マトリックス側から膜間腔側に移動するの**．
それによって，内膜の両側で
H^+の濃度勾配（濃度の違い）ができるわ．

濃度勾配によって，H^+は濃度が高い膜間腔から，
濃度が低いマトリックス側に移動しないのかしら？

良い着眼点ね！　その通りなの．
濃度勾配によって，H^+は**膜間腔側**から
マトリックス側に移動するわ．

それがATP合成にどうつながるのかしら？

H$^+$がマトリックス側に移動しようとするエネルギーを利用して，ATP合成酵素である複合体Vは，**ADP**をリン酸化するのよ．

▼ **酸化的リン酸化反応**

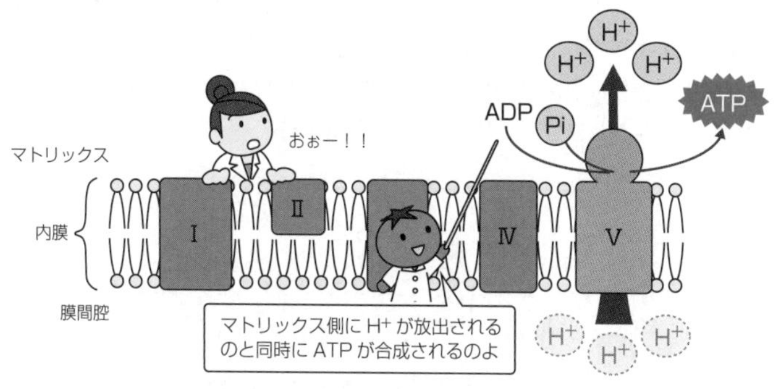

ATP合成酵素がH$^+$の通り道になるんだ．
それで，通過すると同時にATPが合成されるのね．

つまり，「電子伝達系」と「ATP合成酵素」による酸化的リン酸化では，電子の受け渡しによって内膜の両側に，あえて**H$^+$の濃度差**を作り出し，その濃度差を均等にしようとする力を生かして，**ADPをリン酸化**するの．

Chapter 2 エネルギーと糖質の代謝

国試ひとくちメモ

脱共役たんぱく質（UCP）：電子伝達系により膜間腔に貯まったH^+が内膜を通過するには，ATP合成酵素を介するほかに，脱共役たんぱく質（UCP）を介する経路があります．脱共役たんぱく質は，ATPを合成せずにH^+を移動させます．このため，脱共役たんぱく質はATP合成酵素による酸化的リン酸化を阻害し，ATP産生を阻害しますが，一方で，移動に伴い生じるエネルギーは熱に変換され放出されるため，脱共役たんぱく質は体熱産生に重要な役割を果たします．なお，脱共役たんぱく質は**褐色脂肪細胞**などに存在します．（19021-1，20020-3）

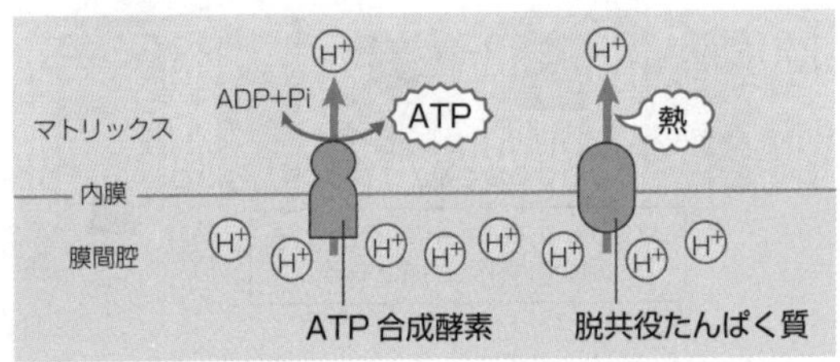

なるほどなぁ．

ちなみにNADHのもつ電子は，3つの電子伝達物質を移動するため**3分子**のATPを，$FADH_2$では**2分子**のATPを生成するのよ．

UCP：uncoupling protein（脱共役たんぱく質）

はーい！
NADHはATPを3個作って，
$FADH_2$はATPを2個作って……
なんだか両替みたいだね．

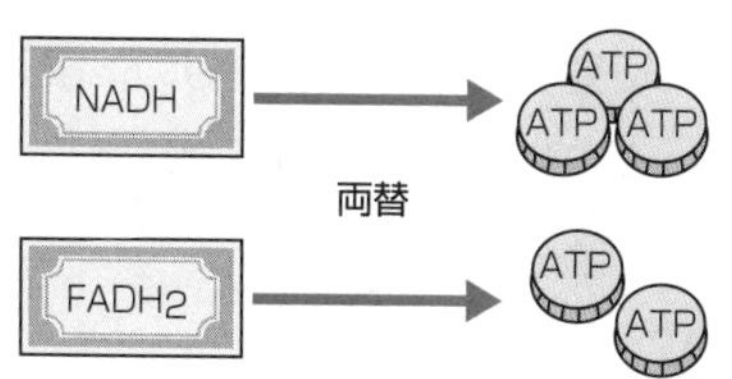

うんうん．その考え方でOKよ．
NADHや$FADH_2$などの電子伝達体は，糖質，脂質，たんぱく質の代謝の中で作られるから，これから何度も出てくるわ．
見逃さないように要チェックよ！

了解！

comment

近年の研究では，NADHは2.5分子，$FADH_2$は1.5分子のATPを生むという考えもあります．

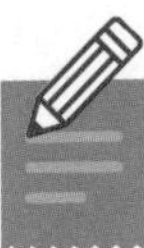

糖質はエネルギーの源

いつの間にあのパフェを注文したの……？

ナイショよ！　勉強した後は甘いものに限るわね！
頭を使うと，どうしても甘いものが食べたくなるわ～.

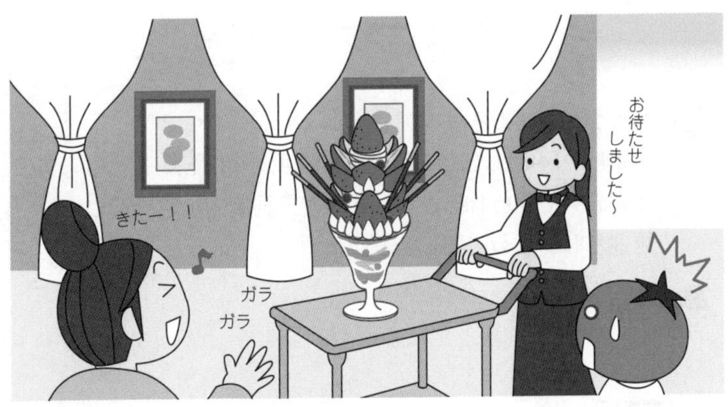

ってさすがに大きくない？
まあ，グルコースは脳のエネルギー源になるからね．それに，糖質は生体にとって最も重要なエネルギー源なのよ.

へぇ～そうなんだ．糖質はグルコースなどの単糖の形で血中に取り込まれるのよね (p35参照).

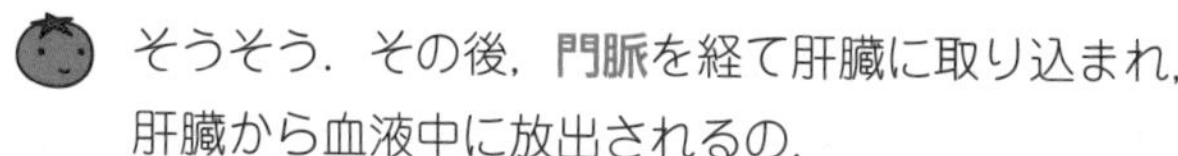
そうそう．その後，**門脈**を経て肝臓に取り込まれ，肝臓から血液中に放出されるの．

それが血糖ね．

その通り！　体内の組織は，血糖を取り込んでエネルギー産生の材料にするのよ．

comment

各組織に絶えずエネルギーを補給するために，血糖の維持はとても重要です．特に脳・神経系および赤血球はグルコースを主要なエネルギー源としています．

そうなんだ．確か，血中のグルコースは，GLUT4※が開けるドアから，細胞内に入るのよね．

▼ グルコースの取り込み

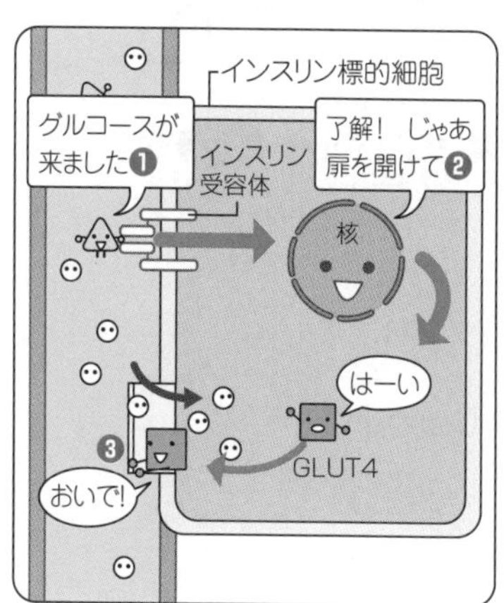

❶インスリンが受容体に結合
❷ ❶を受けて核が GLUT4 に指令を送る
❸細胞膜上に移動した GLUT4 により，グルコースが細胞内に取り込まれる

GLUT：glucose transporter（グルコース輸送体）

そうよ．グルコースの取り込みについては，
また改めて詳しく説明するわ（3巻で解説予定）．
ここでは細胞内でのグルコースに着目していきましょう！

は〜い！

細胞内に入ったグルコースからは，大きく分けて
2つのステップでエネルギーが作られるのよ．

▼ **グルコースからのエネルギー産生（基本ステップ）**

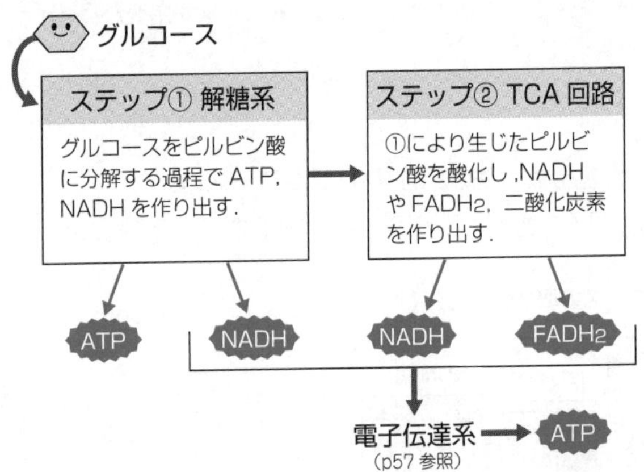

解糖系とTCA回路の，2ステップね．

まずは解糖系からみていきましょう！

ステップ1　解糖系

解糖系って名前からイメージするに，
糖（グルコース）を分解して，
エネルギーを得るしくみかしら？

その通り！　解糖系では，**グルコース（炭素数6）**が分解されて，
ピルビン酸（炭素数3）2分子に分解されるの．

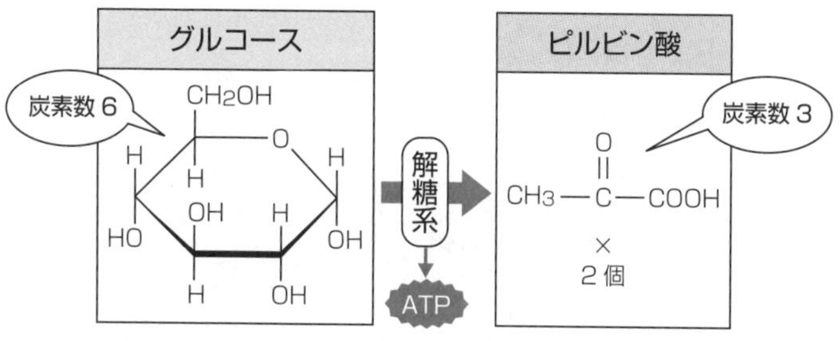

ひと言でいうと簡単なように思えるけど，
この分解は，いくつもの段階の反応からなるのよ．
それで，その間にATPを生成するの．

1つ目のステップで早速エネルギーが作られるのね．

ひとまず，実際にグルコースがどのように分解されて
エネルギーが生まれるのか，解糖系をみてみましょう．

▼ 解糖系

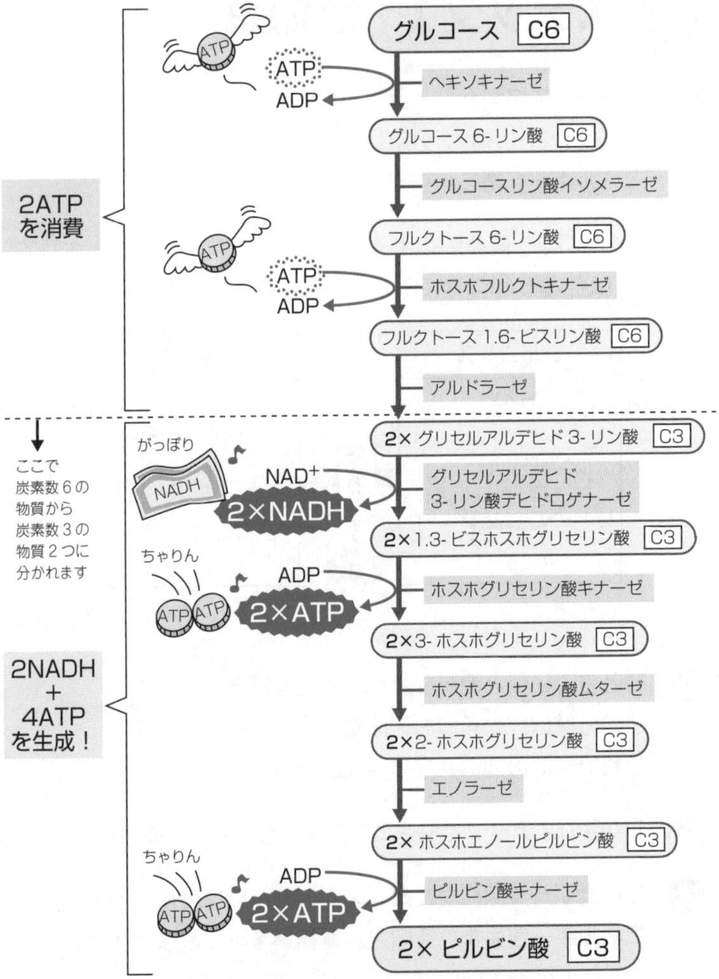

2ATP を消費

グルコース C6

ATP → ADP　ヘキソキナーゼ

グルコース 6-リン酸 C6

グルコースリン酸イソメラーゼ

フルクトース 6-リン酸 C6

ATP → ADP　ホスホフルクトキナーゼ

フルクトース 1.6-ビスリン酸 C6

アルドラーゼ

ここで炭素数 6 の物質から炭素数 3 の物質 2 つに分かれます

2NADH + 4ATP を生成！

2× グリセルアルデヒド 3-リン酸 C3

がっぽり　NADH

NAD⁺ → 2×NADH　グリセルアルデヒド 3-リン酸デヒドロゲナーゼ

2×1.3-ビスホスホグリセリン酸 C3

ちゃりん　ATP ATP

ADP → 2×ATP　ホスホグリセリン酸キナーゼ

2×3-ホスホグリセリン酸 C3

ホスホグリセリン酸ムターゼ

2×2-ホスホグリセリン酸 C3

エノラーゼ

2× ホスホエノールピルビン酸 C3

ちゃりん　ATP ATP

ADP → 2×ATP　ピルビン酸キナーゼ

2× ピルビン酸 C3

解糖系の反応のほとんどは可逆反応ですが，ヘキソキナーゼ，ホスホフルクトキナーゼ，ピルビン酸キナーゼによる反応は不可逆です．したがって，糖新生では，迂回経路や別の酵素により反応が進みます．（p82 参照）

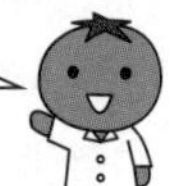

comment

二糖類の分解 (p36参照) により生じるフルクトースやガラクトースも，解糖系に合流して代謝されます．

前半でATP2分子を消費して，
後半でNADH2分子とATP4分子を生成しているのよね．
つまり，グルコース1分子からはATPを8分子生産したことになるわね．

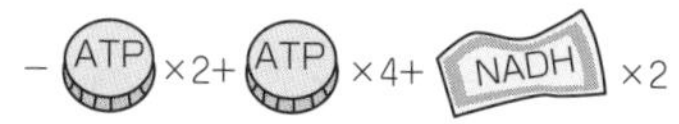

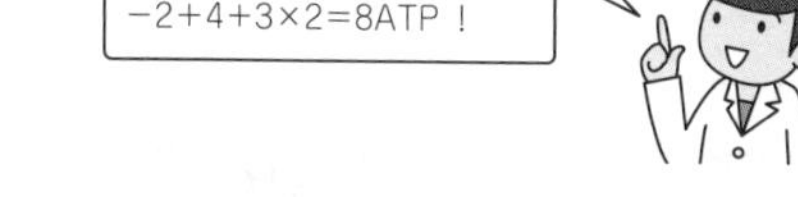

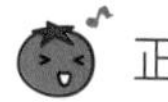

正解！

なるほど〜．解糖系では，
こうやってエネルギーが作られるのね．

解糖系の特徴として，次の2つを覚えておきましょう．

▼ **解糖系の特徴**

- **細胞質**内での反応である
  （**ミトコンドリア**のない赤血球でも行うことができる）
- 直接ATPを産生することができる
  （ATP2分子のみ酸素が必要な電子伝達系を経ることなく得ることができる）

Chapter 2 エネルギーと糖質の代謝

どの細胞でも，どんな条件でも，
エネルギーを得ることができるのが解糖系ってことね．

そういうこと．じゃあ続いて，エネルギー産生の
2つ目のステップ，TCA回路に進みましょう．

おー！

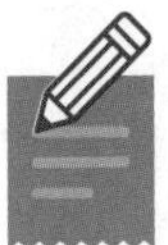

ステップ2　TCA回路

エネルギー産生はまだまだ続くのね．

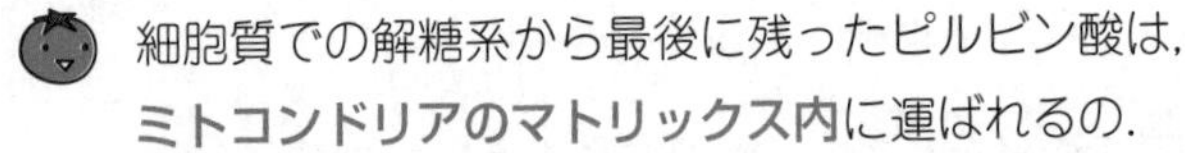

細胞質での解糖系から最後に残ったピルビン酸は，
ミトコンドリアのマトリックス内に運ばれるの．

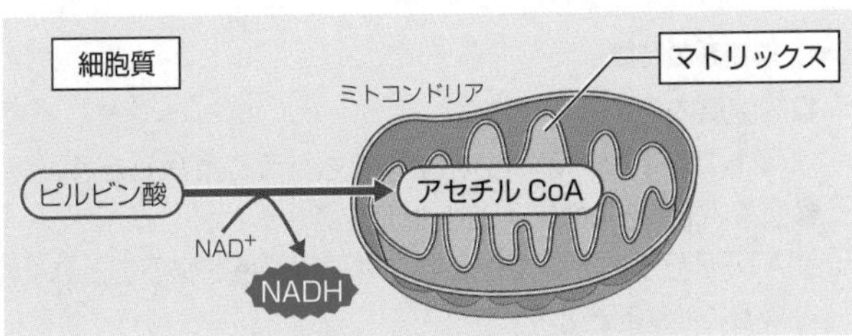

あれっ？　ミトコンドリア内に移動したら，
ピルビン酸じゃなくなってるけど…….

運ばれる途中で，ピルビン酸は**アセチルCoA**
という物質に変換されるの.
アセチルCoAはエネルギーを産生するのよ.
エネルギー代謝で重要な物質だから覚えておいてね.

はーい！

国試ひとくちメモ

アセチルCoA：アセチルCoAとは，アセチル補酵素（coenzyme）Aの略で，**TCA回路**で利用され，エネルギーを産生します．アセチルCoAはグルコースだけでなく，脂肪酸，アミノ酸からも合成され，エネルギー産生に関わります．（19023-1）

さて，このアセチルCoAには，
さまざまな酵素がはたらいて反応が進むんだけど，
一方通行の解糖系とは違って，反応が循環しているのよ.

国試ひとくちメモ

ビタミンB群と糖代謝：ピルビン酸がアセチルCoAへ変化する反応の補酵素として，チアミン二リン酸，補酵素A，FAD，NAD^+などがはたらきます．これらの構成要素は**ビタミンB群**であるため，ビタミンB群の欠乏は糖代謝に支障をきたす恐れがあります（7章参照）．（18079-1）

サイクルってことね.

そうなの. アセチルCoAが反応を受けて, クエン酸→シスアコニット酸→……→オキサロ酢酸となり, またクエン酸に戻る一連の反応を**TCA回路**と呼ぶの. この一連の流れの中で, アセチルCoAは**酸化**されて, **エネルギー**と**二酸化炭素**を生じるわ. 実際にみてみましょう.

▼ **TCA回路**

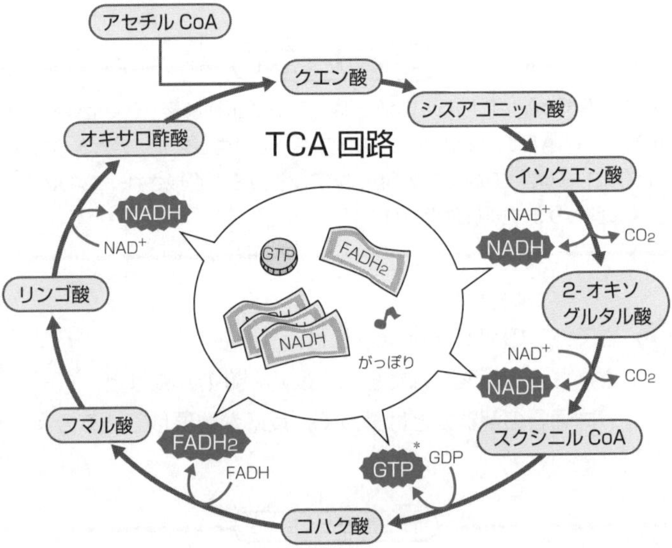

アセチル CoA
クエン酸
シスアコニット酸
TCA 回路
イソクエン酸
NAD^+
NADH
CO_2
2- オキソグルタル酸
NAD^+
NADH
CO_2
スクシニル CoA
GTP*
GDP
コハク酸
$FADH_2$
FADH
フマル酸
リンゴ酸
NADH
NAD^+
オキサロ酢酸
GTP
$FADH_2$
NADH
がっぽり

* GTP (guanosine triphosphate) は, ADPと反応し, ATPとGDP (guanosine diphosphate) へと変換される. GTP+ADP⇄GDP+ATP. そのため, GTP 1分子は, ATP 1分子と考えます.

comment

TCA回路の反応の補酵素としても, チアミン二リン酸, 補酵素A, FAD, NAD^+などがはたらきます. そのため, TCA回路をスムーズに回すためには, ビタミンB群が必要です (7章参照).

comment

TCA回路は，最初の反応により生じるクエン酸が3つのカルボキシ基（−COOH）を持つことから，Tricarboxylic Acidの頭文字を取ってTCA回路と呼ばれています．ほかにも，TCAサイクル，クエン酸回路，また発見者の名を取ってクレブス回路と呼ばれることもあります．

クエン酸

```
   H2C−COOH
     |
HO−C−COOH
     |
   H2C−COOH
```

TCA回路1回転で，アセチルCoA1分子から，
NADHが3分子，$FADH_2$とGTPが1分子ずつの……
ATPを12分子作り出したことになるのね．

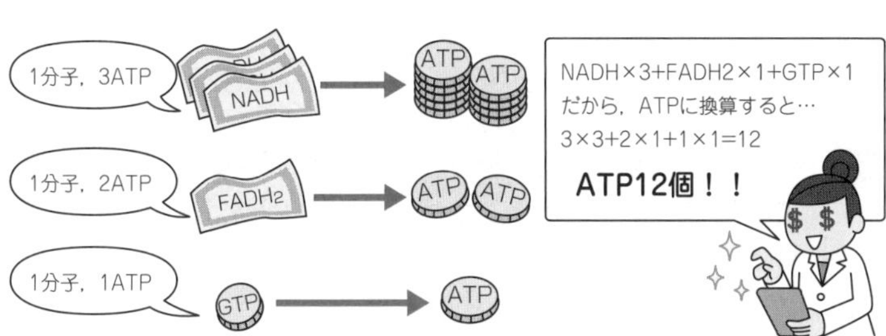

そうね．グルコース1分子から，
2分子のピルビン酸ができることと，
ピルビン酸からアセチルCoAに変換されるときに生じる
エネルギーを考えると……．

Chapter 2 エネルギーと糖質の代謝

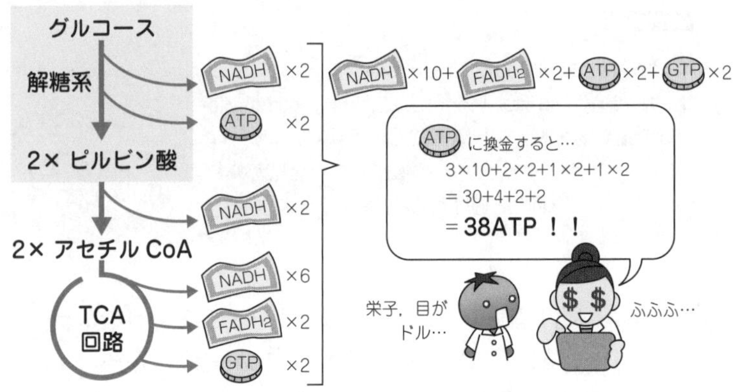

グルコース1分子から38分子のATPができるのね！

ここまでの流れが，グルコースからの基本的なエネルギー産生経路よ．ただし，TCA回路は**酸素が十分にある**とき（**好気的条件**）しか利用できないの．

comment

TCA回路からエネルギーを得るためには，生じたNADHや$FADH_2$が電子伝達系に電子を渡し，酸化的リン酸化によってATPを生成する必要があります (p57参照)．この反応には酸素が必要になるため，TCAが回路からエネルギーを得るには好気的条件でなければならないのです．

え？　じゃあ酸素が不足している場合はどうするの？

酸素が不十分な場合（嫌気的条件）について，糖代謝に詳しい栄養学の先生に教えてもらいましょう．

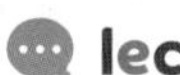

嫌気的解糖

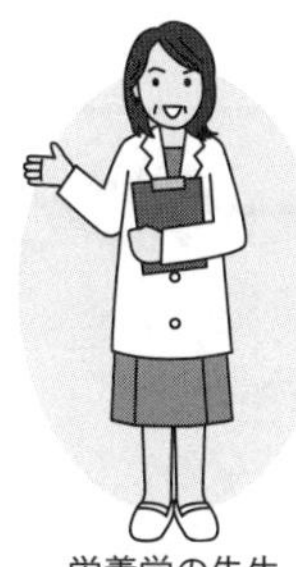
栄養学の先生

解糖系によりグルコースからピルビン酸が生じた後，酸素が十分な（好気的）条件では，TCA回路，電子伝達系，酸化的リン酸化と反応が進行します．この過程では，NADHをNAD^+に戻しATPを合成します．

一方で，筋肉トレーニングなどの激しい運動を続ける場合，体内への酸素の供給が不十分な（嫌気的）条件となり，解糖系により生じたピルビン酸は，TCA回路に進むことができません．こうなると，ピルビン酸とNADHが蓄積し，エネルギー産生が滞ってしまいます．そこで，ピルビン酸を乳酸へと変え，その過程でNADHをNAD^+へと戻します．この反応を嫌気的解糖と呼びます．また嫌気的解糖は，嫌気的条件のほかに，ビタミンB群不足によっても引き起こされます．

ここで生じた乳酸は，後で説明する糖新生（p82参照）で用いられ，グルコース合成の材料として利用されることもあります．

▼ **嫌気的解糖** 19021-3

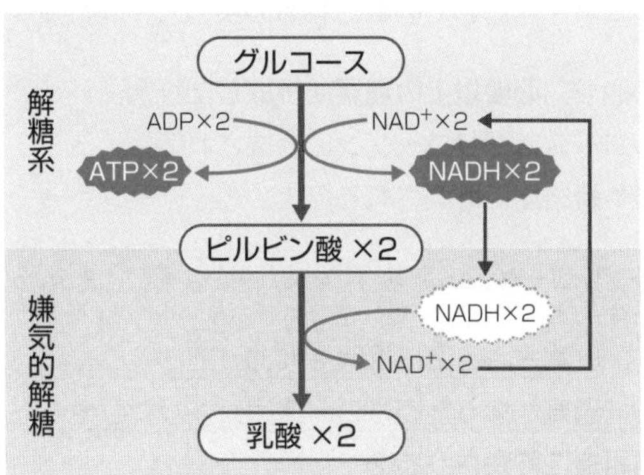

Chapter 2 エネルギーと糖質の代謝

ふむふむ．つまり，解糖系は酸素が十分でも
不十分でも，エネルギーを作ることができるのね．

そういうこと！

空腹時には，グリコーゲン分解

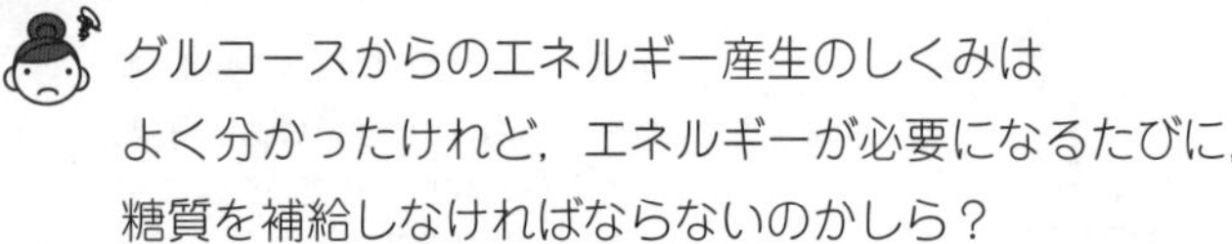

グルコースからのエネルギー産生のしくみは
よく分かったけれど，エネルギーが必要になるたびに，
糖質を補給しなければならないのかしら？

まさか！　空腹時などの
ATPを作るのにグルコースが足りないときに備えて，
身体にはグルコースを貯蔵したり，
他の物質から作ったりするしくみがあるのよ．

そっか！　グルコースって
グリコーゲンとして貯蔵されるのよね．

その通り．**必要以上の糖質を摂取した**場合，
グルコースは**グリコーゲン**に合成されて，
肝臓や**骨格筋**に貯蔵されるのよ．

そのグリコーゲンの貯蔵がいっぱいになることもあるのかしら．

えぇ．貯蔵される量には限度があって，
さらに過剰になったグルコースは，**トリグリセリド**として

脂肪組織に貯蔵されるの．

糖質の過剰摂取が肥満の原因になるのは
このことを指しているのね．

そういうこと．糖質は適切な量を摂取することが大切なのよ

うん．あんなに大きなパフェをひとりで
食べちゃったら大変なことになることがわかったわ．
トマトも手伝ってね！

いいわよ．

それで話を戻すけど，肝臓や筋肉に貯蔵された
グリコーゲンは，必要に応じてグルコースとして使われるのよね．

そうなの．ただし，肝臓と骨格筋では，
グリコーゲン利用の目的に少し違いがあるの．
骨格筋では，**運動時のエネルギー源**として，
肝臓では，**血糖維持**のために，
グリコーゲンは蓄えられているのよ．

▼ **グリコーゲン貯蔵の目的**

	濃度	総重量	役割
肝グリコーゲン 肝	2〜8% ㊢	100 g	**血糖値低下時に，分解されてグルコースとして血中に放出→血糖維持に重要！**
筋グリコーゲン 筋	0.5〜1%	200 g ㊫ （体重に占める割合が大きいため）	**筋肉収縮のためのエネルギー源としてのみ利用**→血糖として放出されることはない！（筋肉にはグルコース 6- ホスファターゼがないから）

ふーん．筋肉ではそのままエネルギーに使って，
肝臓は他の臓器のエネルギーのために，
血糖として放出するのね．

そうなの．肝臓では**グルコース6-ホスファターゼ**により，
グリコーゲンから，グルコース1-リン酸，
グルコース6-リン酸を経てグルコースが作られるのよ．
一方で，骨格筋では**グルコース6-リン酸**に分解された
段階で，解糖系に入っていくのよ．

▼ **肝臓と骨格筋でのグリコーゲン代謝** 17023-3 19075-4

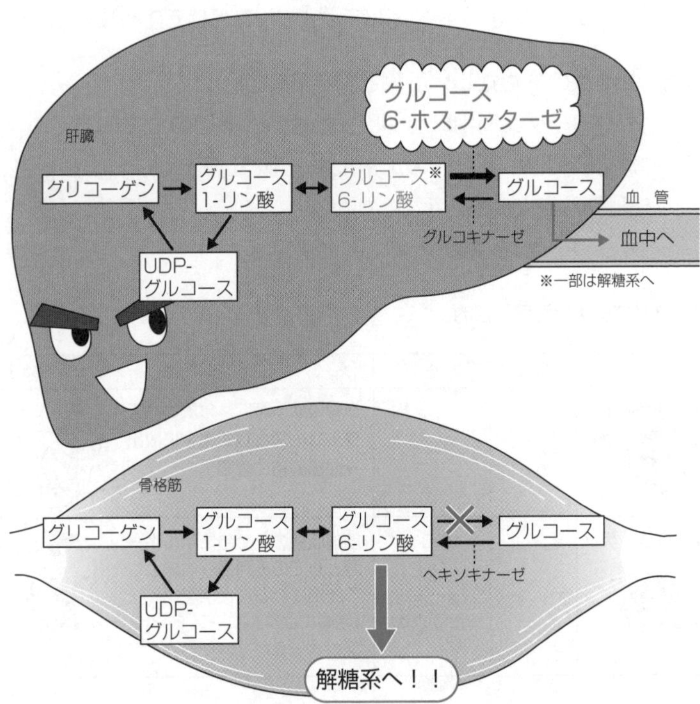

確かに，解糖系の２番目の物質は
グルコース6-リン酸だったわね（p68参照）.
グルコースから解糖系に入るより効率がいいわね.

そうなの．グルコース6-リン酸をグルコースに変換する
酵素（**グルコース6-ホスファターゼ**）は，
肝臓と**腎臓**にしかないの.
だから**骨格筋**ではグルコースは産生されないの.

空腹のときでも活動できるようにしたり，
血糖が下がらないようにしたり，身体には備えがあるのね.

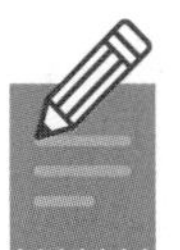

さらなる空腹時には，糖新生

でもね，空腹状態が半日ほど続くと，

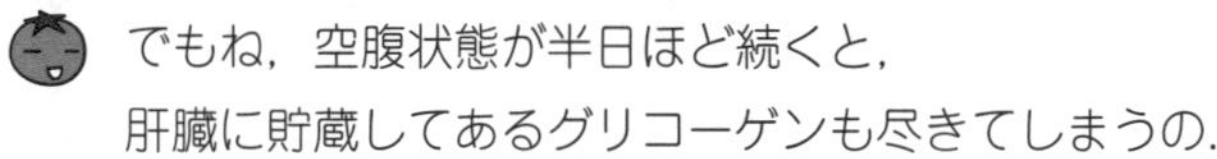

肝臓に貯蔵してあるグリコーゲンも尽きてしまうの.

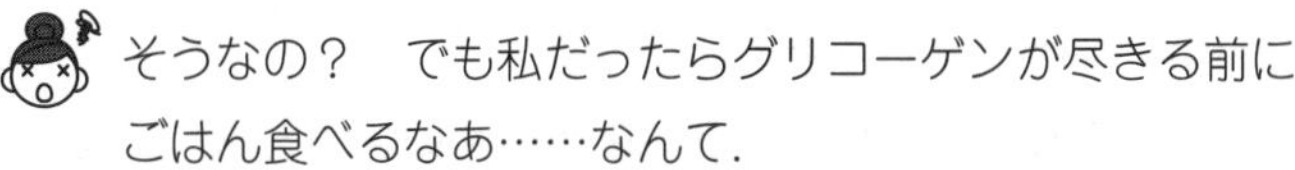

そうなの？　でも私だったらグリコーゲンが尽きる前に
ごはん食べるなあ……なんて.

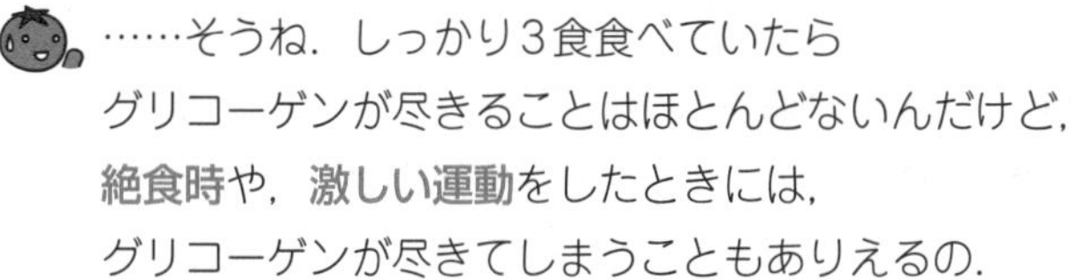

……そうね．しっかり３食食べていたら
グリコーゲンが尽きることはほとんどないんだけど，
絶食時や，**激しい運動**をしたときには，
グリコーゲンが尽きてしまうこともありえるの.

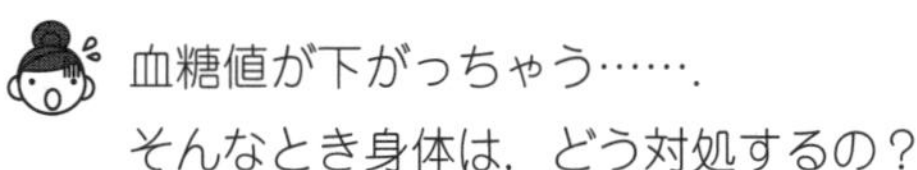

血糖値が下がっちゃう…….
そんなとき身体は，どう対処するの？

そんなときは，他の栄養素からグルコースを作るの．
これを，**糖新生**と呼ぶのよ．

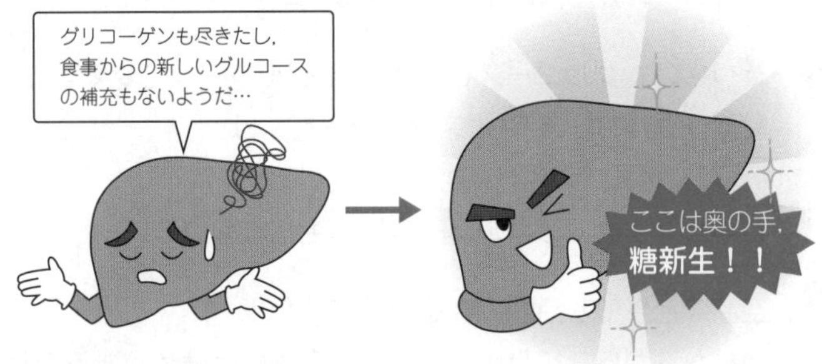

comment

肝臓に貯蔵されるグリコーゲンは，食事により十分な糖質が供給されない状況では半日～1日で枯渇してしまいます．そのため，糖新生により産生されたグルコースは血糖値を維持するためにも中心的な役割を果たします．

トウシンセイって必殺技みたい！
身体ってどこまでも万全な体制を整えているのね．
糖新生ってどんな反応なの？

簡単にいうと，解糖系の逆反応よ．
ピルビン酸からグルコースまで，逆に反応していくの．

▼ **解糖系と糖新生**

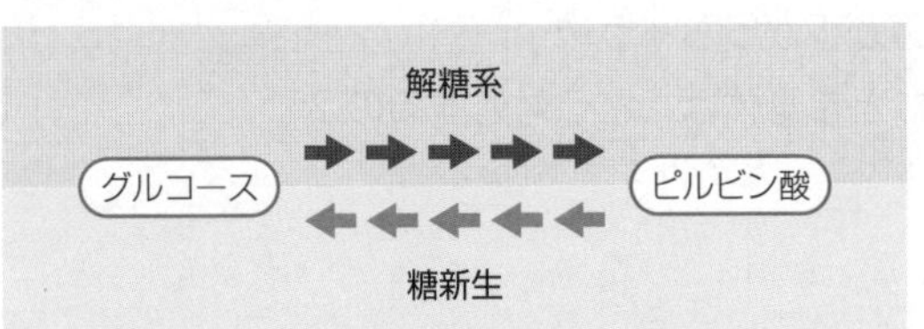

国試ひとくちメモ

解糖系と糖新生の調節：解糖系と糖新生の調節はグルカゴンやインスリンなどのホルモンにより行われます．食後には血糖値が上昇し，インスリン分泌が増え，解糖系が活性化し，糖新生は抑制されます．一方で，空腹時には血糖値が低下し，グルカゴンの分泌が増えることにより，解糖系が抑制され，糖新生が活性化します．(17023-5)

糖を分解する反応の逆は，糖を合成する反応ってことね！
意外と単純なのね．
それで糖新生で材料になるものって何があるの？

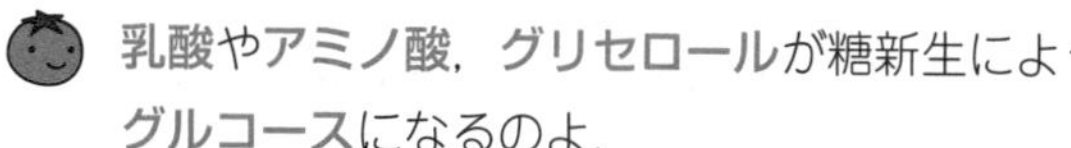

乳酸や**アミノ酸**，**グリセロール**が糖新生によって，
グルコースになるのよ．

▼ **糖新生の材料**

乳酸	嫌気的解糖により生成（p75参照）
アミノ酸	体たんぱく質分解などにより生成（糖原性アミノ酸）
グリセロール	脂質分解により生成 ※同じく脂質分解により生じる脂肪酸は，糖新生の材料にはなりません．

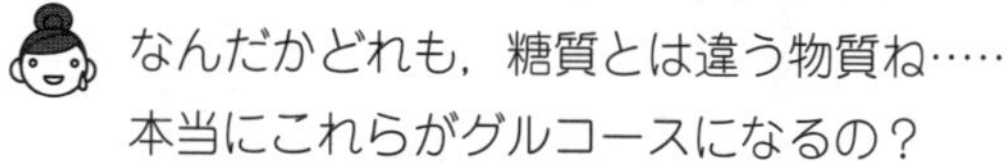

なんだかどれも，糖質とは違う物質ね……．
本当にこれらがグルコースになるの？

疑っているわね？
乳酸はピルビン酸を介して，**アミノ酸**はTCA回路を介して，
グリセロールはフルクトース1.6-ビスリン酸を介して，
糖新生の経路に入ってくるの．

▼ 糖新生

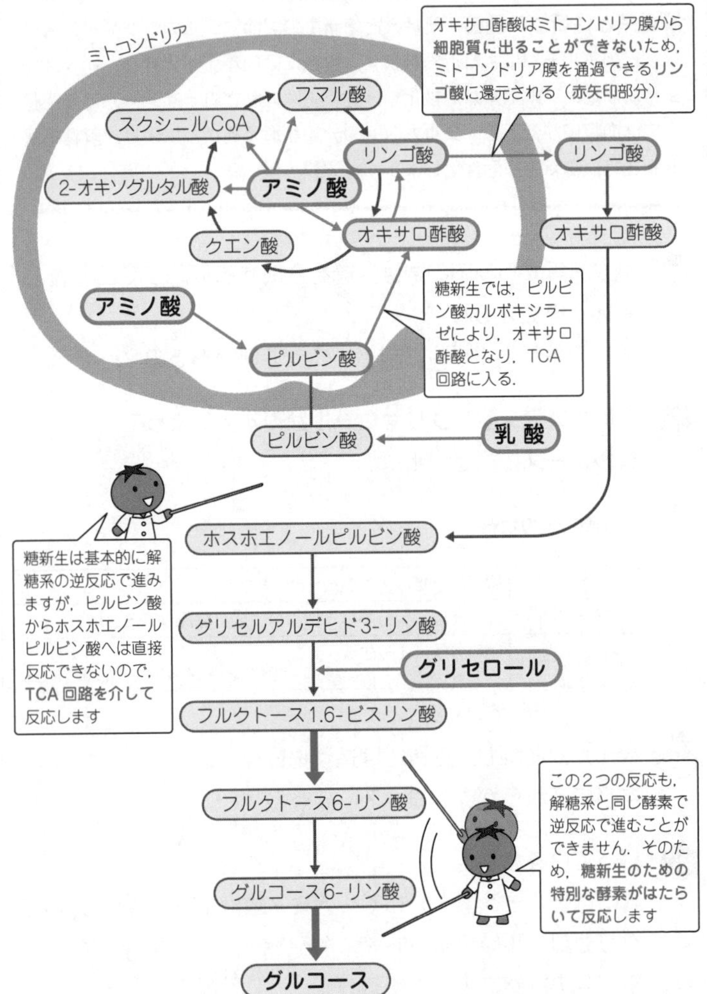

ミトコンドリア
オキサロ酢酸はミトコンドリア膜から細胞質に出ることができないため，ミトコンドリア膜を通過できるリンゴ酸に還元される（赤矢印部分）.
フマル酸
スクシニルCoA
リンゴ酸
リンゴ酸
2-オキソグルタル酸
アミノ酸
オキサロ酢酸
クエン酸
オキサロ酢酸
アミノ酸
糖新生では，ピルビン酸カルボキシラーゼにより，オキサロ酢酸となり，TCA回路に入る.
ピルビン酸
ピルビン酸
乳 酸
ホスホエノールピルビン酸
糖新生は基本的に解糖系の逆反応で進みますが，ピルビン酸からホスホエノールピルビン酸へは直接反応できないので，TCA回路を介して反応します
グリセルアルデヒド3-リン酸
グリセロール
フルクトース1,6-ビスリン酸
フルクトース6-リン酸
この2つの反応も，解糖系と同じ酵素で逆反応で進むことができません．そのため，糖新生のための特別な酵素がはたらいて反応します
グルコース6-リン酸
グルコース

こうやってできたグルコースが，
血糖維持や緊急時のエネルギー源として使われるのよ．
でもね，糖新生の最後の反応をよくみて．

あ！　グルコース6-リン酸からグルコースへの
反応ではたらくグルコース6-ホスファターゼ（p78参照）って，
肝臓と腎臓にしかないのよね．

そうなの．でも乳酸やアミノ酸はほとんど
筋肉で生じるから，筋肉から血流を介して
肝臓に運ばれて糖新生を受けるのよ．

そうなんだ！

筋肉中で生じた乳酸が肝臓へ運ばれる経路を，
コリ回路と呼ぶのよ．詳しい内容については，
栄養学の先生に教えていただきましょう！

lecture

コリ回路とグルコース・アラニン回路

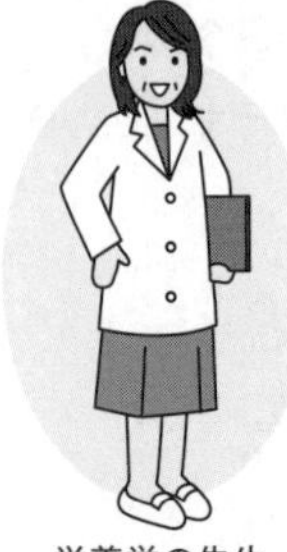
栄養学の先生

乳酸の多くは筋肉で生じますが，糖新生に利用するために，血液を経由して肝臓に運ばれます．肝臓で乳酸から合成されたグルコースは，再び血液を介して他の組織に運ばれ，解糖系によりエネルギーとして用いられます．

筋肉トレーニングや短距離走などの無酸素運動を行うと，筋肉では乳酸が過剰に蓄積します（p75参照）．その乳酸は血流により肝臓へ運ばれ，糖新生でグルコースに戻された後，再び血流で筋肉へ運ばれて利用されます．この経路をコリ回路と呼びます．赤血球にはミトコンドリアがなく，TCA回路を持たないためコリ回路が利用されます．

▼ コリ回路

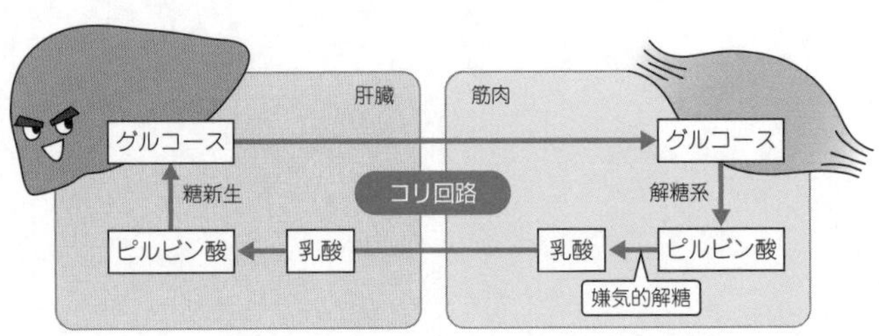

また，コリ回路と類似した回路に，グルコース・アラニン回路があります．グルコース・アラニン回路は，飢餓時などに血糖を維持するための回路であり，筋肉で生成されたアラニンから肝臓でグルコースを合成します．筋グリコーゲン由来のピルビン酸や，解糖系により筋肉中のグルコースから生じたピルビン酸に，筋たんぱく質が分解されてできたアミノ基が転移し，アラニンとなり血流により肝臓に運ばれ，糖新生によりグルコースとなり血中に放出されます．

▼　グルコース・アラニン回路

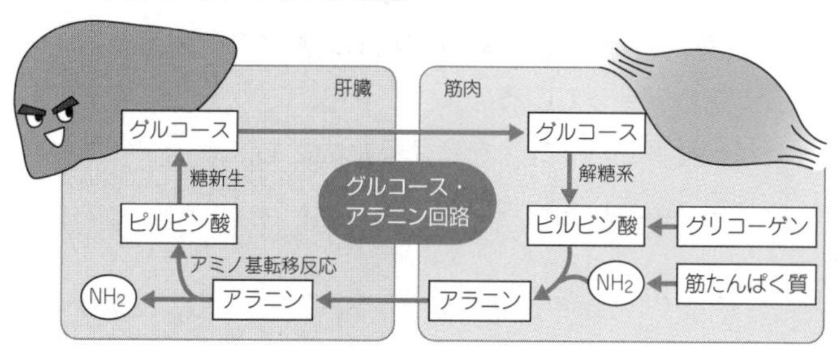

ダイエットなどでやみくもに食事制限を行うと，飢餓状態になって，筋たんぱく質まで分解されてエネルギーの合成に使われてしまうのね．

そう．だから無理な食事制限をすると，脂肪量だけでなく，筋肉量も減ってしまうの．その結果，基礎代謝量が減少してしまうのよ．

基礎代謝量が減ると，ダイエットの効率も落ちちゃって逆効果かも……．ダイエット中でも，適度な食事量とそのバランスについては考える必要があるのね．

そうね．糖質に続いて，この後で学ぶたんぱく質，脂質と，それぞれの栄養素の代謝は深く関わり合っているのよ．だから食事のバランスを考えるためにも，しっかり勉強しましょうね．

はーい！！

comment

近年流行っている「糖質制限ダイエット」などでも，糖新生によって血糖およびエネルギーが確保されていると考えられます．糖質制限は，2型糖尿病における血糖や体重の是正にも効果があるという見方もありますが，それらを示す研究の多くは欧米のものであり，研究対象の多くはBMI30～35以上です．こういった状況から，糖尿病学会は「肥満度の異なる日本人の糖尿病の病態に立脚した適正な炭水化物摂取量については，いまだ十分なエビデンスが揃っているとは言えない」としています．

解糖系の側路

本章では，エネルギー産生の観点から糖代謝の流れを説明しましたが，糖の代謝経路として重要な経路には，解糖系のほかに，ペントースリン酸回路とグルクロン酸回路があります．これらはどちらもATPを産生しません．

ペントースリン酸回路では核酸合成のためのリボース5-リン酸産生と，脂肪酸やステロイドの合成に必要なNADPHの供給を行います[17023-4 20070-4]．グルクロン酸回路では，肝臓において解毒などに関わるグルクロン酸の材料となるUDP-グルクロン酸を合成します．

ペントースリン酸回路もグルクロン酸回路も，解糖系を回路の一部として含み，解糖系の中間代謝物であるグルコース6-リン酸から出発するため，解糖系の側路と呼ばれています．また，この2つの回路も解糖系と同様，細胞質内に存在します．

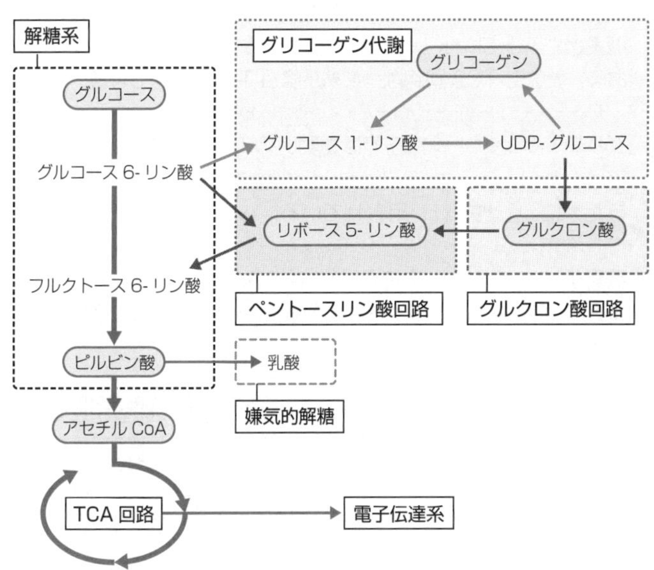

Check it out!

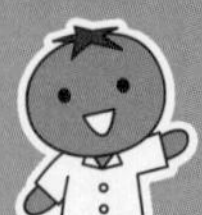

覚えられましたか？

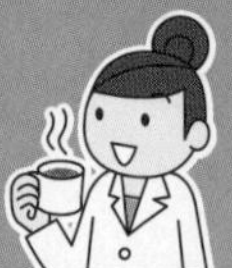

この章の重要事項を赤シートで隠してチェック！

- [ ] 生体内でエネルギーは，アデノシン三リン酸（ATP）の形で蓄えられており，大きなエネルギーを持つ結合である高エネルギーリン酸結合を2つ持つ．（p53）

- [ ] ADPをリン酸化する方法は，栄養素の代謝物が持つリン酸基がADPに転移する基質レベルのリン酸化と，水素イオンの濃度差を利用する，酸化的リン酸化がある．（p56-61）

- [ ] グルコースからのエネルギー産生経路には，細胞質で行われる解糖系と，ミトコンドリア内のマトリックスで行われるTCA回路がある．ただしTCA回路は，好気的条件下のみ利用できる．（p67-74）

- [ ] グリコーゲンは，骨格筋では運動時のエネルギー源として，肝臓ではグルコース6-ホスファターゼの働きを介して，血糖を維持するために，それぞれ利用されている．（p77）

- [ ] 糖新生は主に肝臓や腎臓で行われ，乳酸，アミノ酸，グリセロールからグルコースが産生されることであり，空腹時に活性化する．（p81-83）

国試にチャレンジ

この章を読むと解けるようになる国試問題が別冊に収録されています．章の内容が理解できているか，チェックしてみましょう！

別冊 p.4 へ

QB・RBを活用しよう

この章と関連した問題集『クエスチョン・バンク』，参考書『レビューブック』のページを下記のQRコードで確認しましょう！

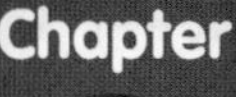

Chapter 3 脂質の代謝1

悪者にされがちな脂質．しかし体内ではエネルギー源としての役割のほか，細胞膜やホルモンの形成に関わるなど重要な役割も担っています．本章では，そんな脂質の代謝について説明します．

脂質は貯蔵エネルギー

お，おなかすいた…….
今日はもうヘトヘト．お昼ごはんを食べる暇も
なかったのよ．もう倒れちゃいそう！

大げさねぇ．
1食ぐらい食べなくても，倒れたりなんかしないわよ．

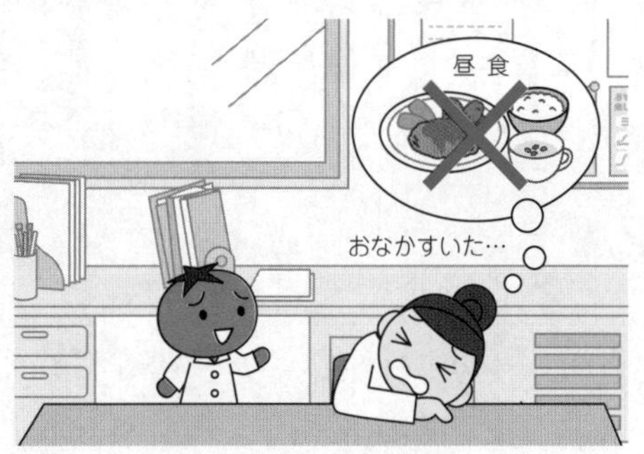

でも一日中栄養のことを考えていたら，
おなかだって減るわよ……，
私にとっては深刻な問題なんだから！

うーん，よく分からないけど
変な説得力があるわね…….

でもよく考えたらトマトの言うように，
おなかがすいても，まったく動けないってことはないわね．

でしょ？　食事を１回抜いたとしても，
身体に蓄えているものから，エネルギーを
作ることができるようになっているのよ．

この前勉強した糖新生 (p80参照) とかかしら？

糖新生もそうね．でもね，
脂質からも直接エネルギーが作られるのよ．
この前説明した糖質は**即効性のあるエネルギー源**
なんだけど，脂質は**貯蓄できるエネルギー源**なの．

comment

糖質もグリコーゲンの形で肝臓や筋肉に蓄えられますが，その量は限られています．一方，脂質の貯蔵量にはほとんど制限がありません．そのため，エネルギーが充足していると，糖質からも脂肪酸が作られ，体脂肪として蓄積されます．

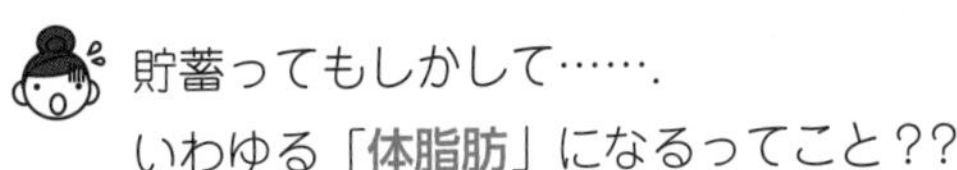

貯蓄ってもしかして……．
いわゆる「**体脂肪**」になるってこと??

そうよ．**食後**，脂質は体内の組織に
「**体脂肪**」として蓄えられて，
空腹時などに取り出され，**エネルギー源**となるのよ．

▼ 空腹時と食後のエネルギー代謝

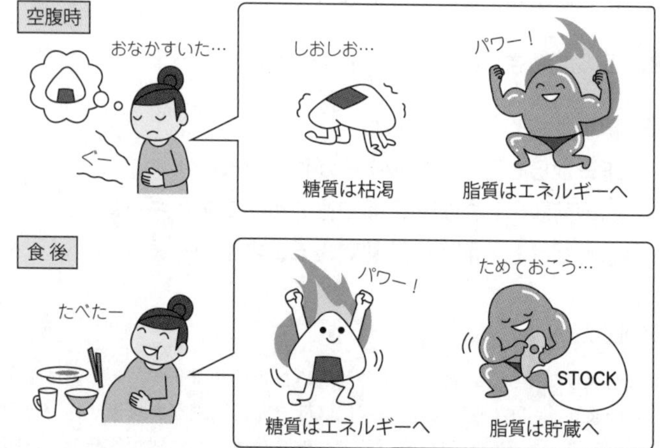
空腹時
おなかすいた…
ぐー
しおしお…
糖質は枯渇
パワー！
脂質はエネルギーへ
食後
たべたー
パワー！
糖質はエネルギーへ
ためておこう…
STOCK
脂質は貯蔵へ

脂質はすぐにエネルギーに変換されるわけではないのね．

そうなの．食事から摂取した脂質は，
肝臓を拠点に全身の細胞に
運ばれて蓄えられるの．

空腹でもエネルギーを作り出すことができるのは，
体脂肪のおかげなんだね．

その通り！
だから脂質も，生命活動に大事な栄養素の１つなのよ．

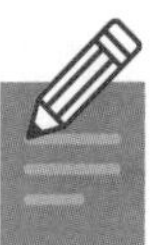

リポたんぱく質

食事で摂取した脂質の大部分は，
トリグリセリドの形で体内に取り込まれるのよね
（p42参照）.

そうそう．でもこのトリグリセリドは水に溶けないから，
そのままの形では運ぶことができないわ．

トリグリセリドは**疎水性**だったものね……（p42参照）.

そうなの．だから，トリグリセリドは
たんぱく質などの**親水性**の物質などと合体して，
「**リポたんぱく質**」という形で血中に溶け込み，
体内を輸送されるのよ．
リポたんぱく質の構造をみてみましょう．

▼ リポたんぱく質の構造

18077-3

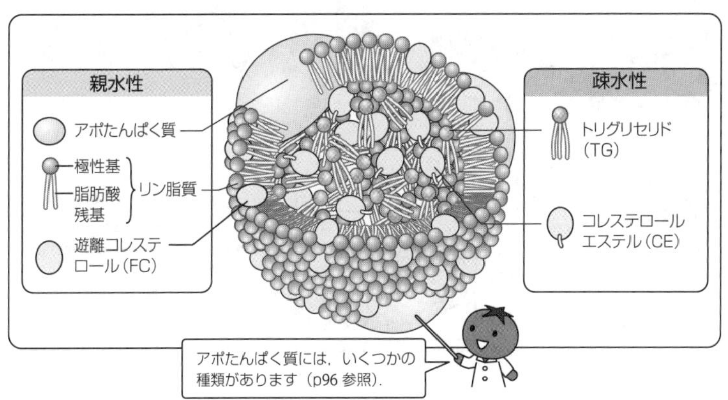

疎水性のトリグリセリドだけでは，
リンパ液や血液になじめないけど，親水性のたんぱく質や，
親水性のパーツを持つ脂質と合体することで，
リンパ液や血液にもなじむってことかしら？

国試ひとくちメモ

脂肪酸の輸送：脂肪組織のトリグリセリドは，ホルモン感受性リパーゼ（HLS）によって分解され遊離脂肪酸となり，**アルブミン**に結合し，各組織に輸送されます．（17079-5）

その通りよ．
ちなみにこのリポたんぱく質には，
いくつか種類があるの．

▼ **リポたんぱく質の種類**

カイロミクロン（CM）

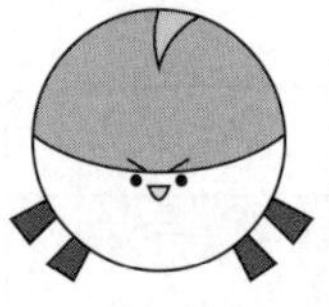

超低比重リポたんぱく（VLDL）

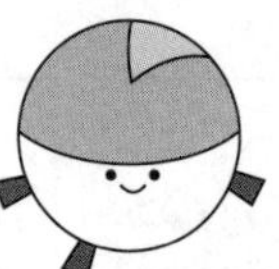

中間比重リポたんぱく（IDL）

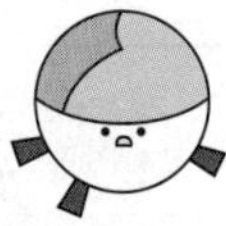

低比重リポたんぱく（LDL）

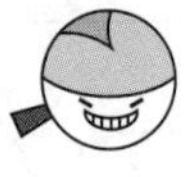

高比重リポたんぱく（HDL）

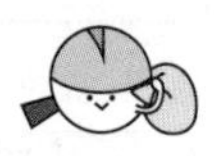

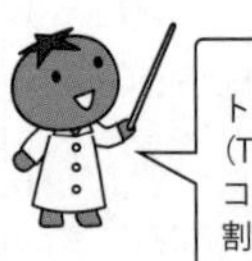
トリグリセリド（TG）と
コレステロールの
割合に注目
しましょう！！

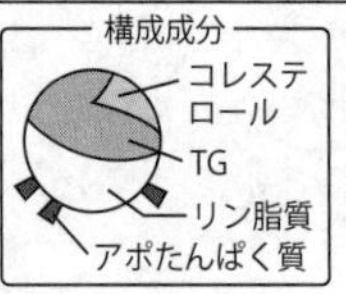

CM：chylomicron
VLDL：very low density lipoprotein
IDL：intermediate density lipoprotein
LDL：low density lipoprotein
HDL：high density lipoprotein

へー．なんだかどれも見た目も名前も似ているのね．

そうね．基本的な構造はどれも一緒なんだけど，
構成成分の割合が異なるの．
たんぱく質の割合が少ないほど**低比重**，
大きいほど**高比重**になるのよ．
それぞれの名前にもそのことが示されているわね．
一覧にして確認しておきましょう．

▼ リポたんぱく質の種類と役割

17079-2

種類	カイロミクロン	VLDL	IDL	LDL	HDL
代謝経路	外因性経路	内因性経路			コレステロール逆転送系
役割	●食事による脂質をトリグリセリドの形で運搬し，遊離脂肪酸の形で末梢組織に供給する． ●脂溶性ビタミンの運搬も行う．	●末梢組織にトリグリセリド由来の遊離脂肪酸を供給する．	●ＶＬＤＬとLDLの中間体．	●末梢組織にコレステロールを供給する．	●末梢組織から余分なコレステロールを回収し再分配する．
粒子径（Å）と構成成分比	12,000〜700Å	700〜300Å	300〜250Å	250〜100Å	100〜75Å
比重	〜0.95	0.95〜1.006	1.006〜1.019	1.019〜1.063	1.063〜1.21
主なアポたんぱく質の種類	A-Ⅰ B-48, C-Ⅱ, C-Ⅲ, E	B-100, C-Ⅱ, C-Ⅲ, E	B-100 C-Ⅰ, C-Ⅱ, E	B-100	A-Ⅰ, A-Ⅱ

comment

上図のアポたんぱく質とは，脂質代謝に関与する酵素を活性化させたり，補酵素としてはたらいたりするたんぱく質のことです．ちなみに，アポ（apo-）はギリシャ語で「〜を切り離した」の意味です．

本当だ！　でも，みんな似ているのに役割は違うんだね．

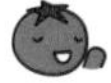

そうなの．脂質はこれらのリポたんぱく質の形で，
代謝されていくのよ．
代謝の経路にもいくつかあるから紹介するわね．

▼ 脂質代謝の経路

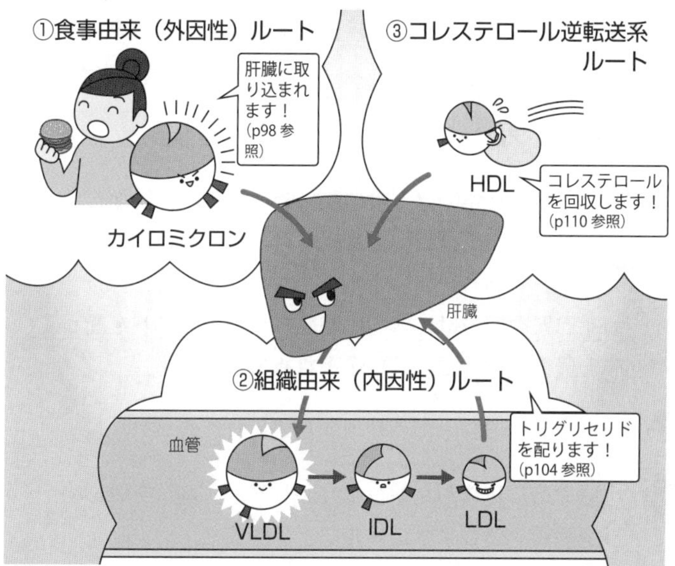

ルートによって，関わるリポたんぱく質の種類が違うのね．

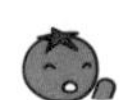

そうよ．脂質代謝には，①**食事由来**ルート，②**組織由来**ルート，
③**コレステロール逆転送系**ルートがあって，
関わるリポたんぱく質の種類も，
代謝の目的も，それぞれのルートで異なるわ．
じゃあ，それぞれの経路についてみていきましょう．

ようこそ脂質の旅へ！ ～①食事による脂質～

じゃあまずは，食事由来（外因性）の
脂質代謝経路からみていきましょう．

この経路で主役のリポたんぱく質は，
カイロミクロンね．

そう．この経路では，**食事から取り込んだ脂質が，**
小腸でカイロミクロンに合成されるところから
スタートするわ．
カイロミクロンは体内の細胞にトリグリセリドを配って，
17079-1
旅の最後には**肝臓に取り込まれる**の．

カイロミクロンはどうやって合成されるの？

小腸で取り込まれたトリグリセリド（p42参照）をはじめ，
リン脂質・コレステロールなどの脂質や，
アポたんぱく質が小腸の細胞内で合体して
カイロミクロンになるの．

▼ カイロミクロンの合成

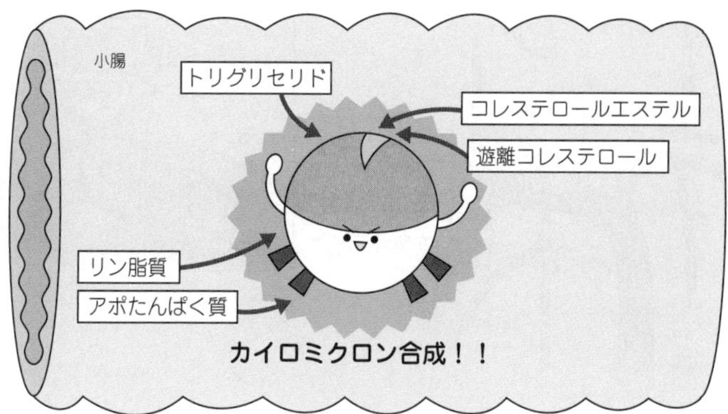

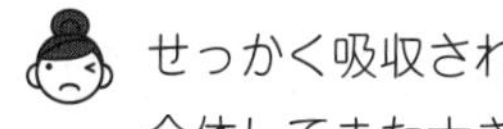

せっかく吸収されるまで細かく分解（p43参照）したのに，合体してまた大きくなっちゃうね．

そうなの．カイロミクロンはちょっと大きいから，小腸から，いきなり血管には入っていけないのよ．だからいったん，毛細血管よりも太い**リンパ管**に入って，**左鎖骨下静脈**で血管に合流するのよ．

comment

左右の下半身と左の上半身のリンパ液を集める胸管は，左鎖骨下静脈と合流しています．

▼ カイロミクロンが血管に入るまで

18077-2

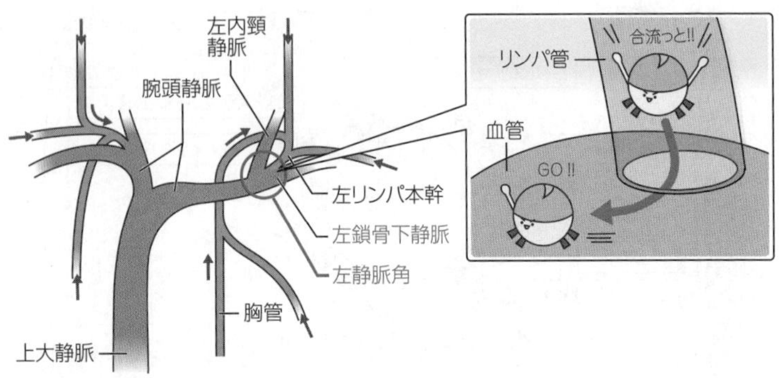

comment

中鎖脂肪酸は吸収後にリンパ管ではなく血管に入ることができ，肝臓へと運ばれます．

脂質は疎水性ってだけで，だいぶ遠回りしないと
血中へ入っていけないのね．
しかも，血管に入るのも困難なほど
大きいカイロミクロンじゃあ，
肝臓に取り込まれるのもなかなか大変そうな予感…….

そうなの．カイロミクロンは，
そのままでは肝臓に取り込まれないわ．
たくさん持っている荷物を体内の細胞に配って，
少し荷物を減らす必要があるわ．

荷物？

そう．カイロミクロンはトリグリセリドを
たくさん持っていたわよね．
そのトリグリセリドを**リポたんぱく質リパーゼ**で
加水分解しながら，細胞に配るの．

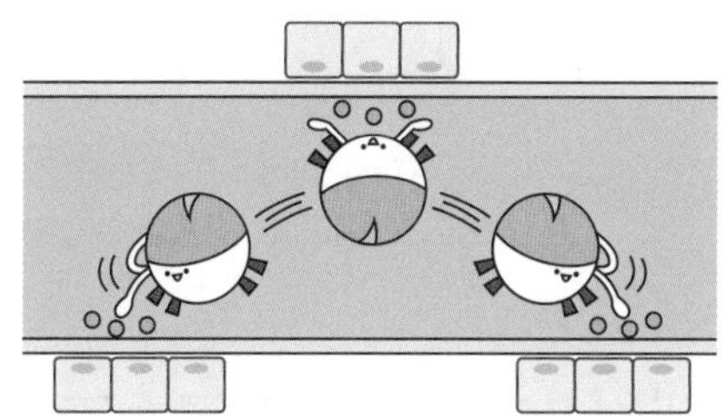

カイロミクロンは，血中を移動しながら，
トリグリセリドを分解し，全身の細胞に配ります

comment

トリグリセリドの加水分解は，カイロミクロンが持つApoC-Ⅱというアポたんぱく質がリポたんぱく質リパーゼ（LPL：lipoprotein lipase）という酵素を活性化させることにより起こります．リポたんぱく質リパーゼはさまざまな組織の毛細血管壁に存在しますが，特に脂肪組織での活性が高いのです．

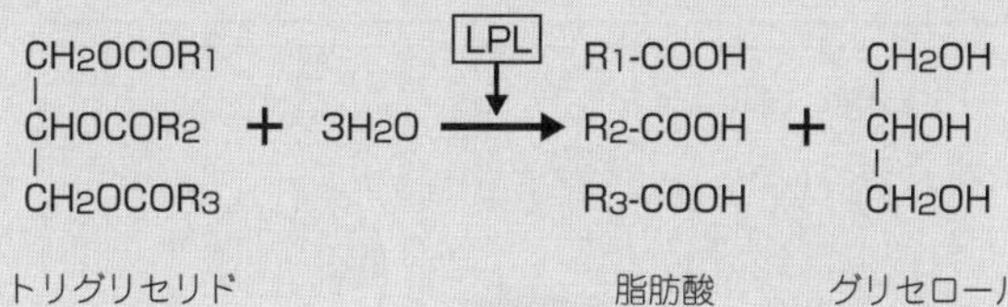

加水分解により生じた脂肪酸とグリセロールは，細胞内で再びトリグリセリドとなります．

comment

カイロミクロンの持つApoC-ⅡはLPLを活性化し，トリグリセリドの細胞への取り込みに重要な役割を果たします．そのため，遺伝的にApoC-Ⅱが欠損すると，トリグリセリドが取り込まれにくくなり，血中のトリグリセリド濃度が高値となります．これが脂質異常症の1つであるⅠ型高脂血症の原因となります．

配ったトリグリセリドは細胞に取り込まれた後，
どうなるの？

細胞に取り込まれた**トリグリセリド**はそこで貯蔵され，
必要に応じて代謝されてエネルギーになるのよ．

へ～．だからカイロミクロンの持っているトリグリセリドは，
全身の細胞にトリグリセリドを配る中で
少なくなっていくわけね．

そうね．トリグリセリドを分解して，
配り歩くと，カイロミクロンは小さくなって，
カイロミクロンレムナントとなるの．

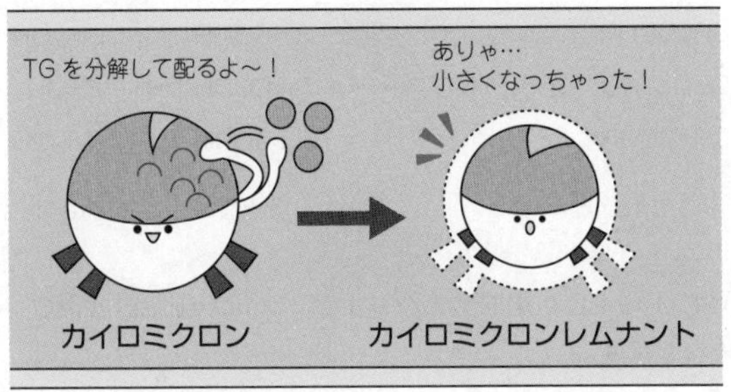

comment

レムナント（remnant）とは，英語の「remain（残る）」が語源で，「残り物」という意味です．つまりカイロミクロンレムナントは，トリグリセリドを配ったカイロミクロンの残り物ということになります．

荷物が減ったから，これで肝臓に取り込まれるのかしら？

その通りよ．
カイロミクロンレムナントが肝臓に取り込まれるときは，
カイロミクロンレムナントが持つ**ApoE**が
目印になるの．

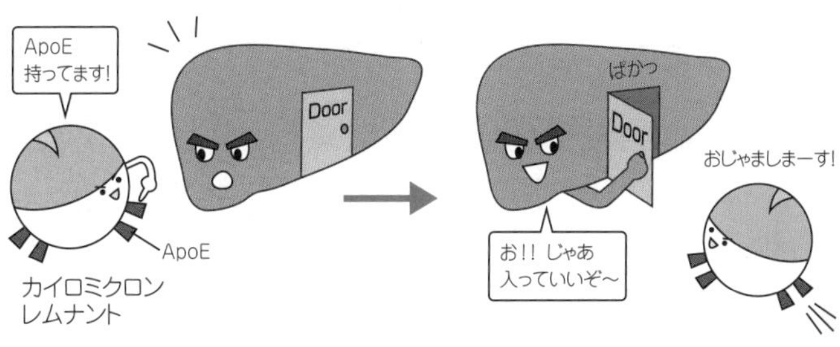

おぉ！
肝臓への入場券みたいなものかしら．
カイロミクロンの旅はこれにて終了ね．

ここまで説明してきたのは，食事による脂質の代謝ね．
肝臓で取り込まれたカイロミクロンは，
その後また違う形で血中に登場するわ．
詳しくみていきましょう．

ようこそ脂質の旅へ！〜②体内の脂質〜

食事のたびに，カイロミクロンレムナントが
肝臓に取り込まれたら，さすがの肝臓も
いつかはパンクしちゃうんじゃないかしら？

そうね，だからパンクしないように，食事由来の脂質や，
過剰なグルコースから合成された脂肪酸などを
改めて体内の細胞に配るのよ．
これが2つ目の**組織由来の脂質代謝経路**よ（p97参照）．
言い換えると，もともと体内にある脂質の代謝経路ね．

お！　旅の第2弾が始まるのね．確か，
ここでは**VLDL**，**IDL**，**LDL**のリポたんぱく質たちが
出てくるんだったよね（p95参照）．

そうよ．この経路では，肝臓で
合成された**VLDLが**，**カイロミクロンと同様に**，
血中を旅しながら，**トリグリセリドを細胞に配り歩く**の．
その過程で**IDL**，**LDL**へと変化して，
最終的に**LDLは末梢細胞や肝臓に取り込まれる**のよ．

そうなんだ！
じゃあVLDLはどうやって合成されるの？

VLDLは，肝臓内にある**トリグリセリド**や
リン脂質などのほかの脂質や，
アポたんぱく質が合体して，合成されるわ．

▼ **VLDLの合成（イメージ）**

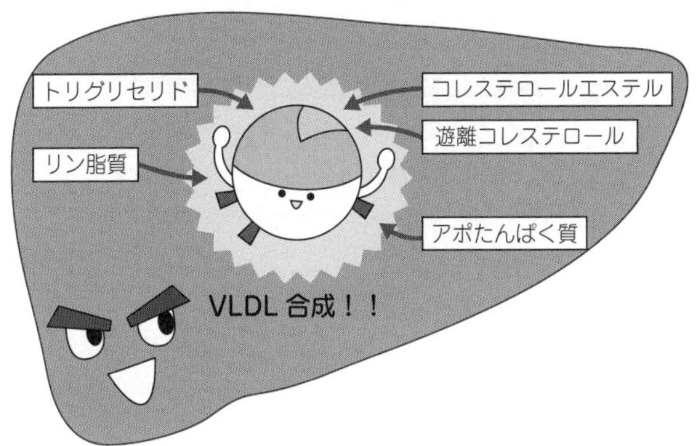

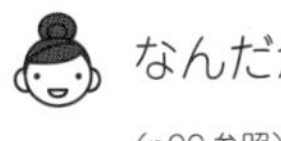

なんだか，カイロミクロンの合成と似ているね
（p99参照）．

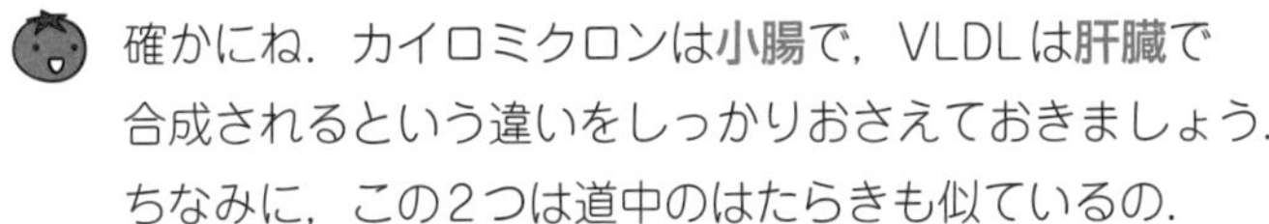

確かにね．カイロミクロンは**小腸**で，VLDLは**肝臓**で
合成されるという違いをしっかりおさえておきましょう．
ちなみに，この2つは道中のはたらきも似ているの．

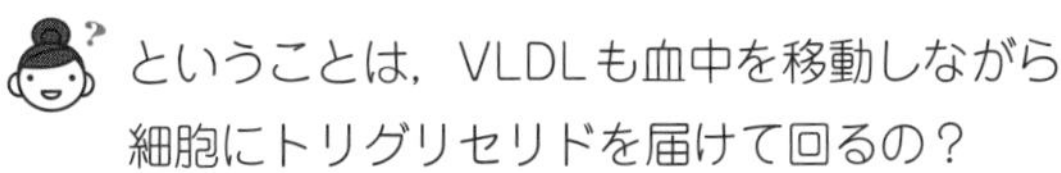

ということは，VLDLも血中を移動しながら，
細胞にトリグリセリドを届けて回るの？

そうなのよ．VLDLも持っているトリグリセリドを，リポたんぱく質リパーゼで分解しながら細胞に配るの．

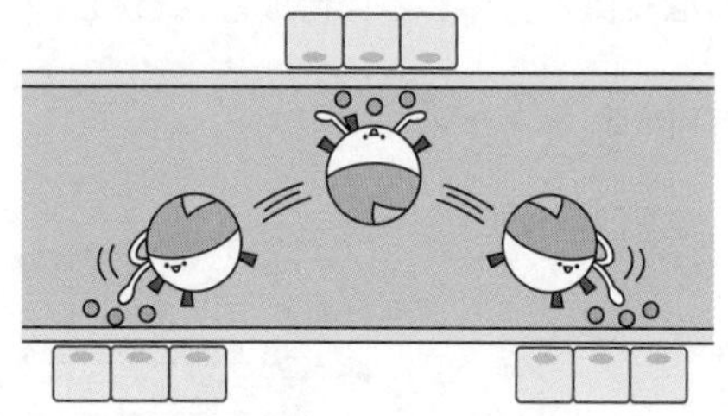

VLDLも，血中を移動しながら，
トリグリセリドを分解し，全身の細胞に配ります

（じゃあ，何度もイラストを交えて説明しなくてもいい気が……）

大事なのはここからよ．
VLDLに含まれるトリグリセリドを細胞に配ると，
やっぱりVLDLも小さくなってレムナントになるの．
それを**IDL**と呼ぶの．

じゃあもしかして，IDLがさらにトリグリセリドを配って，その残骸が**LDL**になるの？

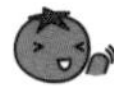ぴんぽーん！　まさにその通りよ.

▼ **VLDLの代謝**

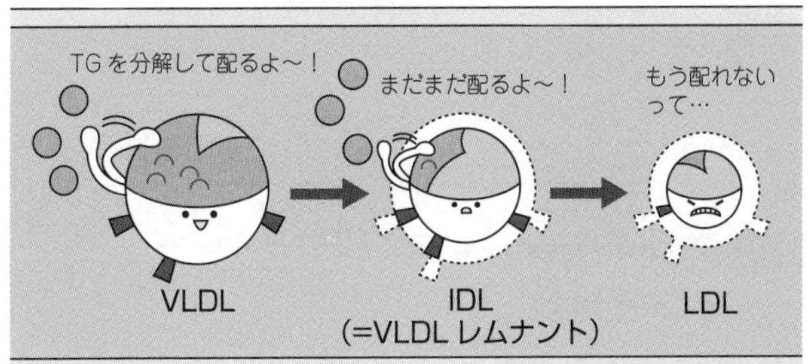

IDLとLDLでコレステロールが
占める割合が大きくなるのは (p96参照),
単にトリグリセリドが減ったということなのね.

comment

VLDLがトリグリセリドを分解して配る際には，カイロミクロンのときと同様，ApoC-Ⅱにより活性化されたリポたんぱく質リパーゼがはたらきます. IDLの場合では, ApoC-Ⅱによる活性化の必要がない肝性リパーゼ(HL)がはたらき，さらに残りのトリグリセリドが分解されます．肝性リパーゼは，肝臓で合成されるリパーゼで，主に肝臓に存在します.

HL：hepatic lipase（肝性リパーゼ）

まぁ，簡単にいえばそういうことね．ちなみに，IDLはそのまま**肝臓**に取り込まれることもあるし，**LDL**にまで分解されて，**LDL受容体**を介して，**肝臓**や**全身の細胞**に取り込まれる場合もあるわ．17079-3

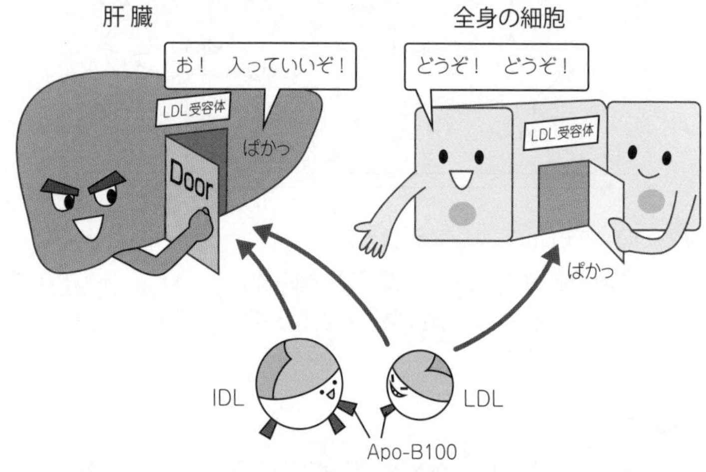

国試ひとくちメモ

LDL受容体：LDL受容体は，IDL，LDLの持つ**ApoB-100**を認識してIDLやLDLを肝臓や細胞に取り込みます．(18077-4)

ふー．これでVLDLたちの旅も完結ってわけね．ところで，細胞や肝臓に取り込まれたLDLやIDLはどうなるのかしら．

細胞に取り込まれたIDLやLDLは分解されて，
コレステロールや**トリグリセリド**になるのよ．

LDLはコレステロールを多く含んでるから，
細胞へのコレステロールの供給源にもなるわけね．

ええ．コレステロールにも体内で重要な役割が
あるんだけれど(p138参照)，増えすぎると
血管に蓄積して，**動脈硬化**の一因になってしまうの．

よくLDLのことを，
悪玉コレステロールって呼ぶよね．

そうね．その逆の善玉と呼ばれるものもあって，
体内の余分なコレステロールを回収して，
肝臓に戻してくれるのよ．
それが，3つ目の旅となるコレステロール逆転送系なの(p97参照)．

へー！　それは気になる．早く教えてトマト．

Chapter 3 脂質の代謝1

ようこそ脂質の旅へ！～③コレステロール逆転送系～

確か今回の主役のHDLは，
一番小さくて，高比重のリポたんぱく質だったわよね (p96参照)．

そうそう．
最後の経路のコレステロール逆転送系では，HDLが
体内の組織で余分なコレステロールを回収して，
肝臓やVLDL，IDL，LDLに再配分するのよ．

それで「コレステロール逆転送系」か．
名前の通りね．

そうなの．分かりやすいでしょ．
今回のHDLも，肝臓で合成されるのよ．
そもそも，HDLはアポたんぱく質のApoA-Ⅰと，
コレステロールで合成されるの．

▼ **HDLの合成**

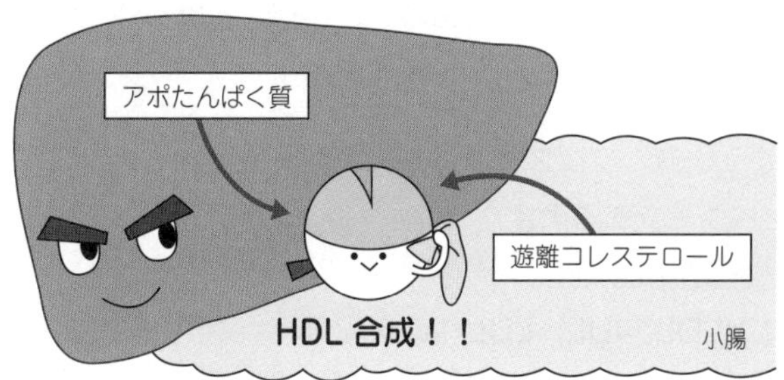

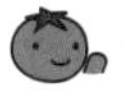
この子が持っている袋にコレステロールを
回収していくのね．
あら？　袋が随分軽そうだけど……．

そうなの．合成されたばかりのHDLは袋が空っぽで，
原子HDLと呼ばれるの．
それがコレステロールを回収して袋が満杯になると
成熟HDLと呼ばれるようになるの．

▼ **HDLの成熟**

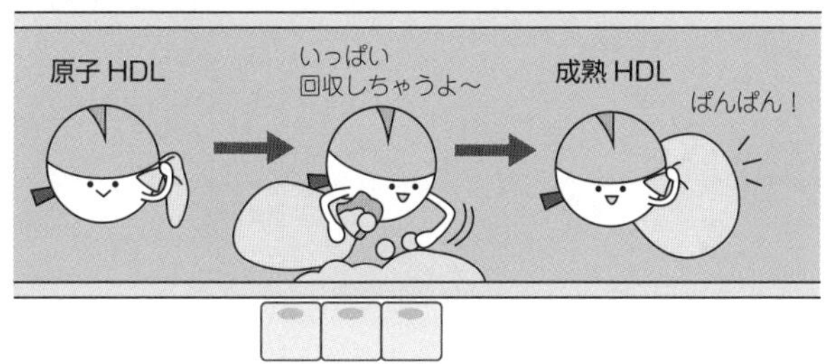

Chapter
3
脂質の代謝1

成熟HDLはコレステロールをたっぷり
ため込んでいる状態なのね．ということは……
この後コレステロールを配るのね！

そうなの．コレステロールの再配分には
2パターンあるのよ．
①**肝臓**への再配分
②**VLDL，IDL，LDL**への再配分
ちなみに，コレステロールを受け渡した後，
成熟HDLは原始HDLへ戻るのよ．

国試ひとくちメモ

HDL：HDLは**レシチンコレステロールアシルトランスフェラーゼ(LCAT)**のはたらきによって，遊離コレステロールをエステル化して肝臓に運びます．コレステロールエステルは，血管壁やリポたんぱく質で余剰なコレステロールを回収して動脈硬化の抑制にはたらくことから，善玉コレステロールと呼ばれることもあります．（17079-4，21075-3）

▼ HDLのコレステロール再配分

①肝臓への再配分	②VLDL，IDL，LDLへの再配分
よく来たな! Door 取り込んで〜! コレステロールをしっかりとため込んだ成熟HDLは，受容体を介してそのまま肝臓に取り込まれます．	はい! どうぞ〜 コレステロールくださ〜い VLDL　IDL　LDL コレステロールをたくさん保持するHDLは，VLDL，IDL，LDLにそのコレステロールを配ります．

HDLは，ほかのリポたんぱく質とは
全然違うはたらきをするのね！
しかもとても重要な役割を担っているわ．

これで脂質が体内に取り込まれるまでのお話はおしまいよ．
お疲れさま！
もう一度，脂質代謝の道のりを確認しておきましょう．

▼ 脂質代謝マップ

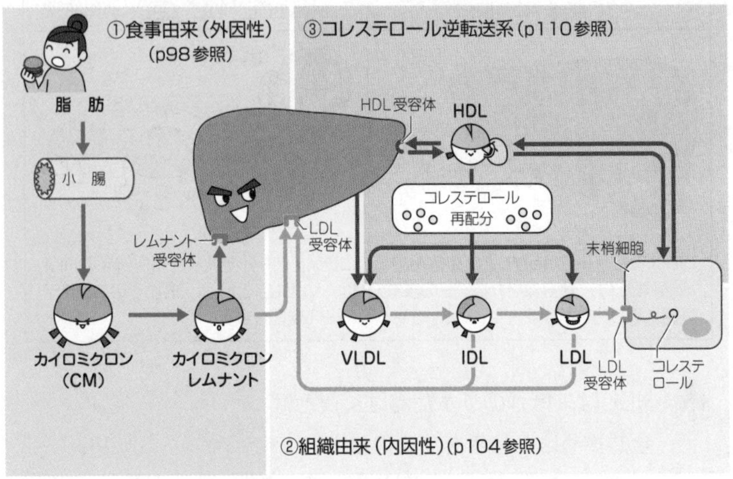

リポたんぱく質のみんな，お疲れさま．
脂質が細胞に取り込まれるまでの道のりの長さといったら…
糖質とは大変な違いね．

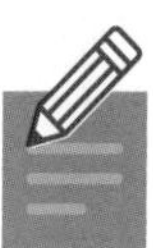

リポたんぱく質の バランスが崩れると……

体内の脂質が，リポたんぱく質によって
うまく分散されて，各組織で利用されることが
よく分かったわ．

そうね．だから，食事を１食抜いても，
逆に多く食べ過ぎてしまっても，
リポたんぱく質が脂質をうまく回して，
やりくりしてくれるの．

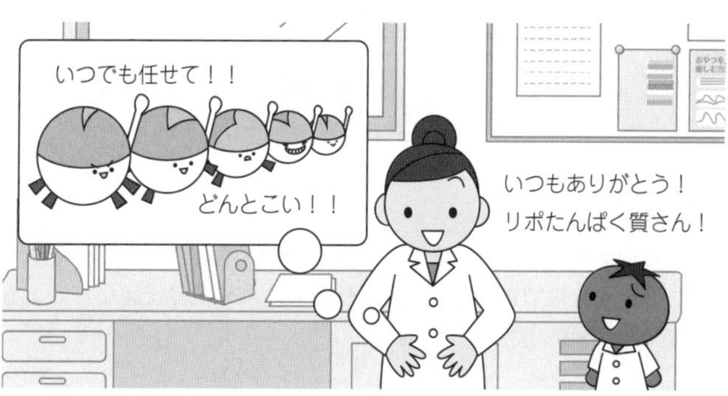
いつでも任せて！！
どんとこい！！
いつもありがとう！
リポたんぱく質さん！

とはいえ，食習慣が乱れたりすると，
さすがにリポたんぱく質だって
対応しきれないんじゃない？

Chapter 3 脂質の代謝1

その通り．過食や運動不足といった生活習慣の乱れ，遺伝，また基礎疾患などによって，リポたんぱく質のバランスが崩れてしまうことがあるわ．その状態を**脂質異常症**というの．

▼ **脂質異常症のリスク因子**

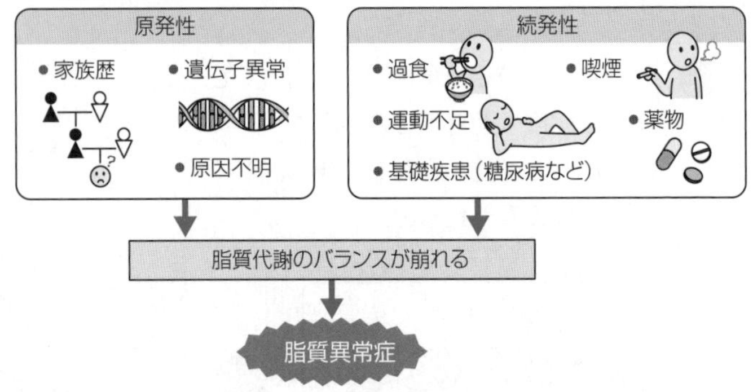

comment

脂質異常症をきたす原因は本当に様々です．原因が遺伝子異常や家族性のものを原発性脂質異常症，生活習慣の乱れや基礎疾患などによるものを続発性脂質異常症といいます．

やっぱり…….暴飲暴食していたら，
血中のリポたんぱく質は増加しそうだもの…….
脂質の検査値がどれくらいになると
脂質異常症なの？

脂質異常症の診断基準では，
以下のようになっているわ.

▼ 脂質異常症の診断基準（空腹時採血※1）

基準値		診断
LDLコレステロール	140mg/dL以上	高LDL コレステロール血症
	129～139mg/dL	境界域高コレステロール血症※2
HDLコレステロール	40mg/dL以下	低HDL コレステロール血症
トリグリセリド	150mg/dL以上	高トリグリセリド血症
Non-HDL コレステロール	170mg/dL以上	高non-HDLコレステロール血症
	150～169mg/dL	境界域高non-HDL コレステロール血症※2

※1 10時間以上の絶食を「空腹時」とする．ただし水やお茶などカロリーのない水分の摂取は可とする．
※2 スクリーニングで境界域高LDL-C血症，境界域高non-HDL-C血症を示した場合は，高リスク病態がないかを検討し，治療の必要性を考慮する．

日本動脈硬化学会：動脈硬化性疾患予防ガイドライン2017年版．2017，p.26より改変

そうなんだ

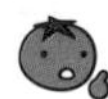
脂質異常症には，**高トリグリセリド血症**，
高LDLコレステロール血症，
低HDLコレステロール血症の3つのタイプがあるわ.
1つでも当てはまると脂質異常症とみなされるのよ.

Chapter 3 脂質の代謝1

comment

キットを用いてLDLコレステロールを直接測定する方法がありますが，各社のキット間で誤差が大きくなってしまうことが知られています．そのため，LDLコレステロールを，空腹時採血の値を用いて計算する方法（Friedewaldの式）もあります．

LDL-C＝TC（総コレステロール）－HDL-C－TG/5

コレステロールを多く含むLDLが増えたり，余分なコレステロールを回収してくれるHDLが減ったりすると**動脈硬化**の原因になってしまうもんね……（p110参照）．

そうなの．脂質異常症自体にはほとんど症状がないけれど，放置すると気づかないうちに動脈硬化が進んで，**心筋梗塞**や**脳梗塞**を引き起こすわ．

▼ **脂質異常症による合併症**

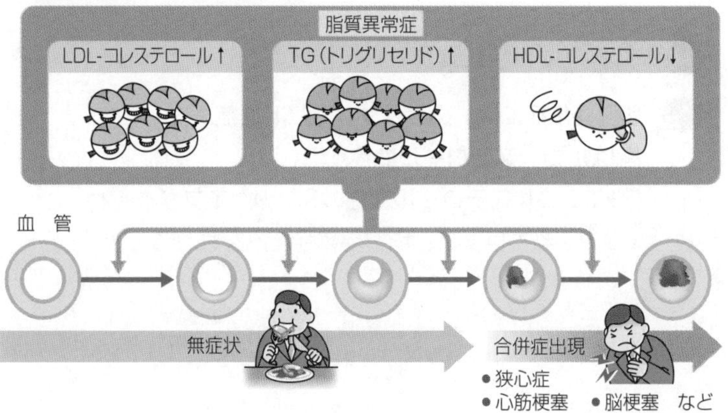

それじゃあ．早期発見，早期治療が重要ね！

とはいえ，脂質異常症は，
食事療法で改善することも多いのよ．
だから，患者さんのライフスタイルに合わせて
継続できる方法を一緒に考えることが大切ね．

つまり，管理栄養士の腕の見せ所なんだね！

脂質異常症の治療

脂質異常症の治療には，食事療法，運動療法，薬物療法が用いられます．比較的軽度な時期には動脈硬化予防を目的に食事療法を中心として生活習慣の改善を併せて進めていきます．

▼ 脂質異常症の食事療法（脂質異常症診療ガイド2018年版）

17126-1,3,5

エネルギー	●標準体重と日常生活活動量をもとに，総摂取エネルギーを適正化する． ●肥満解消には，エネルギー摂取量（kcal/日） ＝標準体重（kg）※1×身体活動量（kcal）※2を目指すが，まずは現状から250kcal/日程度を減じることからはじめる． ※1 BMI＝22 ※2 軽い労作：25～30kcal，普通の労作：30～35kcal． 重い労作：35kcal～
脂質	●エネルギー比率20～25%とする． ●飽和脂肪酸の多い食品を摂りすぎない． （エネルギー比率4.5%以上7%未満） ●n-3系多価不飽和脂肪酸の摂取量を増やす． ●工業由来のトランス脂肪酸の摂取を控える．
炭水化物	●エネルギー比率50～60%とする． ●GIの低い食事が望ましく，グリセミックロード（GL）を低く保つ工夫をする．食物繊維はできるだけ多く摂る（25g/日以上）． ●ショ糖（砂糖），ブドウ糖，果糖の過剰摂取に注意する．
食塩	●6g未満とする．
アルコール	●25g/日以下に抑える．
その他	●大豆・大豆製品，野菜，糖質含有量の少ない果物を十分に摂る．

▼ 脂質異常症の危険因子を改善する食事

17126-2

高LDL-C血症	●飽和脂肪酸を多く含む肉の脂身，内臓，皮，乳製品，およびトランス脂肪酸を含む菓子類，加工食品の摂取を控える． ●コレステロール摂取量の目安として200mg/日未満を目指す． ●食物繊維と植物ステロールを含む未精製穀類，大豆製品，海藻，きのこ，野菜類の摂取を増やす．
高TG血症	●炭水化物エネルギー比率を低めにするために，糖質を多く含む菓子類，糖含有飲料，穀類，糖質含有量の多い果物の摂取を減らす． ●アルコールの摂取を控える． ●n-3系多価不飽和脂肪酸を多く含む魚類の摂取を増やす．
低HDL-C血症	●炭水化物エネルギー比率を低くする． ●トランス脂肪酸の摂取を控える． ●n-6系多価不飽和脂肪酸の過剰を避けるために，植物油の過剰摂取を控える．

食事療法と併せて，運動療法についても指導することが多くあります．脂質代謝の改善，特にHDL-コレステロール値の改善には有酸素運動が効果的です[17126-4]．ただし，筋骨格系の障害や心筋梗塞の発生に十分配慮する必要があります．また，重篤な心疾患やコントロール不良の糖尿病がある場合には，運動療法は禁忌です．

▼ 脂質異常症の運動療法

種類	有酸素運動を中心に実施する．
強度	中強度以上を目標とする． （メッツでは3メッツであるが個々の体力により異なる）
頻度・時間	毎日30分以上を目標に実施する．
その他	運動療法以外の時間もこまめに歩くなど，座ったままの生活をできるだけ避ける．

食事療法や運動療法による生活習慣の是正によって効果が得られなかった場合や，原発性脂質異常症である場合には薬物療法を考慮します．治療薬には，コレステロールを下げる薬とトリグリセリドを下げる薬があり，患者さんの状態に合わせて使い分けます．

▼ 脂質異常症の主な治療薬

高LDLコレステロール血症	高トリグリセリド血症
コレステロールを下げる薬 ●スタチン系薬剤 （HMG-CoA 還元酵素阻害薬） ●小腸コレステロールトランスポーター阻害薬（エゼチミブ）	トリグリセリドを下げる薬 ●フィブラート系薬剤 ●ニコチン酸誘導体 ●EPA 製剤

Check it out!

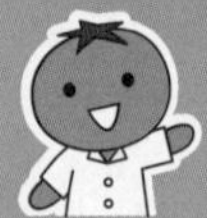

覚えられましたか？

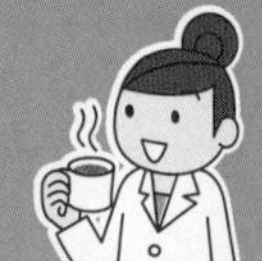

この章の重要事項を赤シートで隠してチェック！

- [ ] リポたんぱく質は，疎水性のトリグリセリドなどと，親水性のたんぱく質などが結合したものであり，比重が小さいものから，カイロミクロン，VLDL，IDL，LDL，HDLがある．(p93-97)

- [ ] 食事由来の脂質により小腸で合成されたカイロミクロンは，リポたんぱく質リパーゼにより加水分解され，末梢組織にトリグリセリドを供給する．(p98-101)

- [ ] 肝臓に蓄積された脂質により合成されたVLDLは，リポたんぱく質リパーゼにより加水分解され，末梢組織にトリグリセリドを供給し，その過程でIDL，LDLとなる．(p104-107)

- [ ] 肝臓で合成されたHDLは，体内の組織で余分なコレステロールを回収し，肝臓やVLDL，IDL，LDLに再分配する．(p110-113)

- [ ] 脂質異常症は，リポたんぱく質のバランスが崩れることで生じる．高トリグリセリド血症，高LDLコレステロール症，低HDLコレステロール血症の3種類がある．(p117)

国試にチャレンジ

この章を読むと解けるようになる国試問題が別冊に収録されています．章の内容が理解できているか，チェックしてみましょう！

別冊 p.6 へ

QB・RBを活用しよう

この章と関連した問題集『クエスチョン・バンク』，参考書『レビューブック』のページを下記のQRコードで確認しましょう！

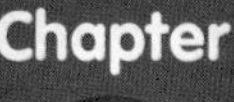

Chapter 4

脂質の代謝2

前章では，脂質がリポたんぱく質の形で血中を移動し，細胞に行きわたるまでの体内動態を説明しました．本章では，細胞に取り込まれた脂質が体内でどのように形を変えて利用されるかを説明します．

必要に応じて脂質を分解

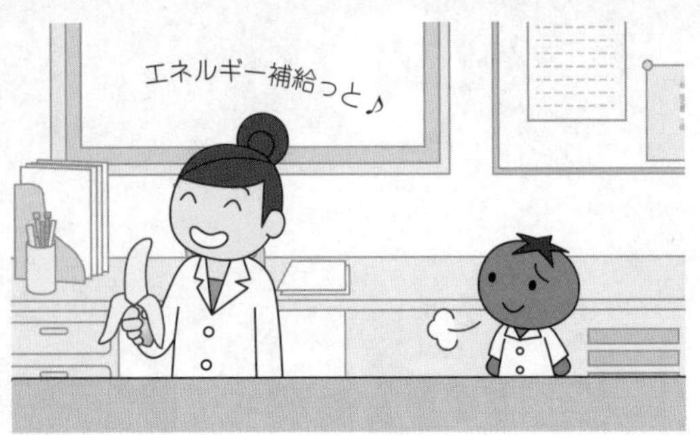

あら？　結局何か食べているのね．

（ば，ばれた……．）
脂質代謝の道のりは長いんだもの，
さすがにおやつタイムが必要よ．
リポたんぱく質代謝の流れはよく分かったけど，
やっと脂質が細胞にたどり着いた段階よね．

そうだったわね．ここからは細胞内の
脂質代謝について詳しくみていきましょう！

リポたんぱく質代謝では，体内の細胞に
トリグリセリドを配っていたけど，
そのトリグリセリドはどうなるのかしら？

トリグリセリドは，細胞に来たときに，
リポたんぱく質リパーゼにより分解され，
細胞内で再びトリグリセリドに合成されて
蓄えられるんだったわね．

▼ リポたんぱく質リパーゼのはたらき

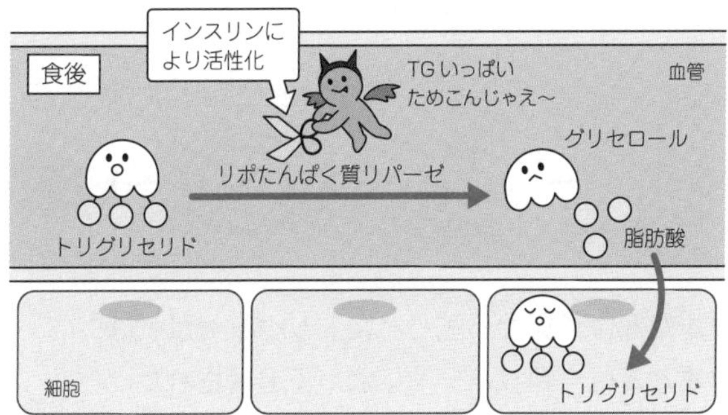

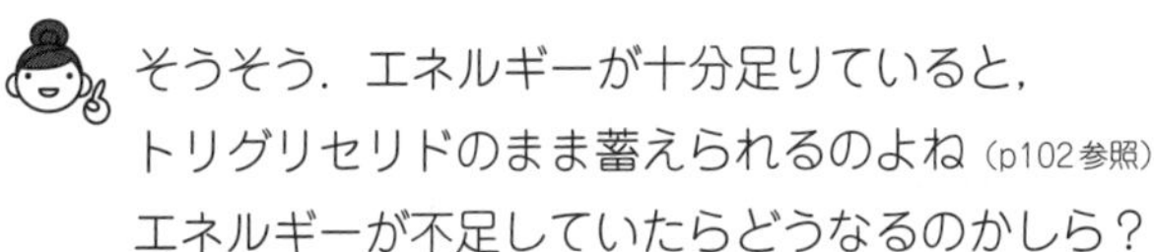

そうそう．エネルギーが十分足りていると，
トリグリセリドのまま蓄えられるのよね（p102参照）．
エネルギーが不足していたらどうなるのかしら？

エネルギーが足りないとなると，
今度はトリグリセリドを分解して，
脂肪酸と**グリセロール**にするの．
グリセロールはどう利用されるか覚えている？

グリセロールは**糖新生**によって
グルコースになるのよね（p81参照）．

そうね．つまり，不足するエネルギーを補ってくれるのよ．
ちなみに脂肪酸は，この後説明する
β酸化によってエネルギーになるのよ．

▼ トリグリセリドの代謝

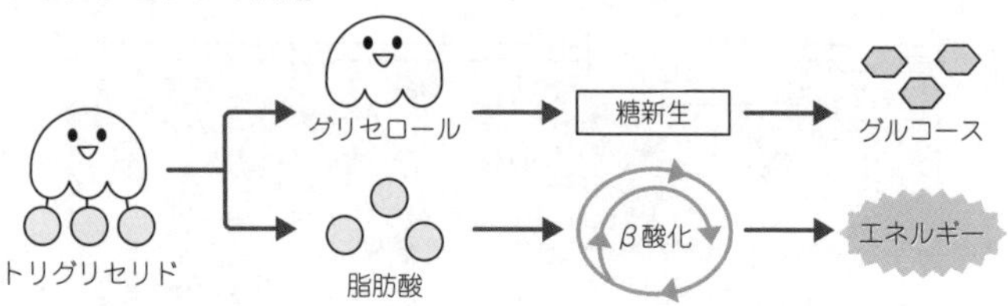

リポたんぱく質から配られたトリグリセリドは，
リポたんぱく質リパーゼによって分解されたけど，
今回もなにか酵素がはたらくの？

そうなの．細胞中のトリグリセリドは，
ホルモン感受性リパーゼによって分解されるわ．

▼ ホルモン感受性リパーゼのはたらき　　20074-1～3,5

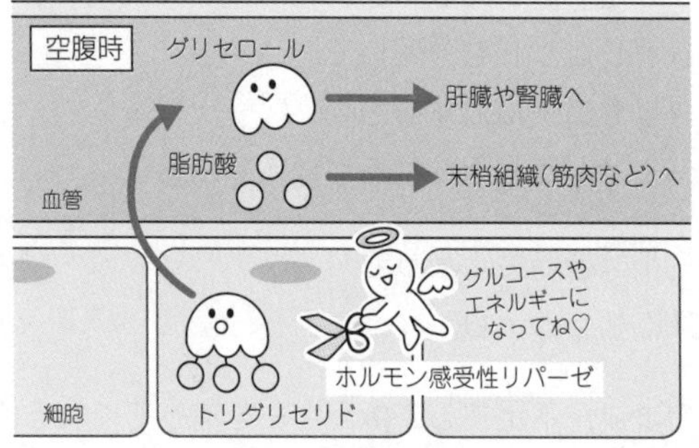

リポたんぱく質中のトリグリセリドと，
細胞中のトリグリセリドでは，
分解されるときに作用する酵素が異なるのね．

そうね．このホルモン感受性リパーゼは，
グルカゴンや**アドレナリン**，**ノルアドレナリン**によって
活性が促進されて，**インスリン**によって抑制されるのよ．

▼ **ホルモン感受性リパーゼを制御するホルモン**

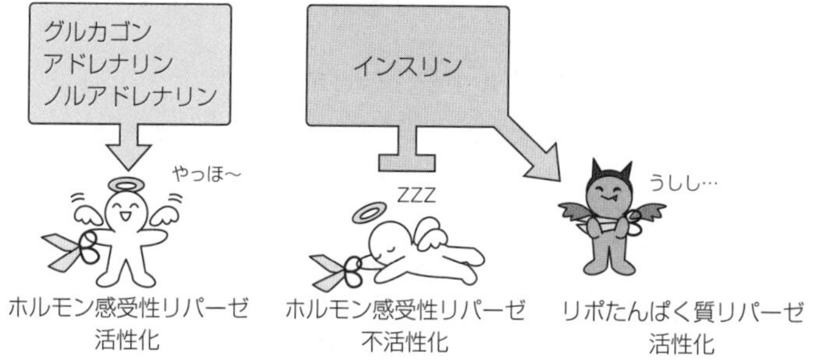

ということは，グルカゴンの分泌が高まる**空腹時**や，
アドレナリン，ノルアドレナリンの分泌が高まる**運動時**
などの**エネルギーが必要となるときに，**
ホルモン感受性リパーゼの活性が促進されるのね．

そうよ．逆に，インスリンの分泌が高まる**食後**など，
エネルギーが十分なときには，
ホルモン感受性リパーゼの活性は抑制されるの．18077-1

ホルモン感受性リパーゼって，名前の通り，
ホルモンによって調節される酵素なんだね．

その通り．
じゃあ，次はいよいよエネルギー産生のしくみよ．
グリセロールを使った糖新生によるエネルギー産生は，
p81で説明済みだから，ここでは脂肪酸からの
エネルギー産生についてみていきましょう！

脂肪酸代謝

脂肪酸もグルコースのように，いくつかのステップを経てエネルギーになるのかしら？

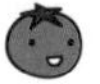

そうね．脂肪酸がエネルギーになるまでには，3つのステップがあるわ．

▼ **脂肪酸からのエネルギー産生**

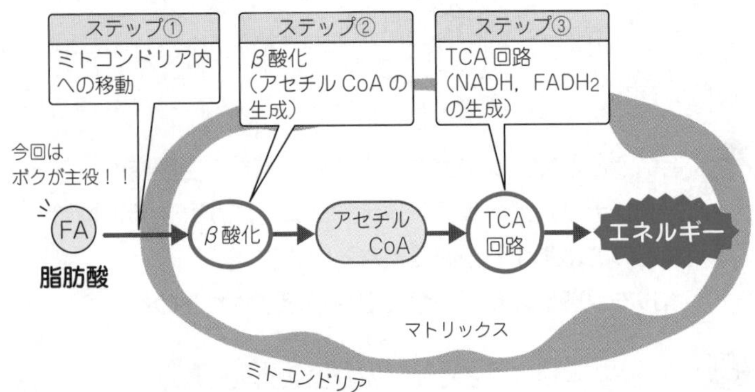

脂肪酸も**アセチルCoA**になって，**TCA回路**を介してエネルギーになるのね．確か，グルコースもそうだったよね．

FA：fatty acid

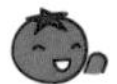

そうなの．グルコースと脂肪酸，
構造は全然違うけれど，どちらもアセチルCoAとなって，
TCA回路へ入っていくのよ．

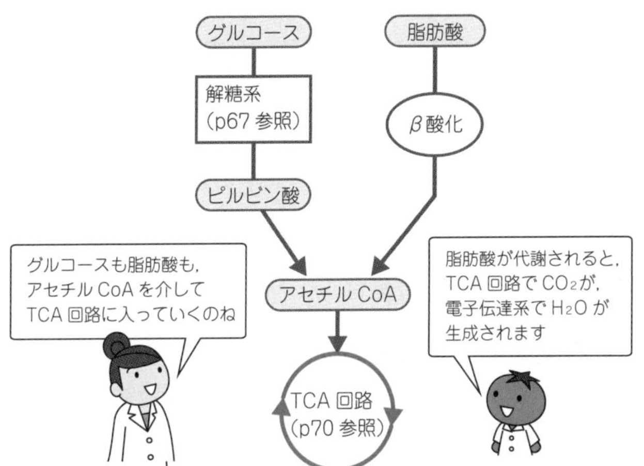

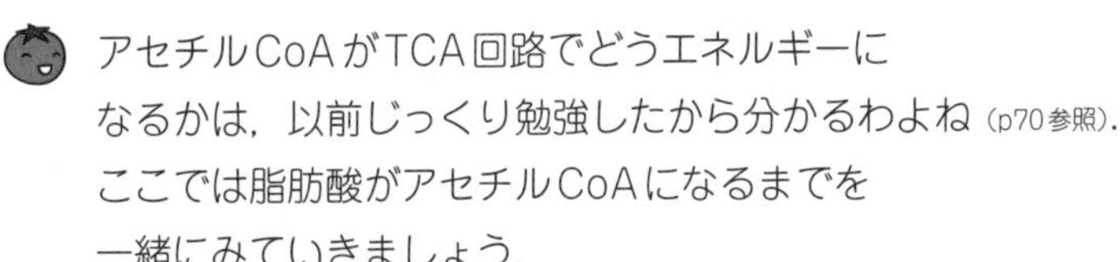

アセチルCoAがTCA回路でどうエネルギーに
なるかは，以前じっくり勉強したから分かるわよね（p70参照）．
ここでは脂肪酸がアセチルCoAになるまでを
一緒にみていきましょう．

左のページにある図のステップ①と②ね．
①は脂肪酸がミトコンドリア内へ移動するだけよね．
ステップというほどのことなのかしら？

脂肪酸は，そのままの形ではミトコンドリアの膜を
通過することができないの．

じゃあ，どうやってミトコンドリア内に移動するの？

脂肪酸は**カルニチン**と結合することで，
ミトコンドリア内に移動することができるの．
ミトコンドリアの膜を「大きな川」にたとえると，
カルニチンは，その川を渡る「舟」の役割を持っているのよ．

ミトコンドリアの膜を通過できたら，
補酵素A（CoA）が結合するのね！

▼ **脂肪酸のミトコンドリア内への輸送**

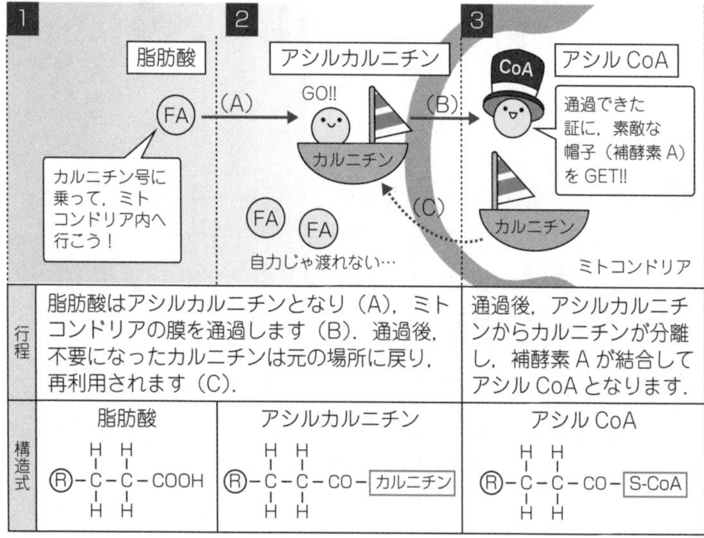

	1	2	3
行程	脂肪酸はアシルカルニチンとなり（A），ミトコンドリアの膜を通過します（B）．通過後，不要になったカルニチンは元の場所に戻り，再利用されます（C）．		通過後，アシルカルニチンからカルニチンが分離し，補酵素 A が結合してアシル CoA となります．
構造式	脂肪酸 H H Ⓡ−C−C−COOH H H	アシルカルニチン H H Ⓡ−C−C−CO−カルニチン H H	アシル CoA H H Ⓡ−C−C−CO−S-CoA H H

たとえば，飽和脂肪酸の1つであるパルミチン酸の場合，パルミトイルカルニチンとなってミトコンドリア内に入り，補酵素Aが結合してパルミトイルCoAとなるわ．

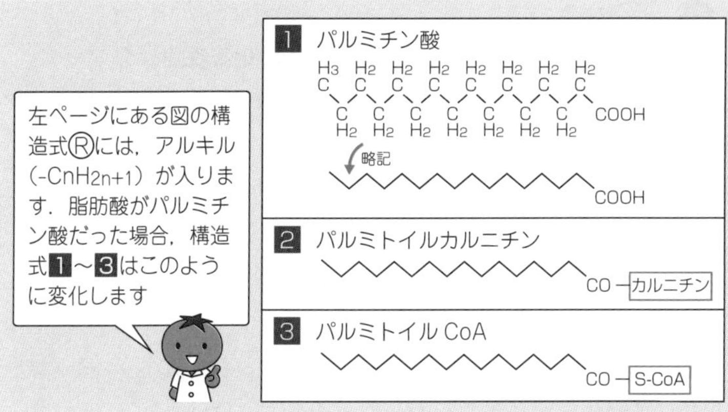

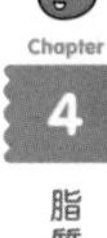

補酵素Aって確か，アセチルCoAが持つ構造にも含まれていたわよね？

そうなの．ここで補酵素Aと結合することが，2つ目のステップでも重要になってくるわ．

comment

ビタミンB群の1つであるパントテン酸は，補酵素Aの構成成分として，脂肪代謝，アミノ酸代謝，糖質代謝などに関与しています．

ステップ②は，β酸化ね．
さっき生成されたアシルCoAが
酸化されるのかしら？

そうなの．
補酵素Aが結合したアシルCoAが酸化され，
アセチルCoAが取り出されるのよ．
この一連の流れを**β酸化**というの．
一連の反応は，次ページで確認してね．

ほー！
β酸化の“β”は何を意味するの？

酸化される炭素がβ位の炭素であることから，
β酸化というのよ．

なるほど～！

comment

β酸化はミトコンドリアのマトリックス内で行われますが，脂肪酸の合成については，サイトゾル（細胞質）で行われ，β酸化とは別経路で進みます．なお，余剰のグルコースやアミノ酸はTCA回路を介してアセチルCoAとなり，脂肪酸合成の材料となります．

▼ β酸化

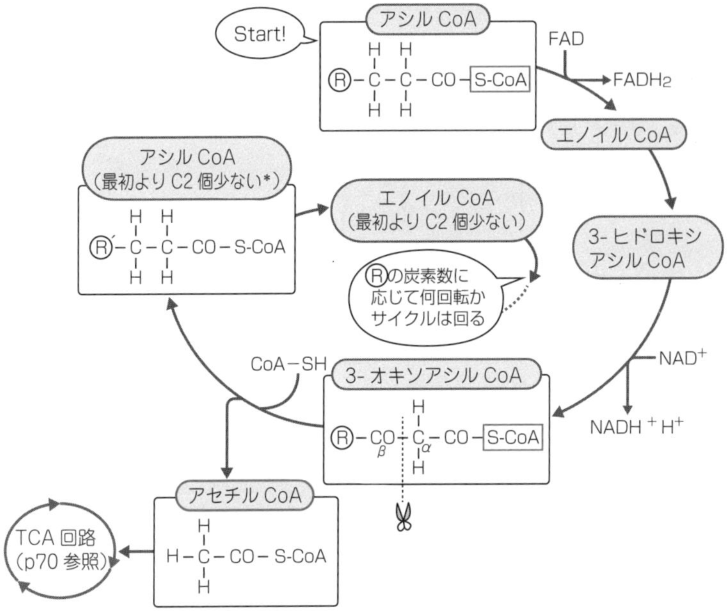

Start!
アシル CoA
H H
Ⓡ−C−C−CO−S-CoA
H H
FAD
FADH2
エノイル CoA
3- ヒドロキシ アシル CoA
NAD+
NADH + H+
3- オキソアシル CoA
H
Ⓡ−CO−C−CO−S-CoA
β α
H
CoA−SH
アセチル CoA
H
H−C−CO−S-CoA
H
TCA 回路 （p70 参照）
アシル CoA （最初より C2 個少ない*）
H H
Ⓡ'−C−C−CO−S-CoA
H H
エノイル CoA （最初より C2 個少ない）
Ⓡの炭素数に 応じて何回転か サイクルは回る

＊ 最初のアセチルCoAから，炭素数2のアセチルCoAが取り出されるため，Ⓡ' はⓇより炭素数が2個少ない．

パルミトイル CoA がβ酸化されると，補酵素 A が結合する側から C2 つ分（アセチル CoA）が切り離されます．
パルミトイル CoA
CO − S − CoA
β酸化
アセチル CoA

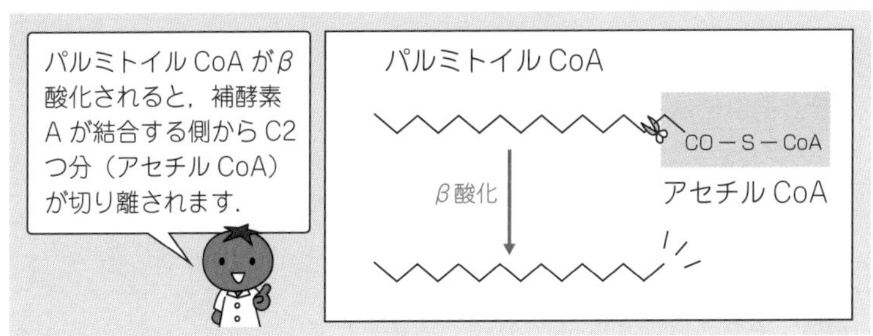

Chapter 4 脂質の代謝2

アセチルCoAが取り出された残りの部分は，
どうなるの？

残りの部分には，また補酵素Aが結合して，
β酸化によって，アセチルCoAが取り出されて……．
アセチルCoAが取り出されるたびに，
C（炭素）が2個ずつ減っていくのよ．

▼ **β酸化によるアセチルCoAの生成**

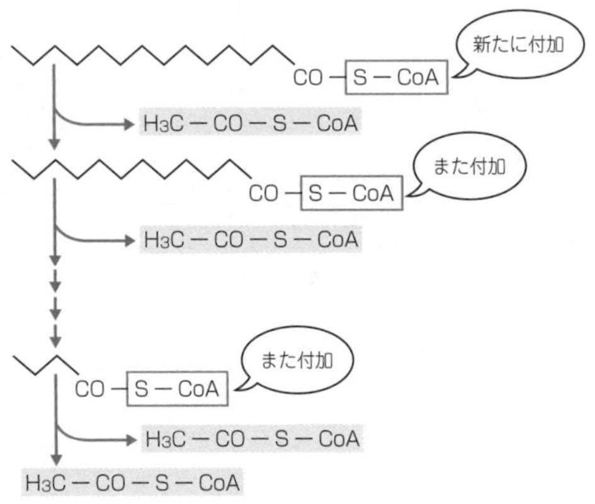

おぉ！
ということは……．炭素数が16個のパルミチン酸が
β酸化を受けるとすると，7回転できるから，
8つのアセチルCoAができるってことでいいのかしら？

その通り！　脂肪酸の持つ炭素数に応じて，
何回もβ酸化を受け，アセチルCoAが取り出されるの．

脂肪酸から大きなエネルギーが得られるのも納得だわ.

comment

食用油脂に含まれる脂肪酸のほとんどは，長鎖脂肪酸であることが知られています．長鎖脂肪酸にはパルミチン酸やオレイン酸，リノール酸などがあります．脂肪酸の種類についてはp146の豆知識をご覧ください.

ケトン体を利用した脂質代謝

脂肪酸からこんなにたくさんの
アセチルCoAを取り出せるなら,
TCA回路をガンガン回して,
たくさんエネルギーを作れるね！

それがそういうわけにもいかないのよ.
アセチルCoAがいくらたくさんあっても,
TCA回路の中間体が不足していると,
TCA回路を回すことができないの.

そっか〜….そうなると,
余分に作られたアセチルCoAが余っちゃうわね.

そんなとき，アセチルCoAは**ケトン体**に変換されて,
エネルギーに利用されるのよ.

▼ ケトン体の生成

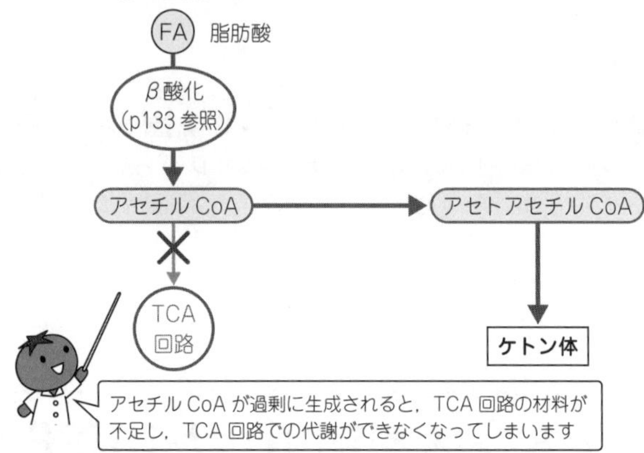

そもそも，ケトン体ってどんなものなの？

基本的に，ケトン基（-CO-）を持つものを
ケトン体と呼ぶわ.
体内で生成されるケトン体には，**β-ヒドロキシ酪酸**，
アセト酢酸，**アセトン**の3つがあるの.

▼ 体内で生成されるケトン体

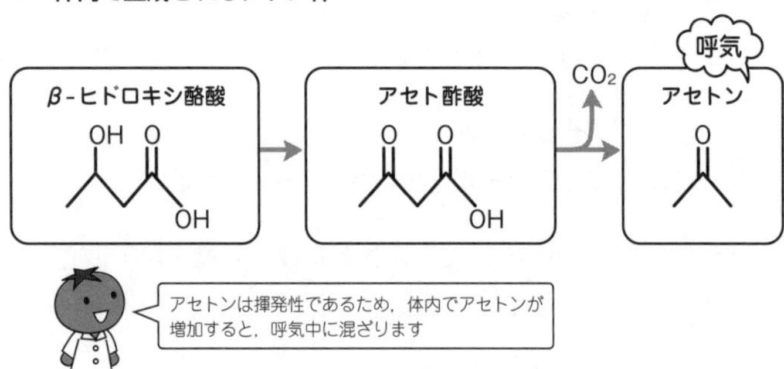

ケトン体もエネルギー源になるのね.

そうね．確かに血液中にケトン体が増えすぎてしまうとケトアシドーシス（3巻で解説予定）などの原因となるけど，**飢餓状態の際**や**激しい運動時**には重要なエネルギー源になるのよ.

そうだったのね.
ケトン体も，全身の細胞で合成されるのかしら？

いいえ．ケトン体は，**肝臓のミトコンドリア**でのみ生成されるのよ.

また肝臓！　肝臓って，いざというときに頼りになるのよね～！

でもね，**肝臓はケトン体を合成することはできても，エネルギー源として利用することができないの**.[20074-4]
だから，ケトン体は血中を通じて**筋肉**や**脳**などの肝外組織に移動するのよ.[18077-5]

エネルギーの産生には，
どれも念のための経路が用意されているのね.

Chapter 4 脂質の代謝2

コレステロールを正しく理解しよう

脂肪酸がエネルギーを産生するしくみは分かったけど，
脂質の旅で出てきたコレステロールは
細胞や肝臓に取り込まれた後にどうなるのかしら．
コレステロールからはエネルギーは作られないの？

コレステロールからエネルギーは作られないわ．
でも，ほかに重要な役割があるの．これまでにも一緒に
勉強したけど，コレステロールは**胆汁酸**や
ステロイドホルモン，**ビタミンD**の原料であるほか，
細胞膜を構成するものでもあるのよ．

▼ コレステロールの役割

21075-4

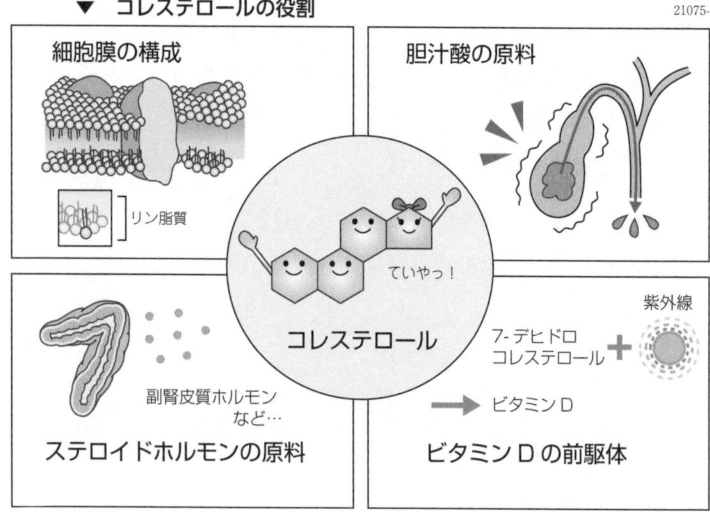

テレビ番組や雑誌で，コレステロール摂取を控えるよう勧めていたり，「コレステロールゼロ」といった広告で売り出す商品があったりと，何かと悪者にされることの多いコレステロールですが，左ページの図からも分かるように，人体に必要不可欠な栄養素といえます．

確かに！　いろいろと役立っているのね！

ちなみに，コレステロールは食べ物から
摂取するだけでは足りなくて，体内でも作られるのよ．
むしろ体内の合成量の方が摂取量よりも多いの．

あら，そうなの？　それは意外だわ．
コレステロールはどうやって合成されるのかしら．

そうね．体内で作られるコレステロールは
アセチルCoA が材料となって合成されるのよ．

ここでもアセチルCoA が出てくるのね．

そうなの．まず，コレステロールは体中の細胞の
細胞質で合成されているの．
特に**肝臓**では多くのコレステロールが合成されるのよ．

▼ コレステロールの合成

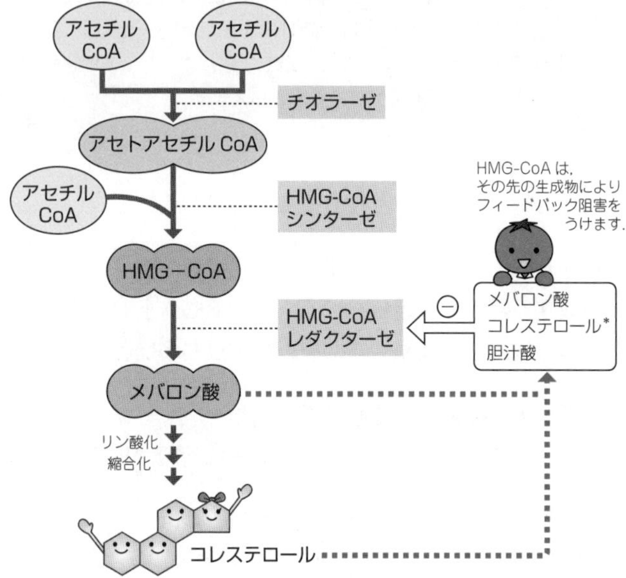

＊食事由来コレステロールによるフィードバック阻害を受けるのは，肝臓の HMG-CoA レダクターゼのみ．

コレステロール合成には，いくつかの酵素が関わっているんだけど，なかでも**HMG-CoA レダクターゼ**がキーマンとなって調節されているの．

HMG-CoA レダクターゼの作用は，胆汁酸やコレステロールから**フィードバック阻害**を受けるのね．

21075-5

comment

フィードバック阻害とは，いくつかの反応で構成される代謝のうち，ある反応を触媒する酵素の活性が，その酵素反応により先の生成物によって抑制されることです．

そう．だからもし，
食事からコレステロールを多く摂取してしまっても，
コレステロールや，コレステロールからできる物質によって，
コレステロール合成は調節されるの．
HMG-CoA レダクターゼの作用は，ホルモンによっても
制御されるのよ．

▼ **コレステロール合成を制御する因子**

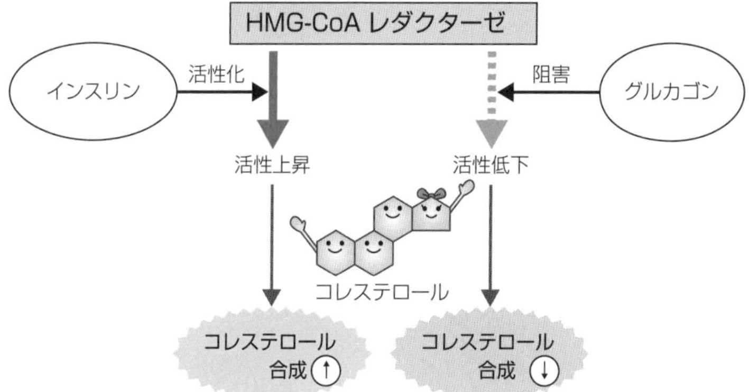

本当，コレステロール合成は
HMG-CoA レダクターゼが指揮しているって感じね．

そうなの．それにね，
HMG-CoA レダクターゼは**律速酵素**といって，
コレステロール合成の**一連の反応速度を決める**酵素なの．

そんなことができるの？
HMG-CoA レダクターゼがほかの酵素に指示を
出しているとか？

そんなに複雑なことじゃないわ．律速酵素について，
生化学の先生に教えていただきましょう．

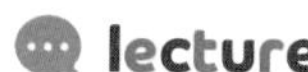

律速酵素

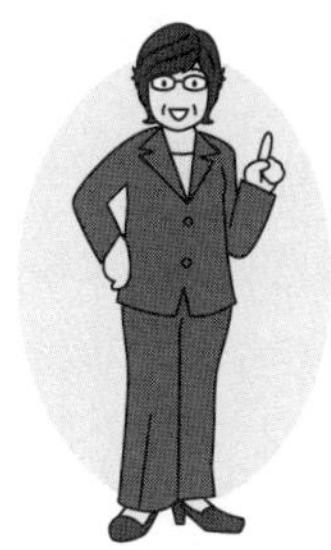
生化学の先生

代謝における反応でよくみられる，連続的な酵素反応系において，それぞれの反応の速度は必ずしも同じではありません．そのため，それぞれの反応のうちの最も遅い反応の速度（律速段階）によって，全体の反応速度が決められてしまいます．この最も速度の遅い反応に触媒する酵素のことを「律速酵素」と呼びます．

たとえば以下のような連続する反応があったとき，律速酵素にあたるのはA～Cのうちどれでしょう．

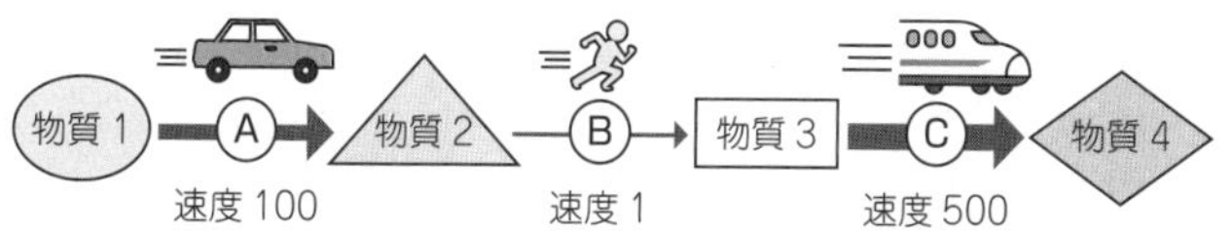

答えはBです．このように，最も遅い反応を触媒することによって，連続する反応全体の速度を支配するのが律速酵素です．コレステロール合成におけるHMG-CoAレダクターゼのほかに，解糖系のヘキソキナーゼや，TCA回路のイソクエン酸デヒドロゲナーゼなども律速酵素として知られています．

HMG-CoAレダクターゼって，
コレステロール合成の調節を一手に担っているのかしら？

もちろんほかにも，体内のコレステロールバランスを調節する因子があるわよ．たとえば，**LDL受容体**もその1つよ．

確か，LDL受容体からLDLが細胞に取り込まれて，
コレステロールやトリグリセリドに分解されるのよね
（p109参照）．

そう．だから，体内のコレステロールが多くなると，
LDL受容体を減らして，LDLの取り込みを少なく
することで，コレステロールの取り込みを抑制するのよ．

国試ひとくちメモ

HMG-CoA還元酵素阻害薬（スタチン）：**高コレステロール血症の治療薬**として用いられるHMG-CoA還元酵素阻害薬（スタチン）は，肝臓においてHMG-CoAレダクターゼのはたらきを阻害し，コレステロール合成抑制作用を示します．その結果，細胞内のコレステロールが不足するため，血中のコレステロールの取り込みが増加し，血中コレステロール濃度が低下します．（18122-2）

なるほどー！
摂取するコレステロールが多すぎても，少なすぎても，
体内で調節するってわけね．

そうなの．人間の身体ってすごいでしょ？

トマトは本当に人間の身体に詳しいんだね．
それにしても，脂質って悪者にされることが多いけど，
大事な栄養素だって再認識できたわ．

そうでしょ．管理栄養士には，
一般の人たちに正しい知識や情報を
伝える大事な役目があるから，テレビやネットの
情報ばかりをうのみにするんじゃなくて，
正しく理解しないとね．

トマトとだったら，もっと勉強できるはず！
頑張りまーす！

comment

コレステロールはこれまで，心筋梗塞などのリスクを高める脂質異常症の原因として問題視されてきました．そのため，コレステロールの過剰摂取を避けるために，「日本人の食事摂取基準」などで制限値が明示されていましたが，世界的に見直しが検討されています．厚生労働省が発表している「日本人の食事摂取基準」では，2015年版以降，コレステロール摂取の目標量が撤廃されています．

脂肪酸の種類と特徴

脂肪酸は，炭素（C），水素（H），酸素（O）の3つの原子で構成される一価のカルボン酸です．この脂肪酸は，炭素数やそのつながり方（二重結合）によって分類されます．

まず，炭素数による分類では，一般的に，炭素数8～12個の**中鎖脂肪酸**，炭素数がそれ未満の**短鎖脂肪酸**，炭素数がそれを超える**長鎖脂肪酸**に分けられます．食品に含まれる脂肪酸の多くは，中鎖もしくは長鎖脂肪酸に分類されます．また，中鎖脂肪酸は長鎖脂肪酸に比べて分解されやすく，エネルギーとして利用されやすいことから，「体脂肪がつきにくい」として特定保健用食品にも利用されています．

さらに，脂肪酸の持つ二重結合の数と位置によって細かく分類されます．二重結合を持たないものを飽和脂肪酸，二重結合を持つものを不飽和脂肪酸と呼び，なかでも二重結合を2つ以上持つものを**多価不飽和脂肪酸**と呼びます．多価不飽和脂肪酸はさらに，二重結合の位置によって次のように分類されます．

▼脂肪酸の分類

20075-5

		短鎖脂肪酸	中鎖脂肪酸	長鎖脂肪酸
飽和脂肪酸		カプロン酸(C6:0)	カプリン酸(C10:0) ラウリン酸(C12:0)	パルミチン酸(C16:0) ステアリン酸(C18:0)
不飽和脂肪酸	一価			n-9（ω9)系：オレイン酸(C18:1)
	多価			n-6（ω6)系：リノール酸(C18:2) γ-リノレン酸(C18:3) アラキドン酸(C20:4)
				n-3（ω3)系：α-リノレン酸(C18:3) エイコサペンタエン酸(EPA)(C20:5) ドコサヘキサエン酸(DHA)(C22:6)

脂肪酸の略記法(C炭素数:二重結合数)

動物は，不飽和脂肪酸を合成する際に二重結合を入れることができる位置が限られていて，リノール酸とα-リノレン酸を合成できません．そのため，この2つの脂肪酸は，食事から摂取しなければならない「必須脂肪酸」と呼ばれます[20075-2]（この合成反応は年齢や摂取する脂質の種類や量などにも影響を受けるため，妊婦や乳幼児では，DHAやアラキドン酸も必須脂肪酸に含まれることがあります）．

また，リノール酸からはアラキドン酸が，α-リノレン酸からはエイコサペンタエン酸（EPA）[20075-3]とドコサヘキサエン酸（DHA）が合成されます．これら多価不飽和脂肪酸は，その後いくつかの酵素反応を経て，生理活性物質であるエイコサノイド[20075-4]になります．n-6系由来のエイコサノイドは炎症促進的に作用する一方で，n-3系由来のものは，抗炎症作用や抗血小板凝集作用があるため，栄養学的に注目されています．

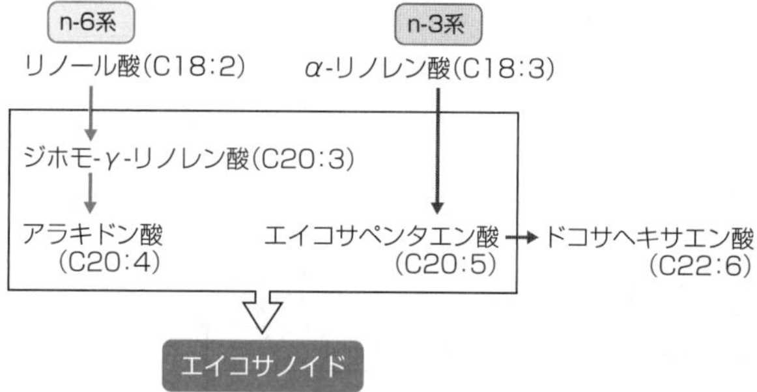

このように，脂肪酸にはさまざまな種類がありますが，食用油脂の種類によって含む脂肪酸の種類には違いがあります．たとえば動物性油脂のうち，家畜由来のもの（ラード，ヘット，バターなど）は飽和脂肪酸含量が多く，一方で，魚類由来のものは，動物性油脂の中では例外的に，不飽和脂肪酸のエイコサペンタエン酸（EPA）やドコサヘキサエン酸（DHA）を多く含みます．また植物性油脂も不飽和脂肪酸を多く含みます．特に，大豆油にはリノール酸やオレイン酸が，オリーブ油にはオレイン酸が豊富であることが知られています．

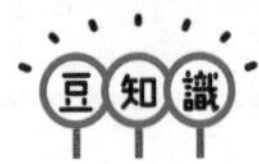

リン脂質

たんぱく質の構成要素の１つであるリン脂質は，人体において，細胞膜を構成する主要な脂質です．リン脂質は大きく分けてグリセロリン脂質とスフィンゴリン脂質の２種類に分けられますが，リン脂質のほとんどはグリセロリン脂質です．

グリセロリン脂質の構造は，トリグリセリドに似ていて，トリグリセリドの３本の脂肪酸のうち１本がリン酸基＋塩基に置き換わったものです．リン酸基＋塩基は親水性があるため，グリセロリン脂質は，疎水性と親水性の両方を持ち合わせた両親媒性物質です．

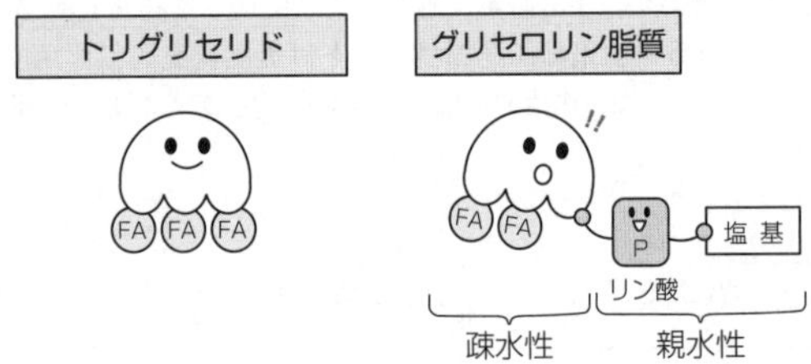

グリセロリン脂質はリン酸に結合する塩基の種類で名称が変わります．

塩基	名称
コリン	ホスファチジルコリン（レシチン）
イノシトール	ホスファチジルイノシトール
セリン	ホスファチジルセリン

また，スフィンゴリン脂質はスフィンゴ脂質と呼ばれる脂質に，リン酸と塩基が結合した複合脂質です．ヒトでは脳や神経細胞に，塩基部分にコリンが結合したスフィンゴミエリンと呼ばれるスフィンゴリン脂質を持ちます．

郵便はがき

料金受取人払郵便

赤坂局承認

8473

差出有効期間
2025年1月
31日まで
〔切手不要〕

1078790

123

（受取人）
東京都港区南青山3-1-31
KD南青山ビル

メディック メディア行

<table>
<tr><td>フリガナ
氏　名</td><td colspan="2"></td><td>男 ・ 女
（　　　歳）</td></tr>
<tr><td>住　所</td><td colspan="3">〒

TEL　　　（　　　　）</td></tr>
<tr><td>e-mail</td><td colspan="3">新刊案内などのお知らせメールを
お届けしてよろしいでしょうか？
Yes ／ No</td></tr>
<tr><td rowspan="3">ご職業</td><td colspan="3">□学生　（　　　　年 ・ 既卒）　□教員
□専門職（資格名　　　　　　）□その他（　　　　　）</td></tr>
<tr><td>学校名</td><td>大学 ・ 短大
専門 ・ 高校</td><td>学部
学科</td></tr>
<tr><td>お勤め先</td><td colspan="2">部署名</td></tr>
</table>

□下記に同意の上個人情報を提供致します（□にチェックして下さい）

本紙にご記入いただいたアンケートや個人情報は，プレゼントの発送，（株）メディックメディアの企画の参考，お問合せへの回答，当社企画のご案内，個人を特定しない範囲での広告掲載以外には使用致しません．個人情報保護管理者は情報技術管理部マネージャー（privacy@medicmedia.com）です．開示の手続きはメディックメディアHP「個人情報の取扱いについて」をご参照下さい．

「あなたの声」お聞かせください！

アンケートは右記QRコードからもお送りいただけます ▶▶▶

栄養士・管理栄養士のための

なぜ？ どうして？ ① 基礎栄養学

アンケート回答者の中から，毎月抽選で若干名様に1,000円分の図書カードを進呈します．
※当選者の発表はプレゼントの発送をもってかえさせていただきます．

1 本書の購入のきっかけは何ですか？（複数回答可）

1. 書店店頭で見て（店名：　　　）
2. インターネット書店（サイト名：　　　）
3. 弊社WEBサイトを見て
4. SNSを見て（□ LINE □ twitter □ Instagram）
5. 広告を見て（雑誌名：　　　）
6. 友人・先輩の薦め
7. 学校の先生の薦め（先生のお名前：　　　）
8. 学校での一斉購入
9. 無料情報誌『INFORMA』を見て
10. その他（　　　）

2 本書をいつ，どこで購入しましたか？

お買い上げ時期：　　年　　月頃　購入場所：

3 本書のなかで「改善してほしい」，「分かりにくい」と感じられた項目，図などがございましたら，理由とあわせてお聞かせください．

項目名：
ページ数：
理由：

項目名：
ページ数：
理由：

4 本書へのご意見，ご感想をご自由にお書きください．

ご協力ありがとうございました．

ISBN 978-4-89632-844-8

トランス脂肪酸

不飽和脂肪酸は，二重結合を持つ炭素の周囲の構造の違いにより，シス型とトランス型の２つに分けられます．二重結合の同じ側にＨ原子が存在するものをシス型，反対側に存在するものをトランス型と呼びます（下図は2-ブテンです）．ちなみに，シス（cis）は「同じ側の」，トランス（trans）は「向こう側の」という意味です．

▼図 2-ブテンのシス型とトランス型

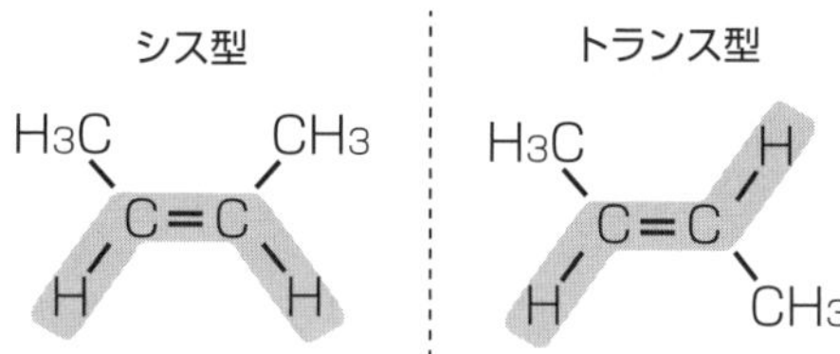

天然に存在する不飽和脂肪酸は，ほとんどがシス型ですが，液体油脂から固体油脂を製造する過程で用いられる「水素添加」の技術によって，トランス脂肪酸が生成される場合があります．そのため，水素添加により製造されるマーガリンやショートニング，それらを原材料に使ったパン，ケーキなどの食品に，トランス脂肪酸は含まれています．

このトランス脂肪酸は，継続摂取による血中LDL-コレステロール値の上昇や，心臓病のリスク増加などを引き起こすなどの問題点が指摘されています．近年WHO/FAOのような世界的機関でも問題視されており，2018年には加工食品を製造するときにできるトランス脂肪酸を減らすための行動計画が公表され，食品事業者に対しても食品中のトランス脂肪酸の低減を呼びかける声明を発表(2019年)するなどで各国に呼びかけています．

日本でもこうした動きを受け，食品事業者が食品に含まれるトランス脂肪酸を減らすための対策を講じています．「日本人の食事摂取基準（2020年版）」では，トランス脂肪酸について耐容上限量などの数値は定められていないものの，WHOが定める目標量（1%エネルギー未満）に留めることが望ましいと明記されています．

Check it out!

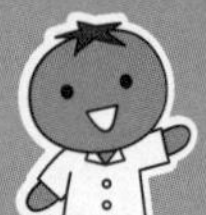

覚えられましたか？

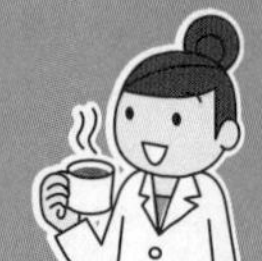

この章の重要事項を赤シートで隠してチェック！

- [ ] リポたんぱく質リパーゼは，リポたんぱく質中のトリグリセリドを分解し，ホルモン感受性リパーゼは，細胞中のトリグリセリドを分解する酵素である．(p124-126)

- [ ] エネルギー不足時は，細胞内のトリグリセリドが脂肪酸とグリセロールに分解され，グリセロールは糖新生によって，脂肪酸はβ酸化により，それぞれエネルギーを得る．(p125)

- [ ] β酸化は，ミトコンドリアのマトリックス内で脂肪酸からアセチルCoAを生成する．このアセチルCoAはTCA回路に取り込まれることでエネルギーとなる．(p128)

- [ ] ケトン体は，肝臓のミトコンドリア内でアセチルCoAから生成され，飢餓状態や激しい運動時に肝臓以外で利用されるエネルギー源である．(p135-137)

- [ ] コレステロールは，細胞質でアセチルCoAから合成され，HMG-CoAレダクターゼという律速酵素などにより調節を受ける．(p139-140)

国試にチャレンジ

この章を読むと解けるようになる国試問題が別冊に収録されています．章の内容が理解できているか，チェックしてみましょう！

別冊 p.8 へ

QB・RBを活用しよう

この章と関連した問題集『クエスチョン・バンク』，参考書『レビューブック』のページを下記のQRコードで確認しましょう！

Chapter 5 たんぱく質の代謝

“protein”は，ギリシャ語で「第一の」を意味する言葉が語源となっています．そのことからも分かるように，たんぱく質は，私たちの身体を構成するとても重要な栄養素です．

たんぱく質はどうして必要？

 ねーねー，トマトー！　ちょっと教えて！

 どうしたの？

 この前，大学生になったばかりのいとこのAちゃんと焼肉を食べに行ったんだけどね，
ダイエット中らしくって，野菜しか食べないのよ．

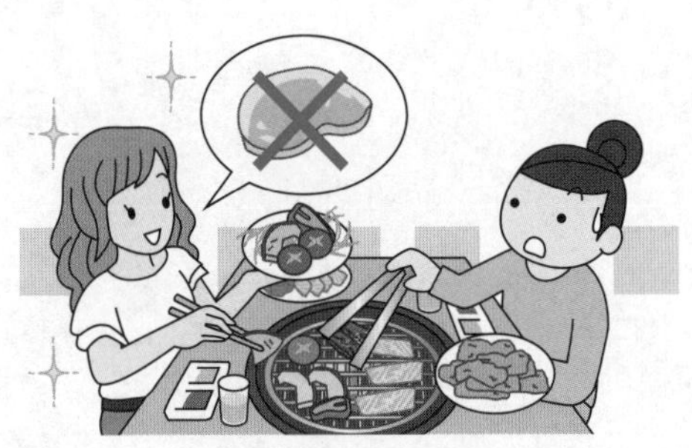

あらあら．それは困ったわね．

 そうなの．お肉は特に食べたくないみたい．
代わりにお魚やお豆腐を食べている様子もなかったし……．
「たんぱく質が不足すると，身体に悪いよ～」
って言ったんだけど，なかなか聞いてくれなくって．

Profile

Aちゃん

18歳 女性

栄子のいとこ．今年の春，大学に入学したばかりの女子大生．もともとモデル体形だが，スタイルをキープするのに熱心で，美容に関することは何でも試しているそう．

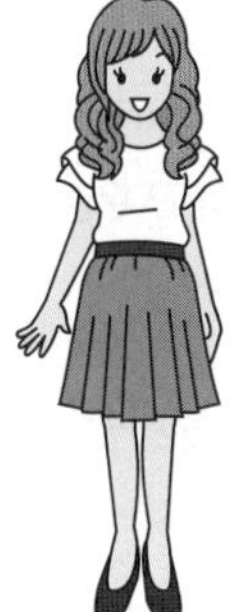

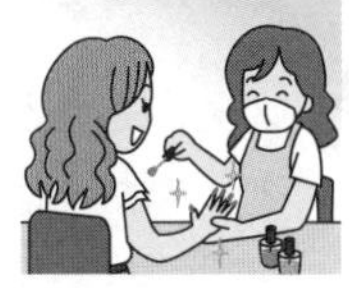

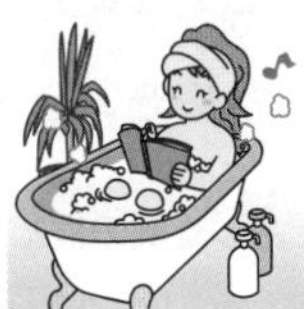

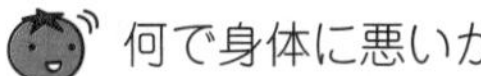

何で身体に悪いか説明してあげられたかしら？

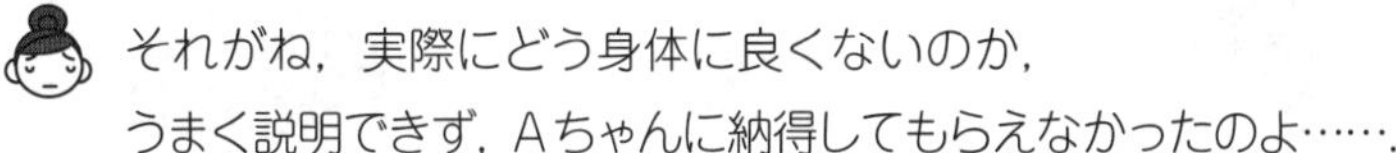

それがね，実際にどう身体に良くないのか，
うまく説明できず，Aちゃんに納得してもらえなかったのよ…….

そうだったのね．
じゃあAちゃんに説明できるようにしっかり学習しましょ！
たんぱく質は毎日の食事で摂取する必要のある，
重要な栄養素よ．まずはたんぱく質の役割について，
整理しておきましょう．

は〜い！

たんぱく質は主に，身体を作る栄養素
ということは知っているわよね？

えぇ，もちろん！　この私の手も足も髪も……
どれもたんぱく質でできているのよね.

そうそう．それに，たんぱく質は**体内の酵素**や
ホルモンを作るし，エネルギー源にもなるのよ.

▼ **たんぱく質のはたらき**

身体をつくる

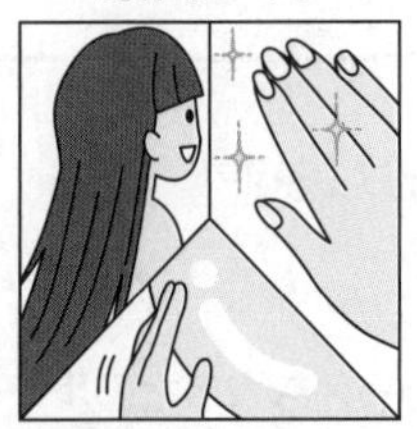

筋肉・内臓・皮膚・髪・爪などをつくり，身体を構成する

生理活性物質をつくる

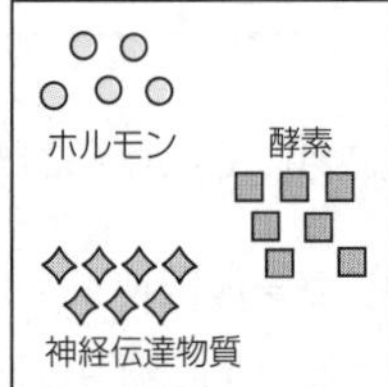

酵素やホルモン，神経伝達物質や免疫機能に関わる成分をつくる

エネルギーをつくる

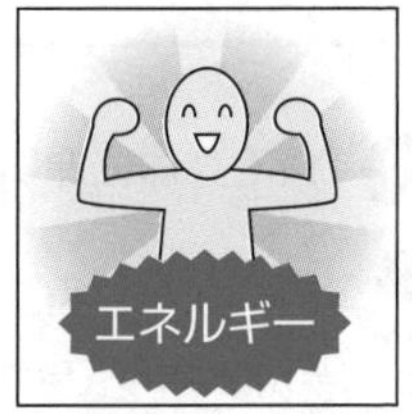

糖質や脂質が不足している時のエネルギー源になる〔p167 参照〕

たんぱく質が不足すると，
肌が荒れたり，髪が抜けたり，
目に見えない部分では筋肉が減って体力が落ちたり，
免疫機能が低下する恐れもあるのよ.

それは大変．Aちゃんにはそんな風に伝えてもよかったのね．

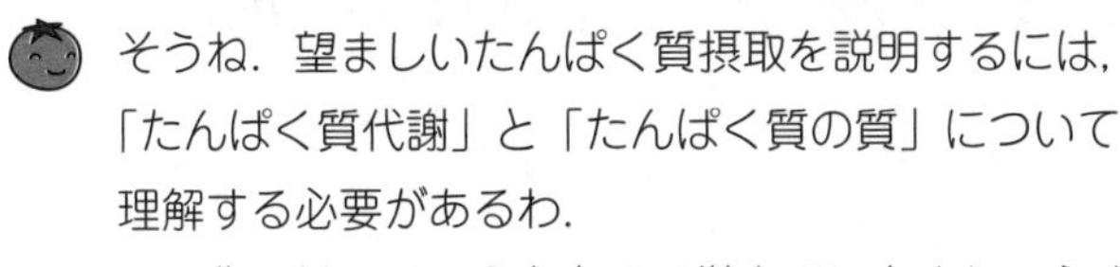
そうね．望ましいたんぱく質摂取を説明するには，
「たんぱく質代謝」と「たんぱく質の質」について
理解する必要があるわ．
この先では，この2本立てで学んでいきましょう！！

お願いします！！

アミノ酸プールのしくみ

まず，食事で摂取したたんぱく質が
どうなるか，覚えてるかしら？

えっと，確か……
小腸で分解されて，**アミノ酸**になって，血中に運ばれるのよね．

その通り．血中のアミノ酸は**門脈**を通って
肝臓に運ばれるわ．その後，そのアミノ酸は，
「**アミノ酸プール**」にため込まれるの．

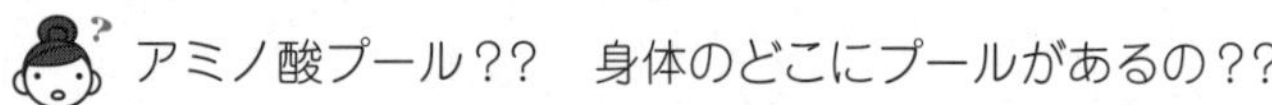
アミノ酸プール？？　身体のどこにプールがあるの？？

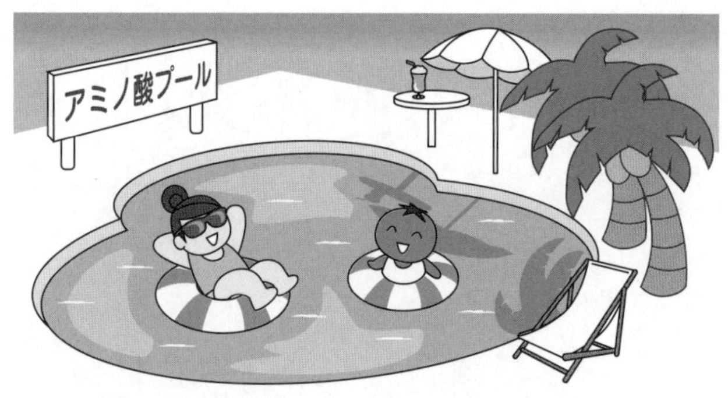

プールって，夏に行くプールじゃないわよ．
「**身体にためてあるアミノ酸**」を指すための概念的なものなの．（遊離）アミノ酸は，細胞内外や血漿中など身体のいたるところに存在するからね．

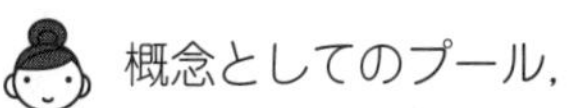

概念としてのプール，か.

このプールには，食事由来のアミノ酸の他にも，
体内で合成された非必須アミノ酸や，
身体を構成するたんぱく質（体たんぱく質）が分解されたアミノ酸なども混在しているのよ.

いろんなアミノ酸が集まっているのね.

ええ．それにこのプールは
絶えずアミノ酸が入ってきたり取り出されたりしているのが特徴なの.

そうなんだ，面白いね！

体内のアミノ酸がどう出入りしているかまとめてみたわ.

▼ アミノ酸プールへのアミノ酸の出入り

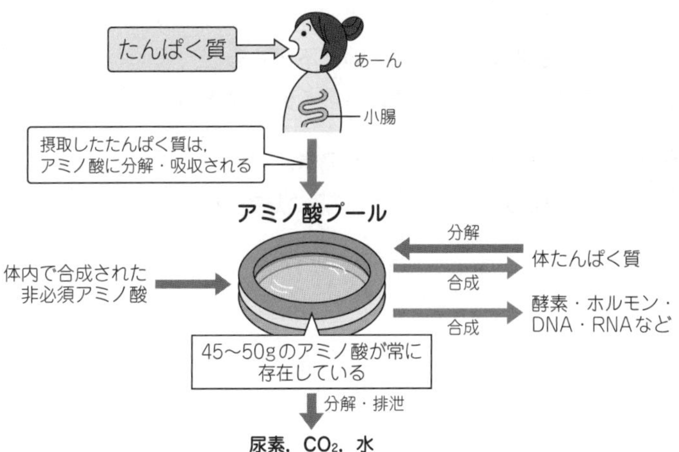

comment

体内ではアミノ酸の分解と合成が常に行われ，常に新しいたんぱく質に作り替えられて身体を構成しています．体たんぱく質が分解されてアミノ酸プールに入ってくる量は180g/日，体たんぱく質の合成のためにプールから出ていくアミノ酸も180g/日と考えられています．この「出入りがありながらも結果として均衡を保っている状態」のことを動的平衡と呼びます．

へー．でもプールにアミノ酸が蓄えられているのなら，
たんぱく質を摂らない期間があっても大丈夫ってことじゃない?

そうね．プールには**常に45～50gのアミノ酸が存在している**から多少は大丈夫なんだけど，本来，食事から摂取するべきアミノ酸がプールに入って来ない状態が続くとどうなっちゃうかしら？

プールが空になっちゃう！

と思いきや，身体にはプールが空にならないように
調整するしくみがあるのよ．
食事から摂取するアミノ酸が不足すると，
身体は**体たんぱく質をより多く分解する**の．

へ～．でも体たんぱく質が通常よりも
分解されるって，なんか不穏な状態よね．

そうよ．体たんぱく質は，筋肉や肌，髪などをつくる材料だったでしょ．その材料が不足するので，筋肉量が減ったり，肌のハリ，ツヤを維持するコラーゲンが作られなかったり，髪の毛の主成分であるケラチンが不足してしまったりするのよ．

そっか！だから筋肉量の減少や肌荒れ，髪の傷みにつながってしまうのね．

そうなの．ダイエットや美容にも良くないのよ．たんぱく質は，体内で常に起きている組織の生成に欠かせないものだから，毎日しっかり摂取しなければならないわね．

確かに～！
これならAちゃんにも分かってもらえそうだわ．
ところで，体たんぱく質の分解はどうやって起こるの？

体たんぱく質分解については，まだまだ研究が重ねられている状況よ．詳しくは栄養学の先生に教えていただきましょう．

comment

体内のたんぱく質合成は，細胞内にあるリボソームにおいて，DNAにより転写されたRNAによって行われます．たんぱく質合成の詳しい内容については，2巻で解説します．

体たんぱく質の分解

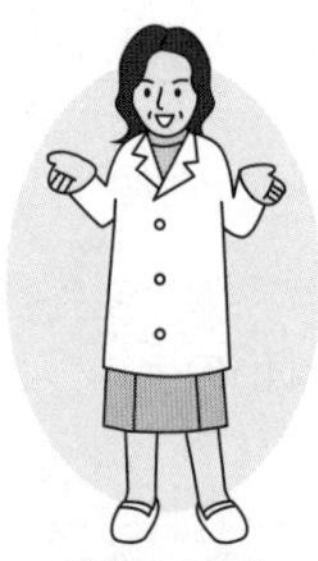
栄養学の先生

身体を構成するたんぱく質（体たんぱく質）分解については，まだ知見が十分でない点が多くありますが，大きく分けて２種類のシステムがあると考えられています．

１つ目は，ユビキチン-プロテアソーム系です．このシステムでは不要になったたんぱく質にユビキチンという物質が付加し，それを標的にプロテアソームという巨大な酵素複合体が分解を行います．なお，ユビキチンの付加はATP依存性であることが知られています．この「ユビキチンを介したたんぱく質分解の発見」の功績により，アーロン・チカノーバー，アーウィン・ローズ，アブラム・ハーシュコの３人が2004年ノーベル化学賞を受賞しました．

▼ ユビキチン-プロテアソーム系によるたんぱく質の分解

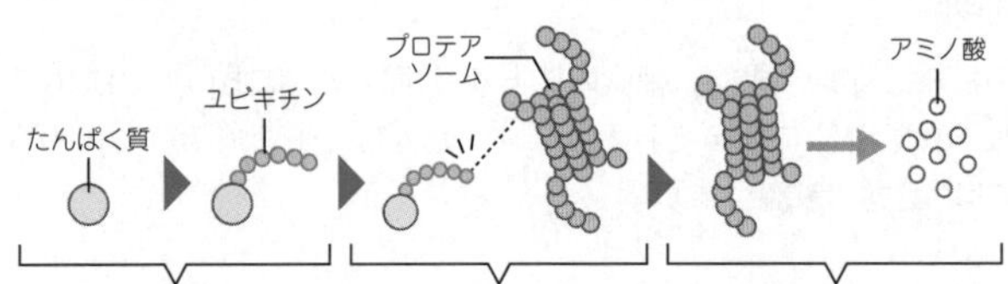

2つ目は，オートファジー（自食作用）です．ユビキチン-プロテアソーム系が選択的な分解であるのに対し，オートファジーは非選択的なシステムであると考えられています．基本的に，オートファジーは飢餓時のアミノ酸供給のために行われますが，侵襲細菌の除去などのためにも恒常的に行われていると考えられています．この「オートファジーのしくみの分子レベルでの解明」を大隅良典栄誉教授が一部解明し，2017年にノーベル生理学・医学賞を受賞しました．

▼ **オートファジーによるたんぱく質の分解**

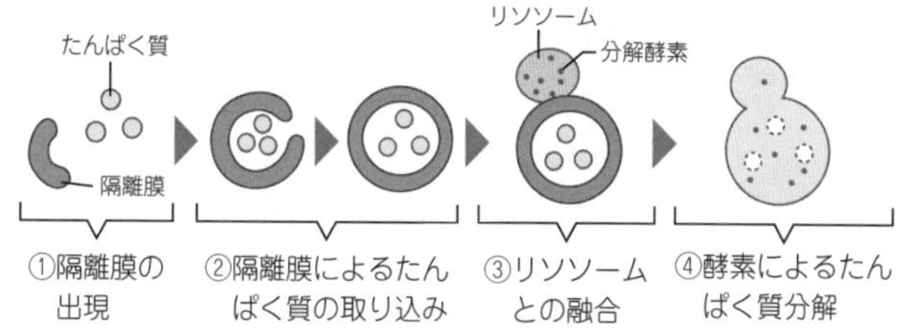

Chapter 5 たんぱく質の代謝

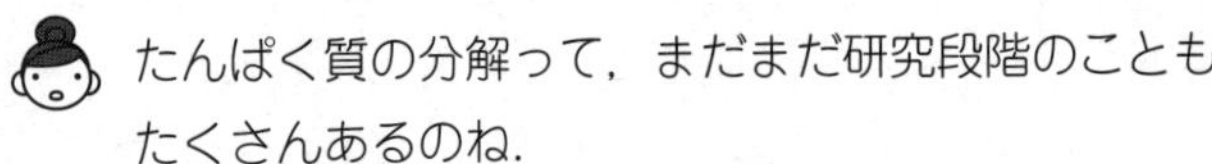

たんぱく質の分解って，まだまだ研究段階のことも
たくさんあるのね．

そうよ．新しいトピックスを知ることも
なかなか面白いでしょ！

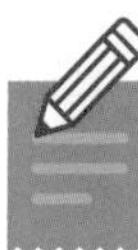

アミノ酸プールが溢れると……

トマトー！　Aちゃんに，たんぱく質の大切さを
分かってもらえたわ．
それで，改めて焼肉をごちそうしたの．

（栄子って，焼肉大好きね……）

そうしたらね，隣の席に運動部の学生なのか，
すごくマッチョな人が赤身肉を山ほど食べていたの．
でも考えてみたら，たんぱく質って摂りすぎると
どうなるのかしら？

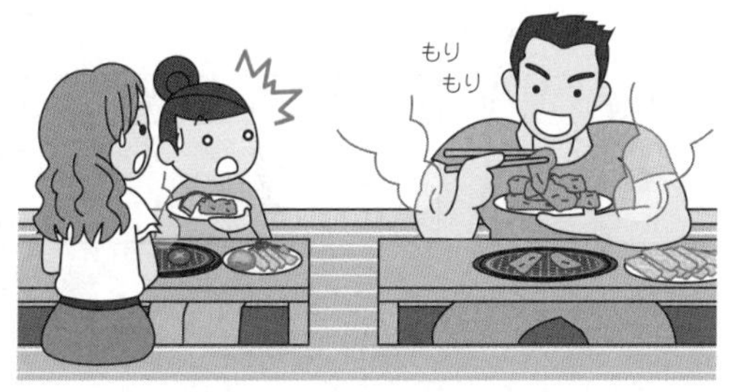

そうね．たんぱく質を過剰に摂取すると，
アミノ酸プールにたくさんのアミノ酸が入ってきて，
アミノ酸プールの許容量を超えて，
溢れてしまうわね．

溢れた分はどこへいくの？

溢れたアミノ酸は排泄されたりエネルギーなどを産生したりするのよ．この代謝をアミノ酸の**異化**というわ．
たんぱく質を摂りすぎると，
この**異化がどんどん進む**ことになるわ．[21073-2]

アミノ酸はエネルギーにもなるんだね．

そうよ．アミノ酸の分解についてこれから説明するわね．
まずは**アミノ基転移反応**と**酸化的脱アミノ反応**によって，
アミノ酸からは**アミノ基**（$-NH_2$）が取り外されるの．

▼ **アミノ基転移反応と酸化的脱アミノ反応**

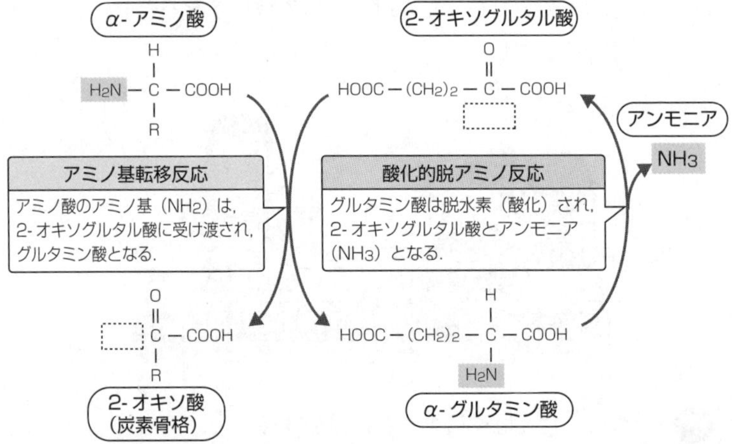

※ カルボキシル基（-COOH）に結合する炭素（C）のことをα-炭素という．α-炭素にアミノ基（$-NH_2$）が結合したものをα-アミノ酸と呼ぶように，α-炭素に他の官能基が結合する化合物には接頭記号「α-」が付けられる．

国試ひとくちメモ

たんぱく質代謝とビタミンB_6：アミノ酸のアミノ基をα-ケトグルタル酸に移す，アミノ基転移反応は，**ビタミンB_6の補酵素型であるピリドキサールリン酸**を必要とします（7章参照）．そのため，たんぱく質摂取量の増加により，ビタミンB_6の必要量は増加します．（16078-2）

アミノ酸が分解されて，
2-オキソ酸とα-グルタミン酸となって，
α-グルタミン酸からアミノ基が
アンモニア（NH_3）として
取り外されるのね．

そうなの．アンモニアは毒性のある物質
だから，**肝臓**の**尿素回路**で，
無毒な尿素に代謝されて**尿中**に排出されるの．

▼ **尿素回路**

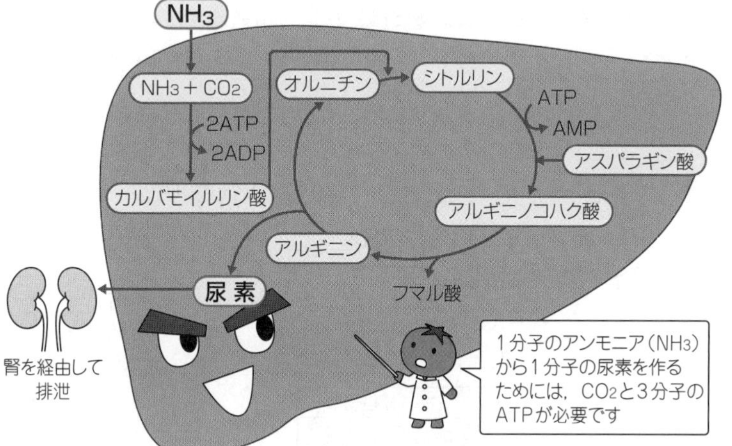

comment

肝臓で作られた尿素は，腎臓による濾過を受け尿中に排泄されます．そのため，必要以上にたんぱく質を摂取し続けると腎臓に負担がかかる恐れがあります．特に腎疾患のある人はたんぱく質の摂取量には注意が必要です．詳しくは3巻で解説します．

ほ～！　アミノ基由来のアンモニアは，
肝臓で無毒化されて，
尿素として尿中に排泄されるのね．

その通り！　食物に含まれるアミノ酸は，
原則としてこのように肝臓で代謝されるわ．
ただし，例外的に分枝アミノ酸（分岐鎖アミノ酸）は
肝臓から**筋肉**に運ばれ，利用されるのよ．

comment

分枝アミノ酸は，他のアミノ酸と一緒に肝臓に取り込まれた後，そのまま肝臓から放出され，筋肉に運ばれます．その後代謝され，アラニンやグルタミンとなり，別の臓器に運ばれ，利用されます．詳しくは2巻で解説します．

なるほど～．これでたんぱく質代謝はバッチリ……って，
やだ，忘れるところだったわ！
アミノ酸の炭素骨格が残ってたわね．

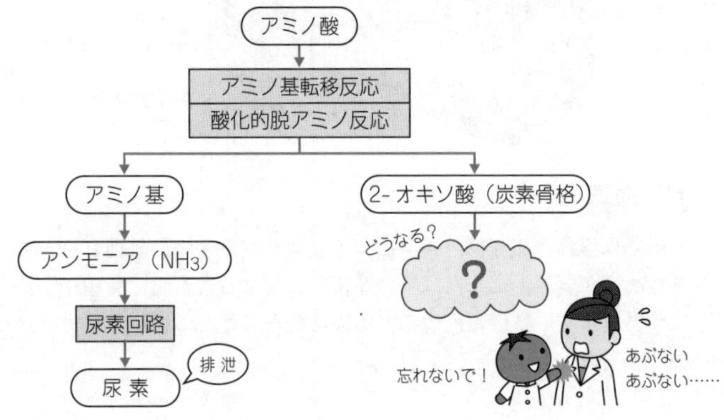

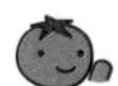
基本的にアミノ酸の炭素骨格（2-オキソ酸）は，
TCA回路で**エネルギー生成**に使われるわ．
でも，栄養状態によっては，
糖質や**脂質**に変換されることもあるの．

糖質や脂質にもなれるんだ！
それは万能ね．

でしょ？　エネルギー不足の場合には，
グルコースや**ケトン体**に変換されるわ．
逆に，エネルギーが充足している場合には，
脂肪酸に変換されて，体内に蓄積されるのよ．

▼ **炭素骨格の代謝**

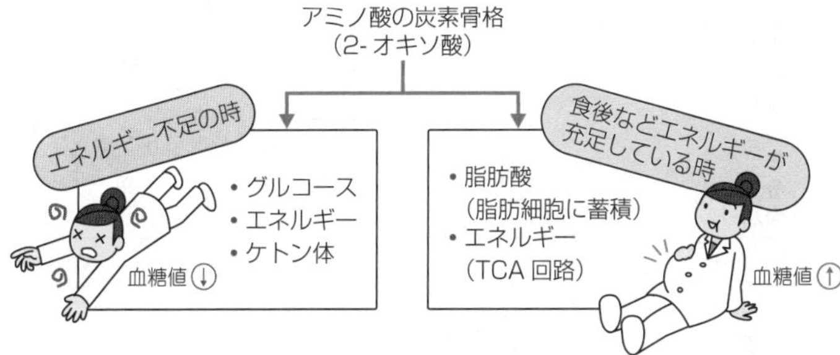

Chapter 5 たんぱく質の代謝

なるほどね.
ところで，アミノ酸にはいろいろと種類があって
それぞれ炭素骨格の構造も異なるじゃない.
どのアミノ酸もグルコースや脂肪酸になれるの？

鋭いわね．アミノ酸には，
グルコースになれる**糖原性アミノ酸**と，
脂肪酸やケトン体になれる**ケト原性アミノ酸**，
また，そのどちらにもなれるアミノ酸があるの.

▼ 炭素骨格の代謝によるアミノ酸の分類

糖原性アミノ酸	糖原性/ケト原性アミノ酸	ケト原性アミノ酸
●アラニン	●チロシン	●ロイシン
●アスパラギン	●イソロイシン	●リシン
●アスパラギン酸	●フェニルアラニン	
●システイン	●トリプトファン	
●グルタミン酸		
●グルタミン		
●グリシン		
●プロリン		
●セリン		
●ヒスチジン		
●メチオニン		
●トレオニン		
●バリン		

糖原性アミノ酸はたくさんあるから，ケト原性アミノ酸と糖原性かつケト原性アミノ酸を覚えたほうが効率的よ.

※ は不可欠アミノ酸.

やっぱり…．すべてのアミノ酸が，
グルコースにも脂肪酸にもケトン体にもなれる
わけじゃないのね.

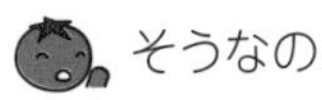

そうなの.

ちなみに，各アミノ酸の代謝は次のようになるわ.

▼ アミノ酸炭素骨格の代謝

19073-5

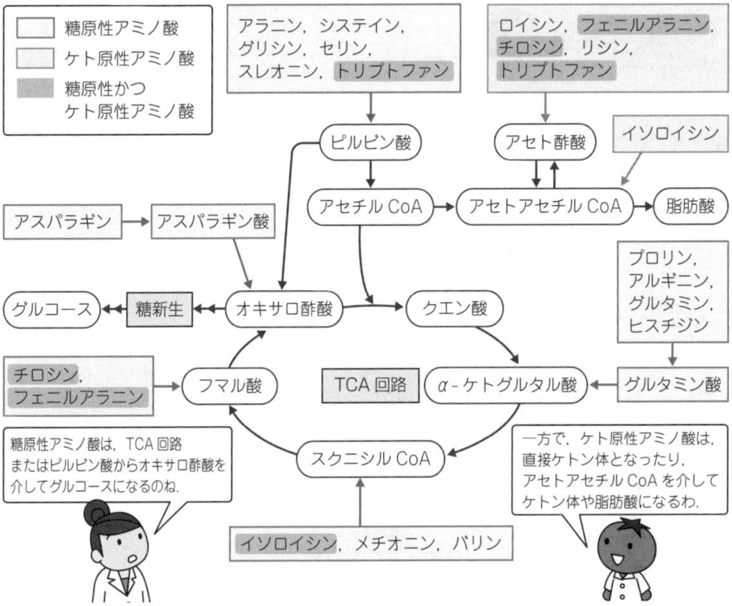

糖原性アミノ酸
ケト原性アミノ酸
糖原性かつ ケト原性アミノ酸

アラニン，システイン，グリシン，セリン，スレオニン，トリプトファン → ピルビン酸
ロイシン，フェニルアラニン，チロシン，リシン，トリプトファン → アセト酢酸
イソロイシン → アセトアセチル CoA
ピルビン酸 → アセチル CoA
ピルビン酸 → オキサロ酢酸
アセチル CoA → アセトアセチル CoA → 脂肪酸
アセト酢酸 ⇄ アセトアセチル CoA
アセチル CoA → クエン酸
アスパラギン → アスパラギン酸 → オキサロ酢酸
オキサロ酢酸 → 糖新生 → グルコース
オキサロ酢酸 → クエン酸 → α-ケトグルタル酸 → スクシニル CoA → フマル酸 → オキサロ酢酸
TCA 回路
プロリン，アルギニン，グルタミン，ヒスチジン → グルタミン酸 → α-ケトグルタル酸
チロシン，フェニルアラニン → フマル酸
イソロイシン，メチオニン，バリン → スクシニル CoA

糖原性アミノ酸は，TCA 回路またはピルビン酸からオキサロ酢酸を介してグルコースになるのね.

一方で，ケト原性アミノ酸は，直接ケトン体となったり，アセトアセチル CoA を介してケトン体や脂肪酸になるわ.

TCA 回路の中間体になりえる糖原性アミノ酸は，**オキサロ酢酸**を経由してグルコースになるのね.
つまり糖新生 (p80 参照) の原料となるのが，**糖原性アミノ酸**ってことね.

その通りよ.
アミノ酸代謝について今までの話をまとめてみたわ.

▼ たんぱく質・アミノ酸の代謝の全体像

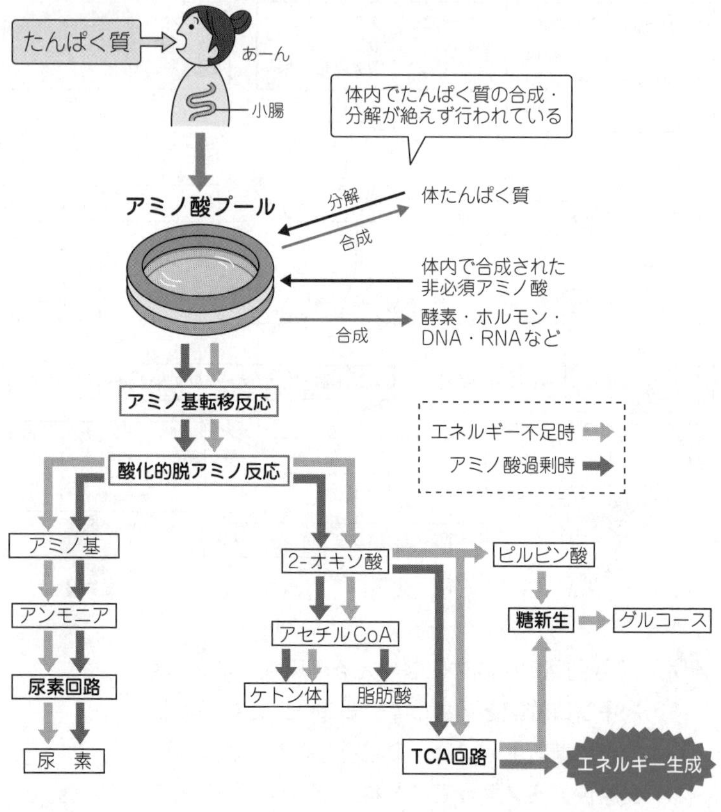

こういうことだったのね.
全体像を見たら，頭が整理されたわ.

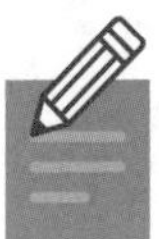

窒素出納

もうひとつ，たんぱく質代謝の話をしましょう．
たんぱく質は，糖質や脂質とは
構成する成分に違いがあったけど，何だった？

ええと……窒素！
たんぱく質は窒素を含むアミノ基を持つことが特徴よね
（1章参照）．

正解！　ここまででも説明したけれど，
窒素を含む**アミノ基**は，**アンモニア**になってしまうし，
身体にとっては必要のないものなの．

だから**尿素**として排泄されるんだったよね？

そう．つまり，基本的にはたんぱく質として摂取した
窒素のうち，代謝された分はきっちり排泄されるはずなの．

じゃあ，摂取したたんぱく質が多ければ多いほど，
アミノ酸が余って，
排泄される尿素（窒素）も多くなるってこと？

19073-2

Chapter 5 たんぱく質の代謝

そうなの．この**窒素の出入り**を「**窒素出納**」と
いうんだけれど，**健常な人**ではこれが**プラスマイナス0**に
なるように保たれているの．

▼ **窒素出納** 20073-5

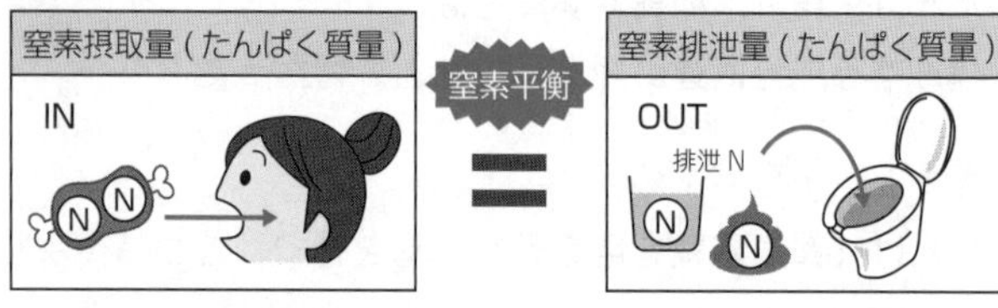

窒素出納が“0”の状態を，「窒素平衡」といいます

でもね，場合によってはこの窒素出納が，
プラスになったり，マイナスになったりすることがあるの．
どういう場合か分かるかしら？

窒素出納がプラスになるってことは，
摂取したたんぱく質に含まれる窒素量が**排泄量**を上回って，
体内のN（窒素）が**増える**ってことだから……，
体たんぱく質が**増える**場合ってことよね．
成長期とか**妊娠期**とかかしら？

その通り！
逆に**絶食時**や**飢餓時**，**大きな手術をしたとき**などは，
摂取したたんぱく質の量以上に，
体たんぱく質が**減ってしまう**から，
窒素出納は**マイナス**になるわ．[18074-5 19073-1 21073-1]

▼ 窒素出納

	窒素摂取量（たんぱく質量）		窒素排泄量（たんぱく質量）
●健常人	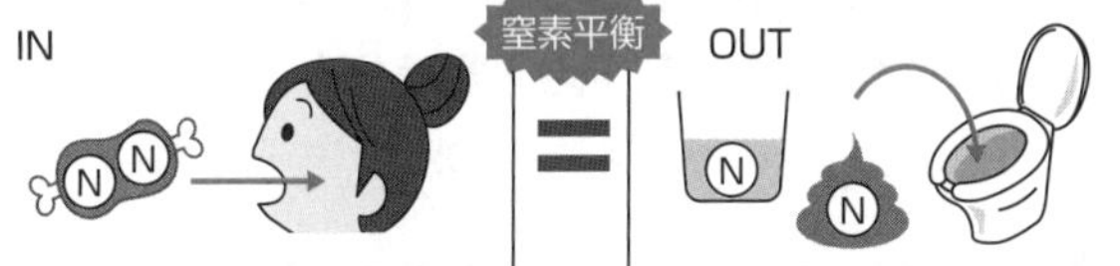 IN	窒素平衡 ＝	OUT
●成長期 ●妊娠期 ●スポーツによる筋肉増強期	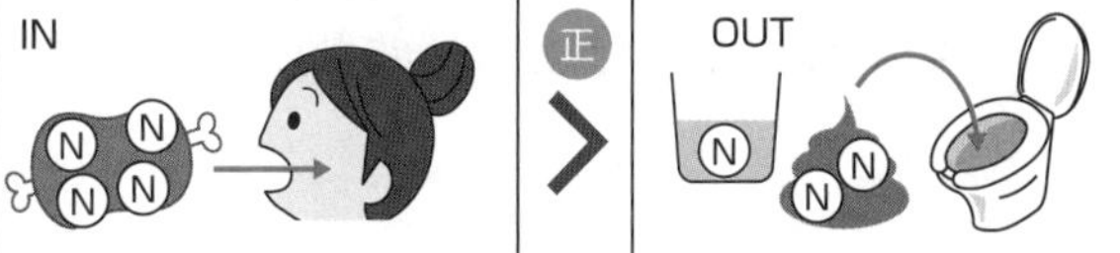 IN 体たんぱく質が多く蓄積する分，相対的に排泄量は少ない．	正 ＞	OUT
●飢餓状態 ●手術直後 ●消耗性疾患がある場合 ●コルチゾールの分泌増加	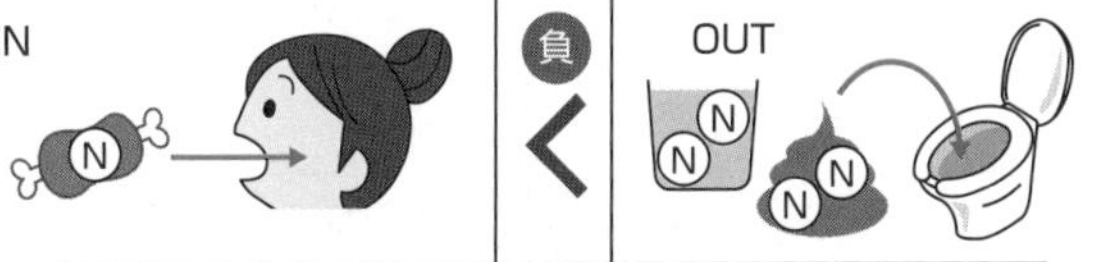 IN エネルギー摂取不足により窒素摂取量が少なくなる．さらに，エネルギー源に体たんぱく質が使われるため，窒素排泄量は多くなる．	負 ＜	OUT

comment

1日に排泄される窒素量の80%が尿中に排泄されることから，簡易的に窒素出納を求める式は，「たんぱく質摂取量（g/日）/6.25－尿中窒素排泄量（g/日）/0.8」です．なお，たんぱく質の窒素含有割合は，平均して16%であることから，たんぱく質換算係数として100/16＝6.25が用いられます．

臨床の現場では，窒素出納を考慮して
たんぱく質の投与量を決めることもあるわ．
「**日本人の食事摂取基準（2020年版）**」における，
たんぱく質の推定平均必要量を決める際にも
用いられている考え方なのよ．

あたり前のことのように思えるけれど，
重要な考え方なんだね．勉強になりました！

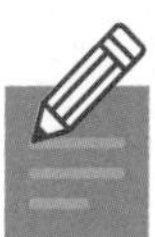

良質なたんぱく質とは？ ～アミノ酸スコア～

ねえトマト．たんぱく質といえば，
お肉やお魚ってイメージが強いけど，
大豆製品や野菜にも意外と含まれているのね．

そうよ．大豆をはじめとする豆類や，お米，
野菜やイモ類にもたんぱく質が含まれているの．

へー，そうなんだ．
お肉でたんぱく質を摂ろうとすると，
どうしても脂質も多く摂取しがちになるから，
野菜などからたんぱく質を摂る方が良さそうよね．

あら．よく考えているじゃない！
でもね，そういったバランスも重要なんだけど，
「**良質なたんぱく質**」を摂ることも重要なのよ．

たんぱく質に良し悪しがあるの？
じゃあ良いたんぱく質って，
どんな食品に含まれているのかしら？

そうね．たとえば，**卵**や**お肉**，
お魚なんかは良質なたんぱく質を含むわよ．

それって単にたんぱく質を多く含む食品って
気がするけど…….
たんぱく質の「質」って何で決まるんだろう？

食品に含まれるたんぱく質の「質」は，
“**摂取した食品のたんぱく質が，**
体たんぱく質の合成にどれくらい役立つか”
ということで決まるのよ．

うーん…….
なんだかぼんやりとした定義ね．

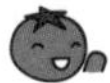

そうね，もう少し具体的にいうと，
たんぱく質の「質」を評価する方法は，
大きく分けて2つあるの．
摂取したたんぱく質のうち**どれくらいのたんぱく質が体内で利用されるか**を評価する「**生物学的評価法**」(p184参照)と，
食品に含まれるたんぱく質中の**不可欠（必須）アミノ酸の成分を分析する**「**化学的評価法**」よ．

▼ **食品たんぱく質の評価方法**

生物学的評価法	窒素出納，生物価，たんぱく質効率比，正味たんぱく質利用率
化学的評価法	アミノ酸スコア（アミノ酸価），卵価，人乳価

そっかぁ．
たんぱく質の質は，**体内での利用効率**や
18074-1
不可欠アミノ酸のバランスで決まるのね．

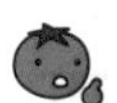

そう．一般的には化学的評価法の1つである
アミノ酸スコア（アミノ酸価）
がよく用いられるわ．

comment

生物学的評価法は試験に人体を用いるため，労力と費用がかかることから一般的にはあまり利用されません．加えて，私たちは日常的にさまざまな食品からたんぱく質を摂取しており，それらすべての摂取状況を生物学的評価法で評価することは極めて困難であるため，たんぱく質の「質」の評価に生物学的評価法が用いられることはほとんどないのです．

そうなのね．じゃあとりあえず，
そのアミノ酸スコアってどんなものなの？

アミノ酸スコアっていうのは，
食品中の不可欠アミノ酸のバランスを評価したものよ．18074-2
不可欠アミノ酸，覚えているかしら？

もちろん！
不可欠アミノ酸は，**体内で合成されないアミノ酸**よね．

▼ **不可欠（必須）アミノ酸**

フェニルアラニン，ロイシン，バリン，
イソロイシン，スレオニン（トレオニン），
ヒスチジン，トリプトファン，リジン（リシン），メチオニン

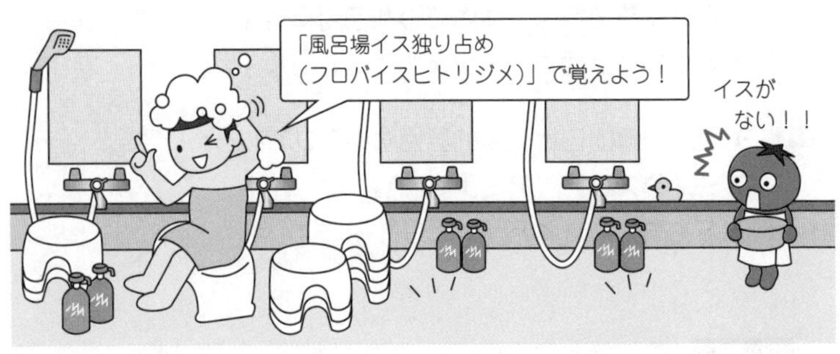
「風呂場イス独り占め
（フロバイスヒトリジメ）」で覚えよう！
イスが
ない！！

よく覚えていたわね．これら不可欠アミノ酸は，
食品によって含まれる量や割合，体たんぱく質合成に必要な量が
それぞれ**異なる**の．
ちなみに，体たんぱく質合成に必要なアミノ酸の量を
「アミノ酸評点パターン」というのよ．20073-1

そっか….じゃあ，それぞれの不可欠アミノ酸が，
アミノ酸評点パターンを満たすように，
バランスを考えて摂らないと，
体たんぱく質が効率よく合成されないのね．

そうなの．この概念を理解するのに，
「リービッヒの桶」で説明しましょう．

▼ **リービッヒの桶**

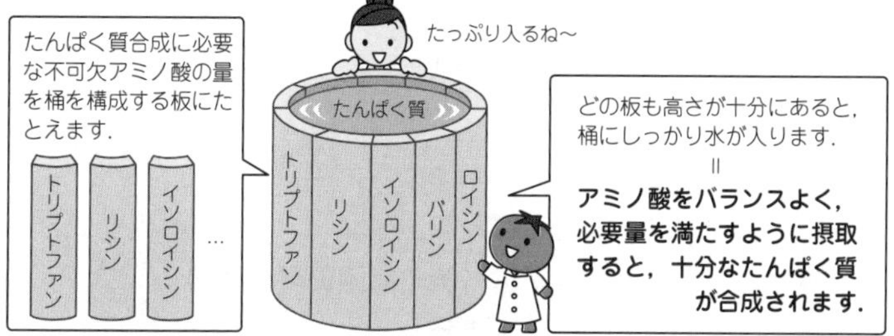

たんぱく質合成に必要な不可欠アミノ酸の量を桶を構成する板にたとえます．
トリプトファン
リシン
イソロイシン
…
たっぷり入るね～
たんぱく質
トリプトファン
リシン
イソロイシン
バリン
ロイシン
どの板も高さが十分にあると，桶にしっかり水が入ります．
＝
アミノ酸をバランスよく，必要量を満たすように摂取すると，十分なたんぱく質が合成されます．

板の高さがバラバラ，つまり不可欠アミノ酸の摂取バランスが悪いと…

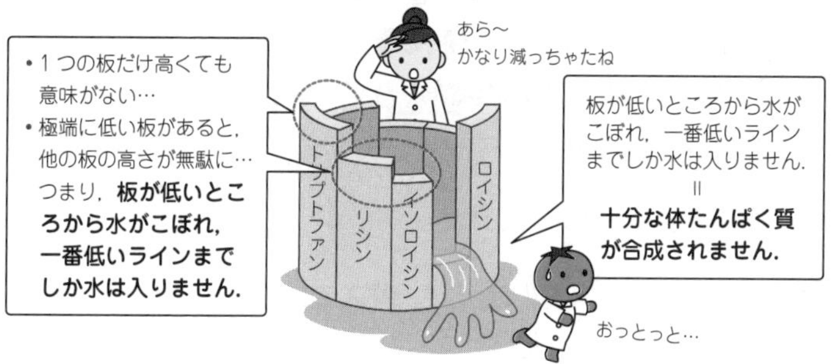

• 1 つの板だけ高くても意味がない…
• 極端に低い板があると，他の板の高さが無駄に…
つまり，**板が低いところから水がこぼれ，一番低いラインまでしか水は入りません．**
あら～
かなり減っちゃたね
トリプトファン
リシン
イソロイシン
ロイシン
板が低いところから水がこぼれ，一番低いラインまでしか水は入りません．
＝
十分な体たんぱく質が合成されません．
おっとっと…

Chapter 5 たんぱく質の代謝

ちなみに，アミノ酸評点パターンと比較して，
不足するアミノ酸を**制限アミノ酸**と呼ぶのよ．

▼ **制限アミノ酸**

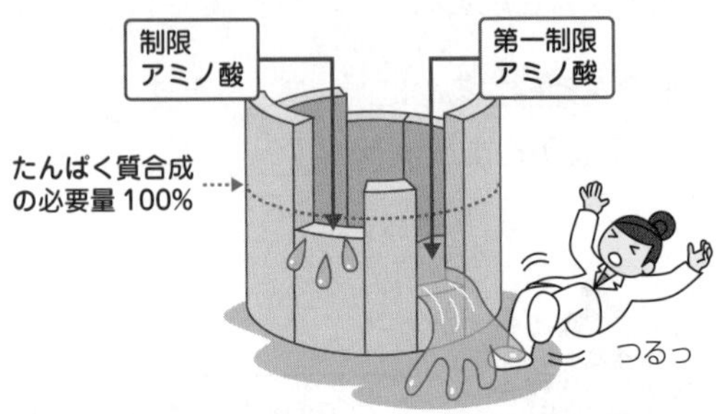

桶の板が最も短いものが
第一制限アミノ酸ってことね．
体たんぱく質の合成量は，第一制限アミノ酸の
量によって決まってしまうわね．

そうなの．だから，アミノ酸スコアでは，
食品中の**第一制限アミノ酸**の量と，
そのアミノ酸の**アミノ酸評点パターン**とを
比較して評価するのよ．

実際に計算してみたいわね．

じゃあ，精白米を例にアミノ酸スコアを
計算してみましょう！

comment

本文中に示したアミノ酸スコアの計算のうち，アミノ酸評点パターンについては「FAO/WHO/UNU〔1985〕学齢期前 2－5歳」の数値を用いています．アミノ酸評点パターンは2007年にも発表されていますが，本書では一般的に用いられることの多い1985年のものを用いることとしました．なお，食品のアミノ酸含有量については，「日本食品標準成分表2020年版（八訂）」で示されている値を計算に用いています．

▼ アミノ酸スコア

$$\text{アミノ酸スコア} = \frac{\text{食品のたんぱく質中の第一制限アミノ酸含有量 (mg/g基準窒素)}}{\text{アミノ酸評点パターン (mg/g基準窒素)}} \times 100$$

▼ アミノ酸評点パターン

0　50　100　150%

イソロイシン	180
ロイシン	410
リシン	360
含硫アミノ酸	160
芳香族アミノ酸	390
スレオニン	210
トリプトファン	70
バリン	220
ヒスチジン	120

※数値は，基準窒素1gあたりの必須アミノ酸量（mg）

▼ 精白米*の不可欠アミノ酸含有量

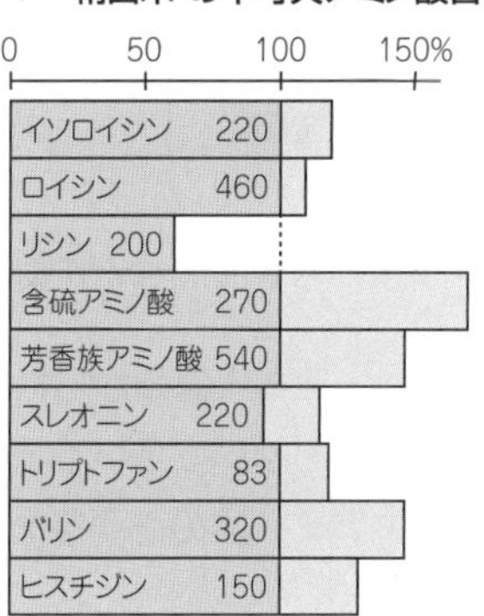

*水稲めし，精白米，うるち米

精白米の第一制限アミノ酸はリシンで200mg/g基準窒素，リシンのアミノ酸評点パターンは360mg/g基準窒素だから……．56になるわね．他の食品に比べて，アミノ酸スコア56は低い方なのかしら？

$$\frac{200\ (\text{mg/g基準窒素})}{360\ (\text{mg/g基準窒素})} \times 100 \fallingdotseq 56$$

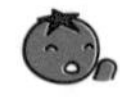

そうね．**牛乳**や**卵**，**肉**や**魚**は
アミノ酸スコア100をマークしているのよ．

▼ **主な食品のアミノ酸スコア**

20073-3

食品	アミノ酸スコア	第一制限アミノ酸
小麦	36	リシン
精白米（うるち米）	56	リシン
トウモロコシ（コーングリッツ）	33	リシン
じゃがいも	76	ロイシン
大豆	100	－
トマト	54	ロイシン
まぐろ	100	－
牛肉・豚肉・鶏肉	100	－
卵	100	－
牛乳	100	－
そば粉（全層粉）	100	－

やっぱり卵やお肉などの動物性たんぱく質は良質なのね．

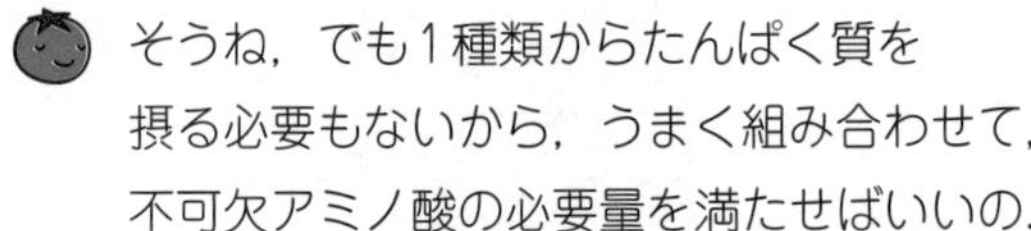

そうね，でも1種類からたんぱく質を
摂る必要もないから，うまく組み合わせて，
不可欠アミノ酸の必要量を満たせばいいの．

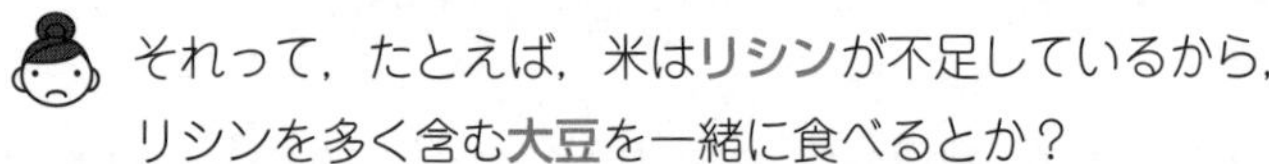

それって，たとえば，米は**リシン**が不足しているから，
リシンを多く含む**大豆**を一緒に食べるとか？

そういうこと．**いくつかの食品を組み合わせて**
不足するアミノ酸を補い，摂取したたんぱく質全体の質を
上げることを，「アミノ酸の補足効果」というのよ．

▼ アミノ酸の補足効果

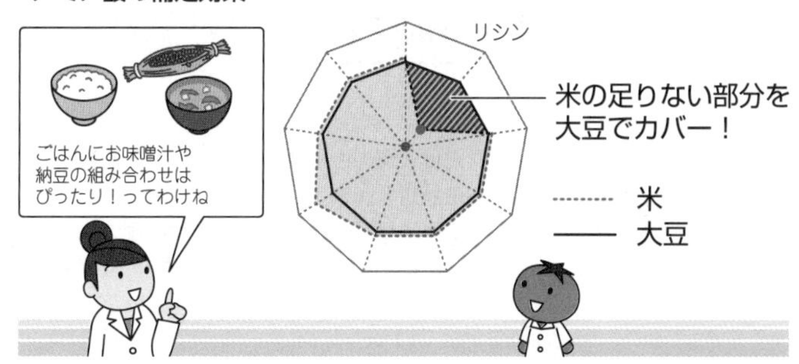

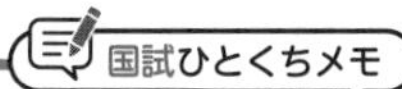

アミノ酸インバランス：制限アミノ酸が複数あるとき，1つの制限アミノ酸のみを補足すると，かえって他のアミノ酸要求量を増加させ，時として成長などに悪影響を及ぼすことがあります．このことをアミノ酸インバランスと呼びます．これは必須アミノ酸の種類ごとに不足による影響が異なる可能性があるからだと考えられています．(18074-3)

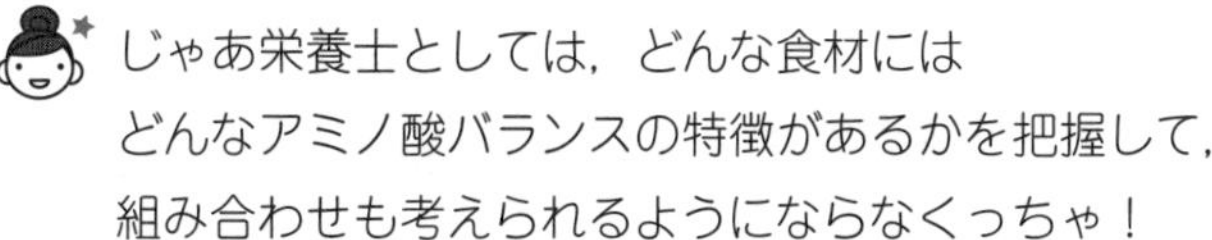

じゃあ栄養士としては，どんな食材には
どんなアミノ酸バランスの特徴があるかを把握して，
組み合わせも考えられるようにならなくっちゃ！

その通り！　ちなみに，もう1つの評価法である
生物学的評価法は，試験で人体を用いるから，
たくさんの労力と費用がかかるの．
一般的に用いられることはあまりないけど，
概要を栄養学の先生に教えていただきましょう．

Chapter 5 たんぱく質の代謝

生物学的評価法

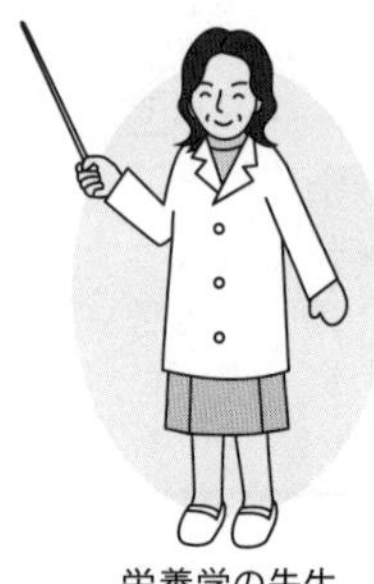
栄養学の先生

たんぱく質の生物学的評価法として，3つの方法が知られています．

1つ目は「生物価（BV）」です．20073-2 生物価は，吸収された窒素のうち，体内に保留した窒素の割合を表したもので，求め方は以下の通りです．

$$生物価=\frac{体内保留N}{吸収N}\times 100$$

体内保留Nおよび吸収Nは，たんぱく質を含む試験食を摂取した場合の糞中N，尿中Nと無たんぱく質食を摂取した場合の糞中N，尿中Nを用いて算出します（右図参照）．

一般的に生物価70以上のたんぱく質は良質とされ，乳，肉，魚などの動物性食品が挙げられます．なかでも最も生物価が高いのは卵で，生物価87～97です．

2つ目は，「たんぱく質効率比（PER）」です．PERは体重増加量を摂取したたんぱく質の量で割ったものです．

18074-4　21073-3

$$たんぱく質効率比=\frac{体重増加量}{摂取たんぱく質量}$$

3つ目は，「正味たんぱく質利用率（NPU）」です．この方法はPERを改善したものであり，また生物価に消化吸収率（p32参照）の考え方を含めた評価法です．

$$正味たんぱく質利用率=\frac{体内保留N}{摂取N}\times 100$$
$$=生物価\times\frac{消化吸収率}{100}$$

▼ 吸収Nと体内保留Nの算出方法　20073-4

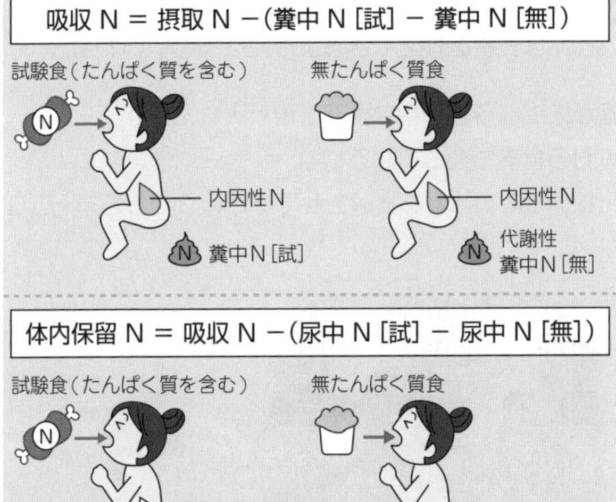

BV：biological value. 生物価.
PER：protein efficiency ratio. たんぱく質効率比.
NPU：net protein utilization. 正味たんぱく質利用率.

Chapter 5 たんぱく質の代謝

たんぱく質の「質」の評価っていろいろあるのね～.

そうね. でも, 食品にはたんぱく質以外にも,
さまざまな栄養素が入っているわよね.
だから, 栄子がはじめに考えていたように,
全体の栄養素のバランスも考えつつ,
いろんな食事を提案できるようになるといいわね.

確かに！　多種多様な食品を取り入れた方が,
毎回の食事も楽しくなるしね.
Aちゃんに次は何を食べさせてあげようかしら…….

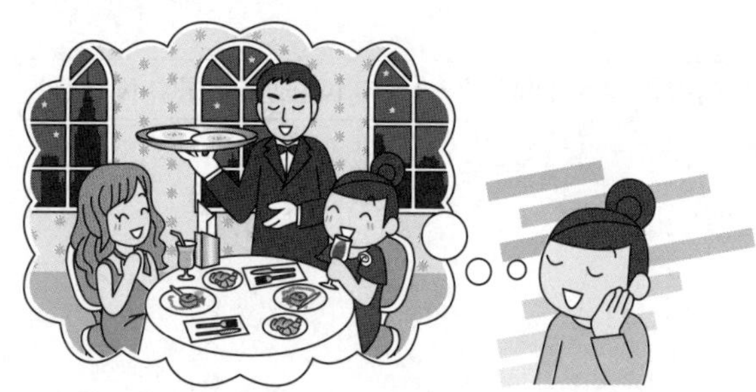

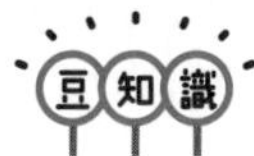

アミノ酸に由来する生理活性物質

アミノ酸からは，代謝や消化に用いられる酵素やホルモン，神経伝達や免疫機能に関わる成分なども合成されます．

▼ **生理活性物質**　19073-4

チロシン	甲状腺ホルモン（トリヨードサイロニン，サイロキシン），メラニン（黒色色素），アドレナリン・ノルアドレナリン・ドパミン
メチオニン	S-アデノシルメチオニン（体内のメチル基供給源），クレアチン
グルタミン	プリン塩基
アスパラギン酸	プリン塩基
グリシン	ヘム，グルタチオン，クレアチン，プリン塩基
アルギニン	ポリアミン（成長因子），一酸化窒素，クレアチン
トリプトファン	メラトニン（睡眠ホルモン），セロトニン（神経伝達物質），ナイアシン（7章参照）
グルタミン酸	γ-アミノ酪酸（神経伝達物質．GABA.），グルタチオン
ヒスチジン	ヒスタミン（炎症誘発物質）

各アミノ酸が持つそれぞれの構造により，どのアミノ酸からどの物質が合成されるかはある程度判断することができます．

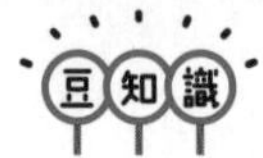

栄養学の歴史

栄養学は，その基礎となる化学や医学，自然科学分野の発展に促され，18世紀以降に確立されてきました．主な人物とその功績についておさえておきましょう．

17070

エネルギー代謝	人物	功績
	18世紀後期 **ラボアジェ**	呼吸と燃焼は同じ現象であることを発見し，エネルギー代謝の基礎を築く．
	19世紀末 **ルブネル（ルブナー）**	エネルギー産生栄養素の生理的燃焼値を，たんぱく質・糖質4.1 kcal，脂質9.3 kcalと定め，食事に伴う熱産生を「特異動的作用」と名づけた．
	1900年ごろ **アトウォーター**	消化吸収率を考慮した，実用的な三大栄養素の生理的燃焼値（アトウォーター係数）を定めた．

三大栄養素の研究	糖質	脂質	たんぱく質
	19世紀中期〜後期 **ベルナール**	1844年 **ベルナール**	19世紀中期 **リービッヒ**
	肝臓中にグリコーゲンを発見し，これが唾液や膵液によって麦芽糖に変換することを発見．	膵液の脂肪分解作用を発見．	食品中の窒素がたんぱく質に由来し，たんぱく質の栄養価は窒素含有量に基づくとした．
	1930年ごろ **コリ夫妻**	1905年 **クヌープ**	1932年 **クレブス**
	グリコーゲン代謝の解明．コリ回路（p84参照）の発見．	脂肪酸の酸化機構としてβ酸化（p133参照）説を提唱．	尿素回路（オルニチン回路，p165参照）の発見．
	1937年 **クレブス**	1929年ごろ **バー夫妻**	1935年ごろ **ローズ**
	TCA回路（p72参照）（クレブス回路）の発見．	リノール酸とα-リノレン酸が必須脂肪酸であることを発見．	最後の必須アミノ酸であるスレオニンを発見し，8種類の必須アミノ酸必要量を確定．

分類	地域	年	人物	内容
ビタミンの発見	世界	1897年	エイクマン	白米のみで飼育した鶏に脚気に似た症状を見出し（ニワトリ白米病），その症状が米ぬかを与えると消失することを発見.
		1910年代	マッカラム	後に脂溶性および水溶性ビタミンと呼ばれる物質を発見.
		1911年ごろ	フンク	米ぬかからニワトリ白米病の治療効果のある物質を単離し，ビタミンと命名.
		1935年	ダム	血液凝固因子としてのビタミンKを発見.
	日本	1884年	高木兼寛	実験遠洋航海で，軍艦乗務員の食事を和食から洋食に切り替え，脚気が激減したことを示す（日本発の大規模な食事介入研究）.
		1910年ごろ	鈴木梅太郎	米ぬかから，脚気に有効なオリザニン（ビタミンB_1）を単離.
その他		1883年	ケルダール	湿式窒素定量法を考案.
		1894年	高峰譲吉	小麦ふすまの麹から酵素（アミラーゼ）の抽出に成功し，タカジアスターゼと名づけた．また，アドレナリン結晶化にも成功.
		1914～24年	佐伯 矩（ただす）	栄養研究所（現 国立健康・栄養研究所）や栄養学校を設立.

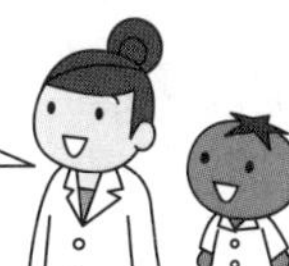
回路や係数の名前に
なっている人もいるのね！

Check it out!

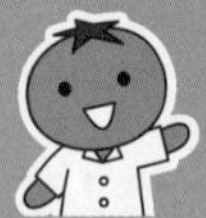

覚えられましたか？

この章の重要事項を赤シートで隠してチェック！

- [ ] たんぱく質は，摂取量が不足すると，身体を構成する体たんぱく質が余分に分解されアミノ酸がエネルギーとして代謝される．摂取量が過剰になると，余剰のアミノ酸はアミノ基転移反応や酸化的脱アミノ反応などを経てアミノ酸が代謝される．（p159，164）

- [ ] 肝臓にある尿素回路では，有毒なアンモニア（NH_3）を無毒な尿素に代謝し，尿中に排出している．（p165）

- [ ] アミノ酸には，グルコースに変換できる糖原性アミノ酸と，脂肪酸やケトン体に変換できるケト原性アミノ酸，またはその両方に変換できるアミノ酸がある．（p168）

- [ ] 窒素の出入りを窒素出納といい，健常な成人は±0だが，体たんぱく質が増える成長期や妊娠期はプラスに，体たんぱく質が減る絶食時や飢餓時，大きな手術後はマイナスになる．（p172）

- [ ] アミノ酸スコアは，食品中の第一制限アミノ酸の量と，そのアミノ酸のアミノ酸評点パターンを比較して評価したものである．（p180）

国試にチャレンジ

この章を読むと解けるようになる国試問題が別冊に収録されています．章の内容が理解できているか，チェックしてみましょう！

別冊 p.10 へ

QB・RBを活用しよう

この章と関連した問題集『クエスチョン・バンク』，参考書『レビューブック』のページを下記のQRコードで確認しましょう！

脂溶性ビタミン

人間は，外部からビタミンを取り入れないと生きていくことができません．それぞれのビタミンはさまざまな役割を担っているので，代謝もあわせて理解し，正しい知識を身に付けましょう．

ビタミンの役割

糖質，脂質，たんぱく質…….
私，もう栄養マスターといえるんじゃないかしら.

これまであなたが勉強したのは，
基本中の基本でしかないわ．栄養学は奥深いのよ.

だ，だよね……．栄養素って他にもいろいろあるし.

糖質，脂質，たんぱく質という
いわゆる三大栄養素に続いて大事なのが
ビタミンやミネラルね.

みんな大好きビタミン！
でも，種類が多くてこんがらがっちゃうのよね.

ビタミンは一般的に
「**人の生理機能を正常に維持するうえで**
補助的にはたらく微量栄養素」といわれているわ.

確かにビタミンは,糖質や脂質,たんぱく質とは違って
身体を構成したり,活動をするためのエネルギーを
生み出したりはしないよね.

だけど,生きるために欠かせない栄養素なの.
それと,**人間はほとんどのビタミンを**
合成することができないから,
食事によって摂る必要があるのよ.

comment

一部のビタミンは腸内細菌によって合成が可能ですが(p222参照),それだけでは不十分であり,食事によるビタミンの摂取は欠かせません.

そう考えると,確かに大事な栄養素なんだね.
ビタミンって,脂溶性ビタミンと
水溶性ビタミンに分けられるんだったね?

えぇ．脂溶性ビタミンは4種類，
水溶性ビタミンは9種類が知られているわ．

▼ ビタミンの種類

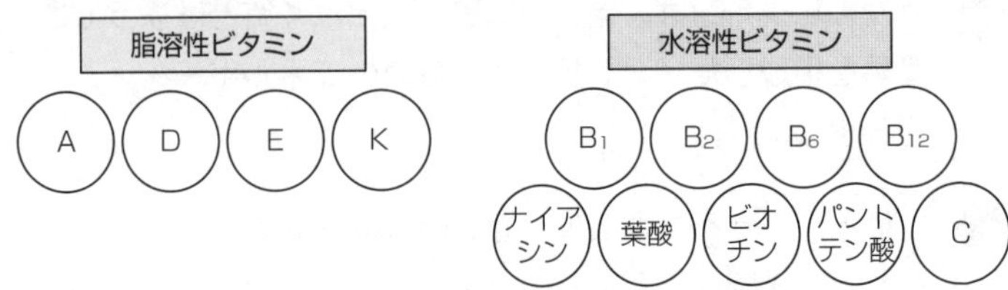

脂に溶けるビタミンと水に溶けるビタミンは，
それぞれどんな特徴があるのかしら．

それじゃあ，まずは
4つの脂溶性ビタミンについてみていきましょう．

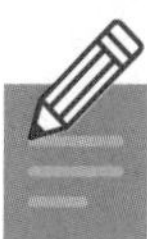

ビタミンA

ビタミンAといえば，目に作用することで有名よね．

そうね．

ビタミンAの作用には，**視覚の正常化**があるわ．20076-5

ほかにも**成長の促進**や**生殖機能の維持**といった作用もあるのよ．

ちなみにビタミンAの機能を食品に表示するときは，

文言が決められているのよ．

▼ **ビタミンAの栄養機能表示**

・ビタミンAは，夜間の視力の維持を助ける栄養素です．

・ビタミンAは，皮膚や粘膜の健康維持を助ける栄養素です．

栄養機能表示は，脂肪酸1種類（n-3系脂肪酸），ビタミン13種類，ミネラル6種類で表示が可能です．本書でも，各ビタミン，ミネラルの説明時にご紹介します

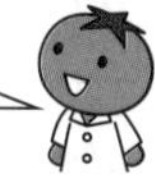

Chapter 6 脂溶性ビタミン

comment

特定の栄養成分の補給のために利用される食品として，栄養機能食品があります．栄養機能食品は，1日あたりの摂取目安量に含まれる当該栄養成分量が，定められた上限値・下限値の範囲内である必要があります．栄養機能食品は栄養機能表示ができますが，同様に注意喚起表示等も示す必要があります．

国が機能として認めているものってことよね．

目のイメージが強いけれど，他にも作用があるんだね．

ええ．それと，ビタミンAの特徴は，
体内でビタミンAとしてはたらく物質に，
いくつかの種類があることね．

あっ，それはちょっと勉強したわ．
動物性食品にはレチノールとレチニルエステルが，
植物性食品にはプロビタミンAとして，
β-カロテンなどがそれぞれ含まれているのよね．

▼ 食品に含まれる主なビタミンA

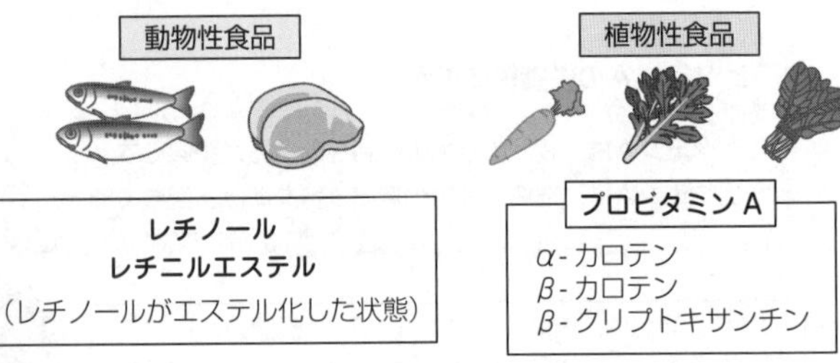

その通り．
吸収されるまでの流れを確認しておきましょう．

▼ ビタミンAの吸収の流れ 18078-1 21076-1

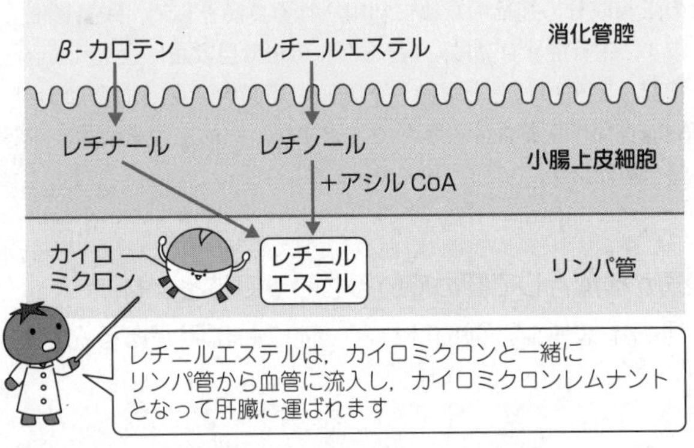

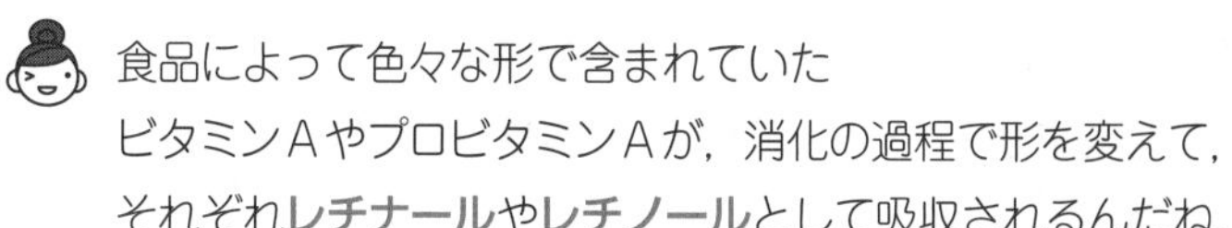

食品によって色々な形で含まれていた
ビタミンAやプロビタミンAが，消化の過程で形を変えて，
それぞれ**レチナール**や**レチノール**として吸収されるんだね．
その後はレチニルエステルに変換されて，肝臓に運ばれるんだ．

そう．その後，肝臓で貯蔵されたり，
網膜に作用したり，上皮細胞の分化に使われたり…….
身体のいろんなところではたらいてくれるのよ．

▼ ビタミンAの主な作用

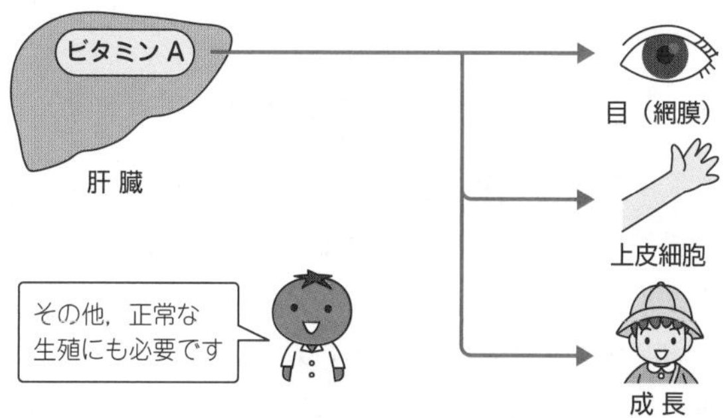

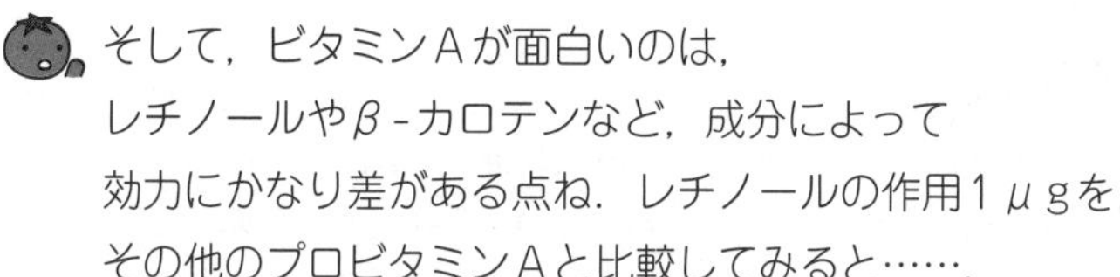

そして，ビタミンAが面白いのは，
レチノールやβ-カロテンなど，成分によって
効力にかなり差がある点ね．レチノールの作用1 μgを，
その他のプロビタミンAと比較してみると…….

▼ レチノールとその他のプロビタミンAの効力の違い

レチノール 1 μg ＝ β-カロテン 12 μg ＝ α-カロテン 24 μg

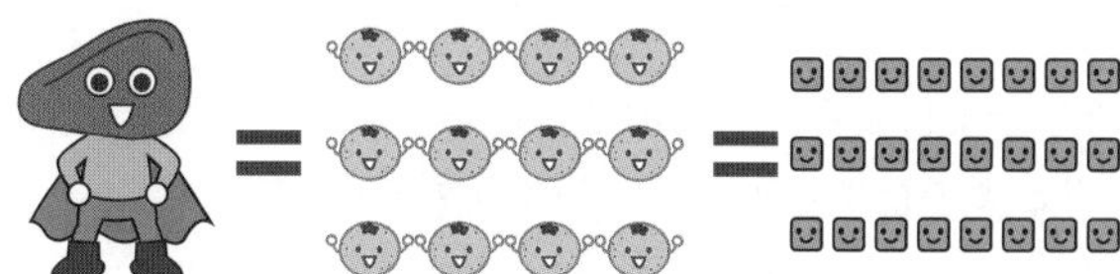

Chapter 6 脂溶性ビタミン

たとえばβ-カロテンは
吸収率がレチノールの**1/6**で，転換効率は**1/2**なの．

ということは，1/6×1/2で1/12ね．
レチノールに比べると，効力が**1/12**ということなんだ．17081-3

正解よ．このように，
ビタミンAは種類によって活性が異なるのよ．
だから，「日本人の食事摂取基準」などでは，
ビタミンAは「レチノール活性当量」を
算出した数値を用いているの．

▼ **レチノール活性当量（μgRAE）の求め方**

レチノール活性当量（μgRAE）
＝レチノール（μg）＋β-カロテン（μg）×1/12
＋α-カロテン（μg）×1/24
＋β-クリプトキサンチン（μg）×1/24
＋その他のプロビタミンAカロテノイド（μg）×1/24

comment

RAEは，retinol activity equivalents（レチノール活性当量）の略です．
ちなみに，マイクロ（μ）は100万分の1を意味しています．

一瞬複雑かな，と思ったけど，そうでもなさそう．
計算するクセをつけておこう．

そうしましょう．ちなみに，
「日本人の食事摂取基準（2020年版）」では，
ビタミンAの基準は次の通り設定されているわ．

▼　ビタミンAの食事摂取基準（単位：μgRAE/日）※1

年齢	男性			女性		
	推定平均必要量※2	推奨量※2	耐容※3上限量	推定平均必要量※2	推奨量※2	耐容※3上限量
0～5(月)	男女とも目安量※3 300．耐容上限量 600					
6～11(月)	男女とも目安量※3 400．耐容上限量 600					
1～2(歳)	300	400	600	250	350	600
3～5(歳)	350	450	700	350	500	850
6～7(歳)	300	400	950	300	400	1,200
8～9(歳)	350	500	1,200	350	500	1,500
10～11(歳)	450	600	1,500	400	600	1,900
12～14(歳)	550	800	2,100	500	700	2,500
15～17(歳)	650	900	2,500	500	650	2,800
18～29(歳)	600	850	2,700	450	650	2,700
30～49(歳)	650	900	2,700	500	700	2,700
50～64(歳)	650	900	2,700	500	700	2,700
65～74(歳)	600	850	2,700	500	700	2,700
75以上(歳)	550	800	2,700	450	650	2,700

「日本人の食事摂取基準」2020年版をもとに作成

※1　レチノール活性当量（μgRAE）
　　＝レチノール（μg）＋β-カロテン（μg）×1/12＋α-カロテン（μg）×1/24
　　＋β-クリプトキサンチン（μg）×1/24＋その他のプロビタミンAカロテノイド（μg）×1/24

※2　プロビタミンAカロテノイドを含む．

※3　プロビタミンAカロテノイドを含まない．

妊娠期などの付加量はp202に

ビタミンAには推定平均必要量と推奨量，
それに耐容上限量が定められているのか．
耐容上限量が設定されているのは，摂りすぎると身体に
悪影響があるって意味だよね．

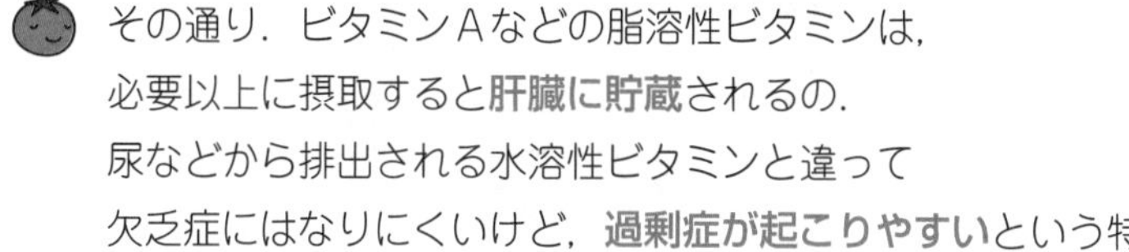

その通り．ビタミンAなどの脂溶性ビタミンは，
必要以上に摂取すると**肝臓に貯蔵**されるの．
尿などから排出される水溶性ビタミンと違って
欠乏症にはなりにくいけど，**過剰症が起こりやすい**という特徴があるわ．

comment

脂溶性ビタミンは，脂質とともに吸収されるため，胆汁酸による乳化作用が必要です．脂質の代謝(3，4章)でおさらいしましょう．

脂溶性ビタミンは摂り過ぎ注意なのね！
ビタミンAを多く含む食品を調べてみるわ．

▼ ビタミンAを多く含む食品

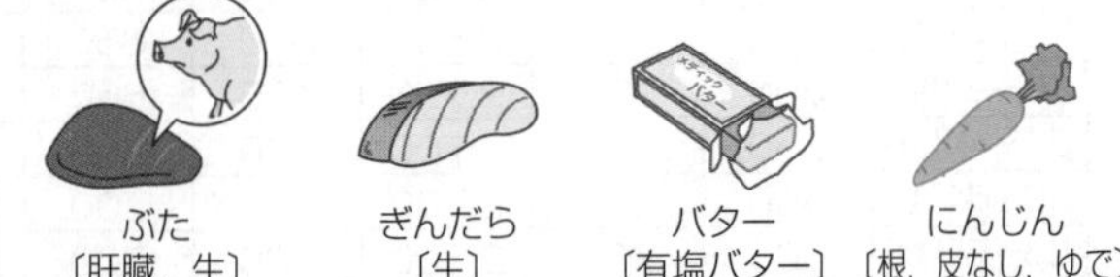

食品名	ぶた〔肝臓，生〕	ぎんだら〔生〕	バター〔有塩バター〕	にんじん〔根，皮なし，ゆで〕
可食部100gあたりの含有量※	13,000μgRAE	1,500μgRAE	520μgRAE	730μgRAE

※レチノール活性当量で表示．
「日本食品標準成分表2020年版（八訂）」をもとに作成

バランスの良い食事であれば，
ビタミンAが過剰になったり欠乏したりする可能性は，低いと考えられるわ．ただ，特に**サプリメント**などによる
レチノールの多量摂取には気をつけましょう．

▼ レチノール過剰摂取に注意

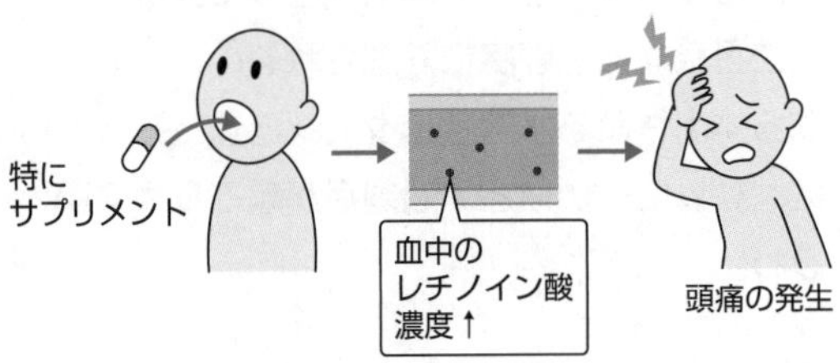

comment

ビタミンAの慢性的な過剰摂取では，肝臓の障害や頭蓋内圧の亢進，皮膚の落屑（らくせつ），脱毛，筋肉痛などが起こるとされています．

それと，実はプロビタミンAであるβ-カロテンは，過剰摂取による障害が**認められていない**の．多く摂っても，体内で必要な分だけが変換されるから，過剰にはならないと考えられているのよ．

へぇー，面白いね．

逆に，ビタミンAが欠乏することは問題ありなの．

▼ **ビタミンAの欠乏症**

原因

- ビタミンAを豊富に含む食品を十分に食べられない．低栄養状態（発展途上国）
- 母乳中のビタミンAが少ない
- 乳幼児の下痢症
- 慢性の下痢など

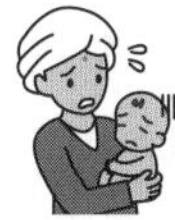

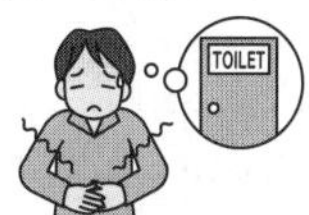

↓

ビタミンA欠乏症

- 眼球結膜乾燥症
- 夜盲症，暗順応反応低下
- 失明
- 上皮組織の角化
- 免疫能の低下

Chapter 6 脂溶性ビタミン

国試ひとくちメモ

夜盲症：網膜にある杆状体細胞内の**視紅**（**ロドプシン**）という光を感じる物質は，ビタミンAから合成されます．そのため，ビタミンAが欠乏するとロドプシンができにくくなり，杆状体細胞のはたらきに障害が起きて，暗い所で目が見えにくくなります．これが夜盲症です．（17122-1）

これは大変．十分摂取すべきなんだね．

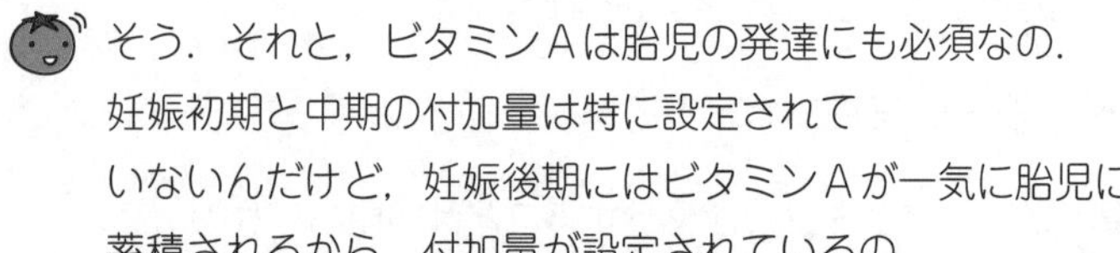

そう．それと，ビタミンAは胎児の発達にも必須なの．
妊娠初期と中期の付加量は特に設定されて
いないんだけど，妊娠後期にはビタミンAが一気に胎児に
蓄積されるから，付加量が設定されているの．

▼　**妊娠後期，授乳期のビタミンA付加量（単位：μgRAE/日）**

<table>
<tr><th colspan="2"></th><th>推定平均
必要量</th><th>推奨量</th><th>耐容
上限量</th></tr>
<tr><td colspan="2">18〜29歳女性</td><td>450</td><td>650</td><td rowspan="2">2,700</td></tr>
<tr><td colspan="2">30〜49歳女性</td><td>500</td><td>700</td></tr>
<tr><td rowspan="3">妊婦
付加量</td><td>初期</td><td>+0</td><td>+0</td><td rowspan="4">−</td></tr>
<tr><td>中期</td><td>+0</td><td>+0</td></tr>
<tr><td>後期</td><td>+60</td><td>+80</td></tr>
<tr><td colspan="2">授乳婦付加量</td><td>+300</td><td>+450</td></tr>
</table>

「日本人の食事摂取基準」2020年版をもとに作成

出産後の授乳期にも付加量が設定されているんだ．
欠乏すると失明のリスクがあるなら，
意識して摂るべきだね．

そういうことね．それじゃあ，
今度はビタミンDについてみていきましょう．

comment

緑黄色野菜には，黄色または赤色の色素であるカロテノイドが豊富に含まれます．カロテノイドの過剰摂取で起きるカロテノイド血症は，手掌や足底が黄色くなるものの，中毒症状は生じません．これはみかんなどのカロテン類を含む食品を食べすぎた際にみられる，いわゆる‘柑皮症（かんぴ）’のことです．

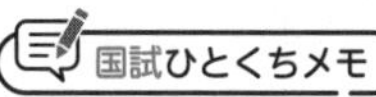

カロテノイド：カロテノイドには**抗酸化作用**や**抗発がん作用**があることがわかっています．（20076-2）

ビタミンD

（……ビタミンDってしくみが面白いから，
説明するのも楽しみだわ．）

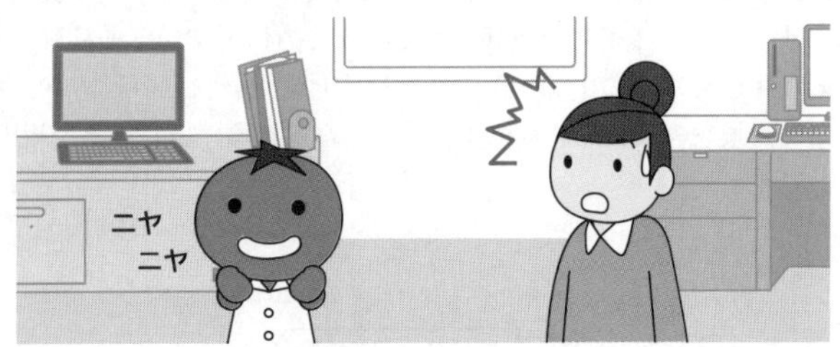

なにニヤニヤしてるのよトマト！
ビタミンDについて教えてくれるんでしょ？

えぇ．ビタミンDって面白いのよ．このビタミン，なんと
食事以外から身体に取り入れることができるの．

どっ，どういうこと？

実は人間の表皮にはビタミンDの
前駆体（プロビタミン）があるの．
これに紫外線が当たると，
ビタミンD_3（コレカルシフェロール）ができるのよ．

▼ 紫外線とビタミンD_3

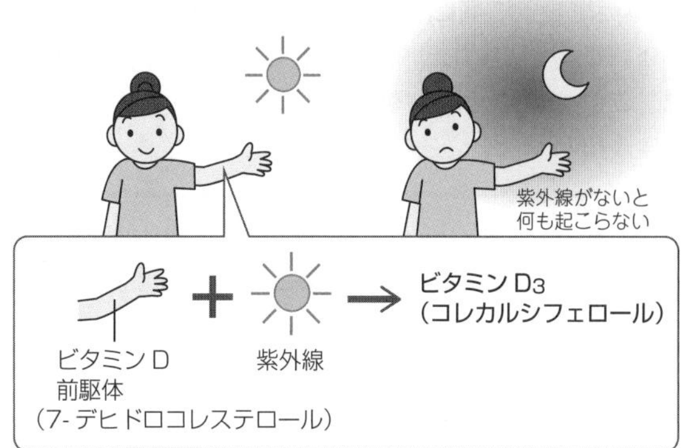

そうなんだ！

面白いでしょ．
ちなみに，食品から摂取するビタミンDは
きのこなどの植物性食品に含まれる**ビタミンD_2**と，
魚などの動物性食品に含まれる**ビタミンD_3**の
2種類に分けられるの．

▼ 食品中のビタミンD

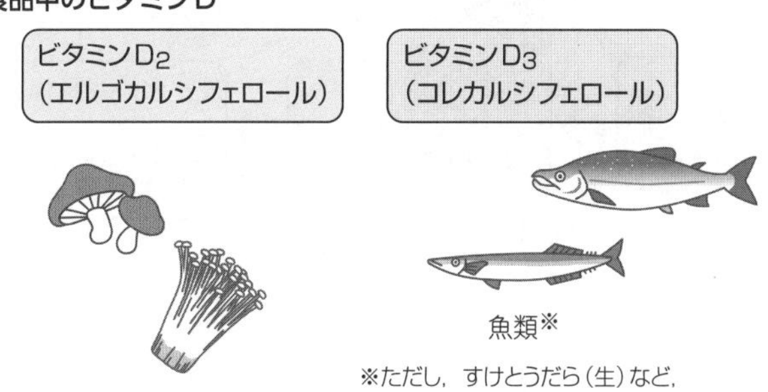

ビタミンD_2，D_3とも，体内で同等の効力を発揮すると考えられています

国試ひとくちメモ

きのこと紫外線：きのこ類にはもともとプロビタミンD_2（エルゴステロール）が含まれており，これに**紫外線が当たるとビタミンD_2に変化**します．そのため，きのこ類は天日干しをするとビタミンD_2を多く含有するようになります．（21050-5）

ちなみに，ビタミンDはきのこ類と魚類だけに含まれ，
それ以外の食品には，ほとんど含まれていないわ．

なんか，ビタミンDって結構
変わったビタミンだね．

確かに特徴的なビタミンね．さて，
日光浴でできたビタミンDも，食品中のビタミンDも，
どちらも**肝臓と腎臓で代謝されて，活性型となる**のよ．
ちなみに，ビタミンDは**活性型に変えないと**
作用が期待できないの．ここは大事なポイントよ．

▼ 活性型ビタミンD_3ができるまで

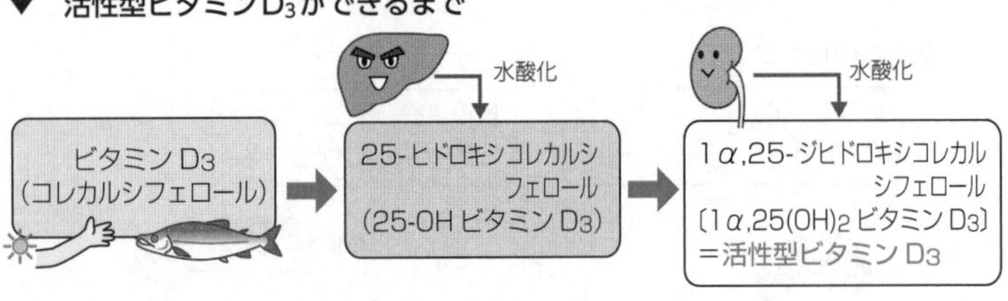

なるほどなぁ．
これだけいろいろな変化を経て活性型になった
活性型ビタミンD_3には，どんな役割があるの？

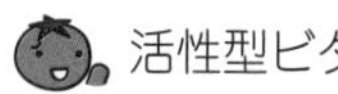

活性型ビタミンD_3は，
カルシウムの血中濃度を上げるために
小腸，**骨**，**腎臓**に強力に作用するの．

▼ **活性型ビタミンD_3の作用** 20076-1

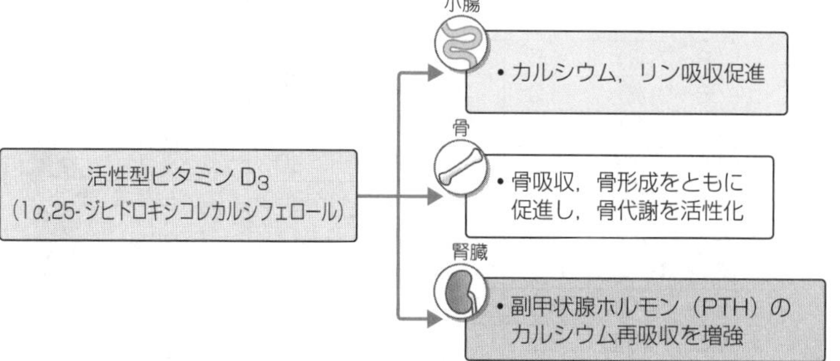

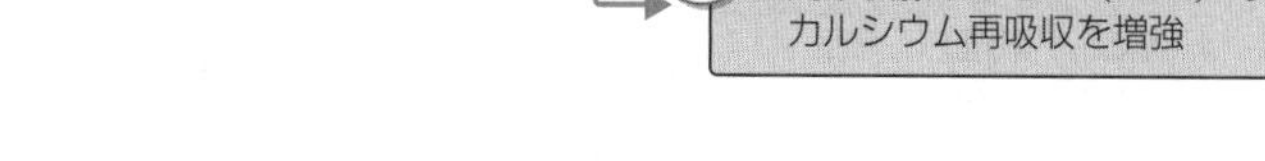

カルシウム，リン，骨代謝って，
骨に関わる作用が強いんだね．

えぇ．だから，しっかり摂ってほしい
ビタミンではあるんだけど，皮膚からも作られるから，
食品からどれくらい摂取するべきかは，
まだはっきりと分かっていないの．
食事摂取基準でも，推定平均必要量ではなく，
目安量が設定されているのよ．

▼ ビタミンDの食事摂取基準（μg/日）[1]

性別	男性		女性	
年齢等	目安量	耐容上限量	目安量	耐容上限量
0〜5(月)	5.0	25	5.0	25
6〜11(月)	5.0	25	5.0	25
1〜2(歳)	3.0	20	3.5	20
3〜5(歳)	3.5	30	4.0	30
6〜7(歳)	4.5	30	5.0	30
8〜9(歳)	5.0	40	6.0	40
10〜11(歳)	6.5	60	8.0	60
12〜14(歳)	8.0	80	9.5	80
15〜17(歳)	9.0	90	8.5	90
18〜29(歳)	8.5	100	8.5	100
30〜49(歳)	8.5	100	8.5	100
50〜64(歳)	8.5	100	8.5	100
65〜74(歳)	8.5	100	8.5	100
75以上(歳)	8.5	100	8.5	100

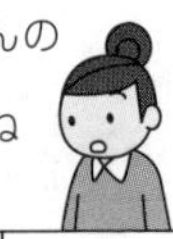

妊婦	目安量 8.5
授乳婦	目安量 8.5

1）日照により皮膚でビタミンDが産生されることを踏まえ，フレイル予防を図る者はもとより，全年齢区分を通じて，日常生活において可能な範囲内での適度な日光浴を心がけるとともに，ビタミンDの摂取については，日照時間を考慮に入れることが重要である．
「日本人の食事摂取基準2020年版」をもとに作成

comment

目安量は，推定平均必要量を算定するための十分な科学的根拠が得られない場合に設定されるものです．

確かに，沖縄みたいに日照時間が長い地域と，北海道のように短い地域とでは，皮膚で作られるビタミンDの量は結構違うはずだよね．

そう．今後データがそろえば変わってくる可能性もあるけれど，ひとまず目安量をおさえておきましょう．ちなみに，すべての世代で摂取量が目安量より少ないの．

▼ ビタミンDの摂取量

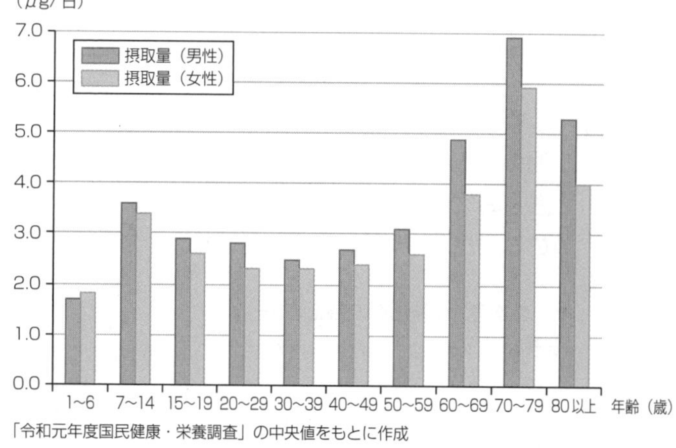

「令和元年度国民健康・栄養調査」の中央値をもとに作成

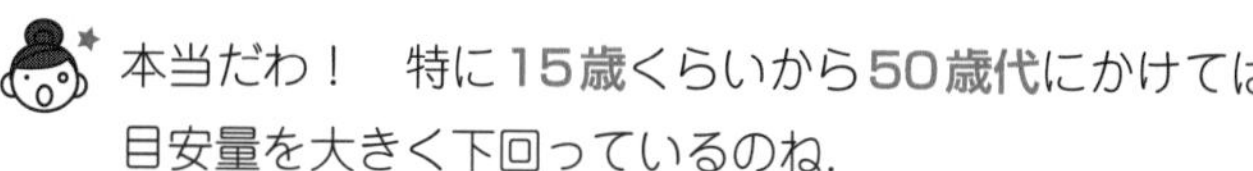

本当だわ！　特に**15歳**くらいから**50歳代**にかけては目安量を大きく下回っているのね．

そうなの．「日本人の食事摂取基準」が2020年に改定されて，目安量の値が上がった背景もあるんだけど，そもそもビタミンDはほとんどがきのこ類や魚類に含まれているから，これらの食品を口にしない人では，摂取量が少なくなりやすいのよ．

comment

近年の研究で，ビタミンD不足が骨折リスクであることを示す報告が増加していることなどから，「日本人の食事摂取基準（2020年版）」ではビタミンDの目安量の値が全体的に上昇しました．

なるほどなぁ．
ビタミンDが欠乏すると，どんな問題があるの？
骨代謝には影響しそうだけど….

そうね．主な欠乏症として有名なのが，
小児の**くる病**と，成人の**骨軟化症**ね．
どちらも成り立ちとしては同じで，
骨の石灰化が不十分になることが原因なの．

▼ くる病，骨軟化症の発症イメージ 21120-1

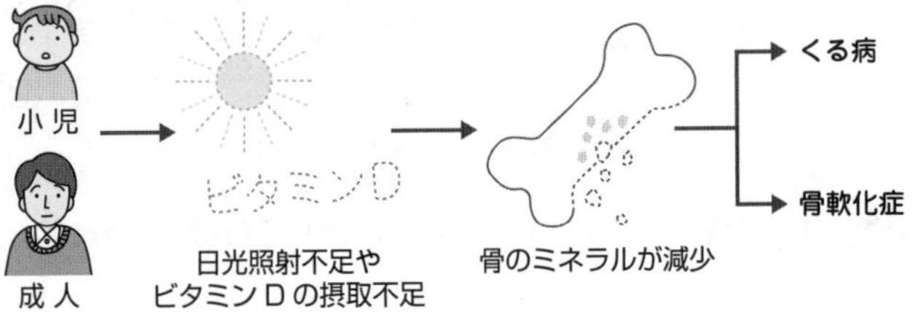

トマトに教えてもらって良かった．
ビタミンDには大事な役割があるんだね．
あっ，逆に摂りすぎたらどうなるの？

過剰症としては**高カルシウム血症**や**腎障害**が
認められるわね．ただ，前のページの摂取量の
グラフを見てもらえれば分かる通り，
欠乏の方が問題になりやすいといえるわ．
栄養機能表示でも，骨への効果を記載できるの．

▼ ビタミンDの栄養機能表示

ビタミンDは，腸管でのカルシウムの吸収を促進し，骨の形成を助ける栄養素です．

それじゃあしっかり摂って，日光浴もしよう！

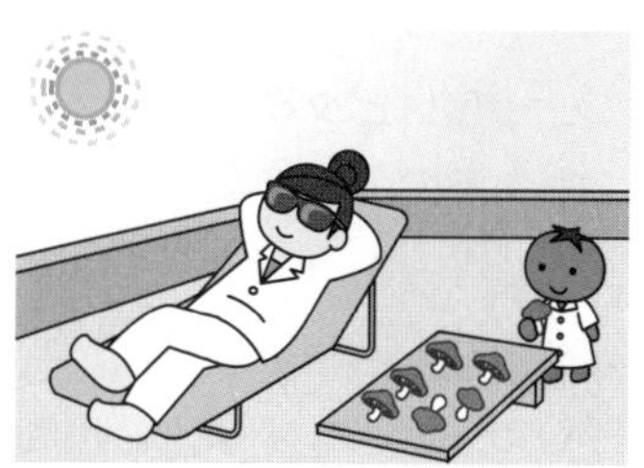

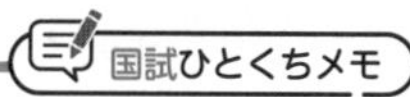

核内受容体：ビタミンA（レチノイン酸）や活性型ビタミンDは，**遺伝子の転写**にも関与しています．これらはステロイドホルモンと同様に，固有の"核内受容体"に結合することにより，直接遺伝子の転写を調節する働きがあります．これにはステロイド合成，発生・生殖，代謝，概日リズムなどに関与し，病理的作用をもたらすと言われています．（18078-2 20076-4）

ビタミンE

脂溶性ビタミンも残り2つ．今度はビタミンEね．
ビタミンEは，種類が8つもあるのよ．

▼ **ビタミンEの種類**

トコフェロール（α，β，γ，δ）
トコトリエノール（α，β，γ，δ）

ただし，血液や組織に存在するビタミンEのほとんどは
α-トコフェロールだから，
「日本人の食事摂取基準（2020年版）」では，
α-トコフェロールのみをビタミンEの摂取基準としているの．

comment

トコトリエノールはビタミンE の一種で強力な抗酸化作用を持っています．
コレステロール低下作用や動脈硬化予防効果があるといわれています．

そうなんだ．

ちなみにビタミンEは,
栄養機能食品ではこんな表示が可能なの.

▼ ビタミンEの栄養機能表示

ビタミンEは，抗酸化作用により，体内の脂質を酸化から守り，細胞の健康維持を助ける栄養素です.

comment

「日本食品標準成分表2020年版（八訂)」では，ビタミンEとして α-，β-，γ-，δ-トコフェロールの4つの成分を収載しています.

ビタミンEの抗酸化作用は有名だけど,
「体内の脂質を酸化から守る」っていうのは
よく知らなかったわ.
そもそも，抗酸化ってどういう意味なんだろう？

詳しく説明するわね.
まずは吸収までの流れをみていきましょう.

▼ ビタミンEは吸収後に肝臓へ

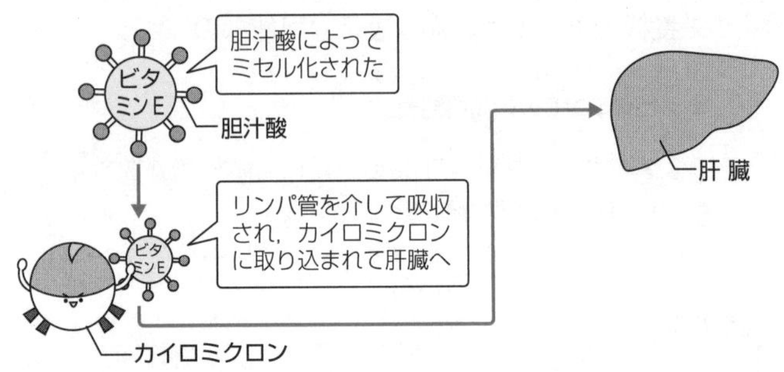

▼ 肝臓から血中へ

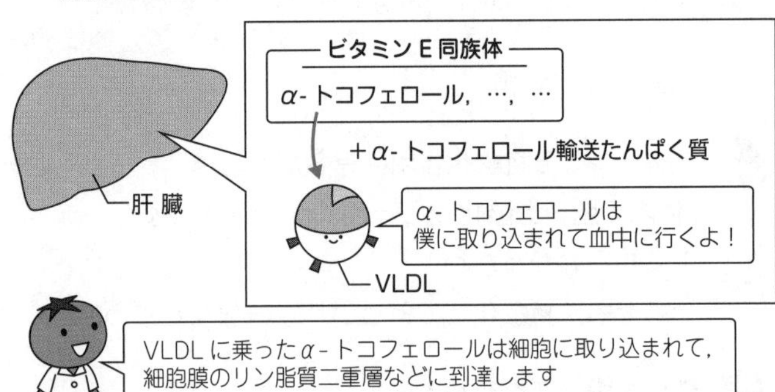

17081-1

ミセル化して，リンパ管を経由して吸収されるのか．
なんだか，脂質みたいな動きをするのね．
その後，肝臓から血中に進むんだ．
でもまだ，抗酸化をイメージできないわ．

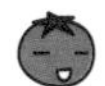

もう少し詳しく説明するわね.
体内にはたくさんの多価不飽和脂肪酸があるんだけど,
これらは常に酸化されやすいといえるの.
その**酸化を抑制**してくれるのが，ビタミンEなのよ. 18078-3

▼ 多価不飽和脂肪酸の酸化とビタミンE，Cのはたらき

18078-5 18079-2 19080-2

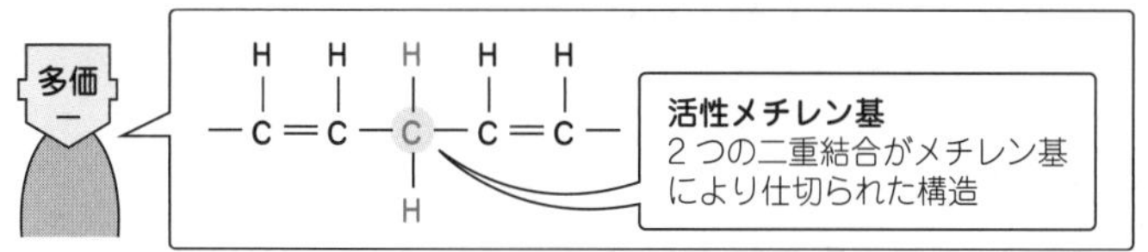

①多価不飽和脂肪酸は，その構造にメチレン基を持っている.
メチレン基を持っていると酸化されやすい.

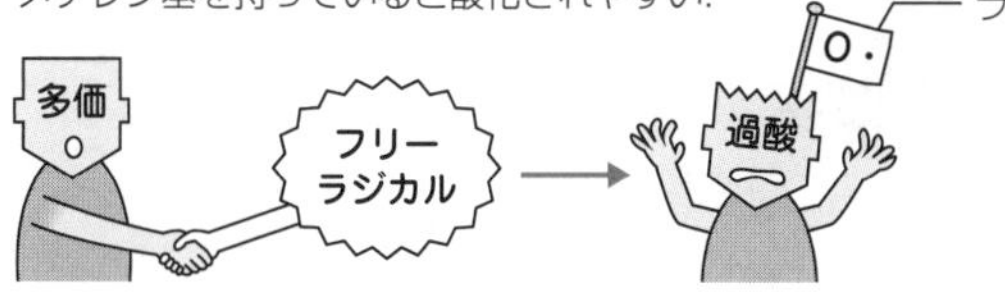

②多価不飽和脂肪酸とフリーラジカルが反応することで,
過酸化脂質ができてしまう.

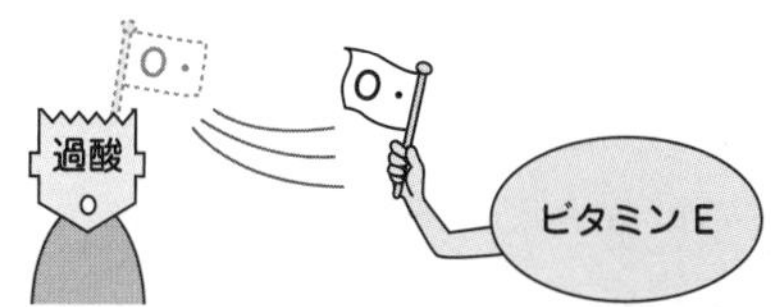

③ビタミン E は，過酸化脂質のラジカルを除去する.
つまり，脂質の酸化が抑制され，過酸化脂質は脂肪酸に還元される.

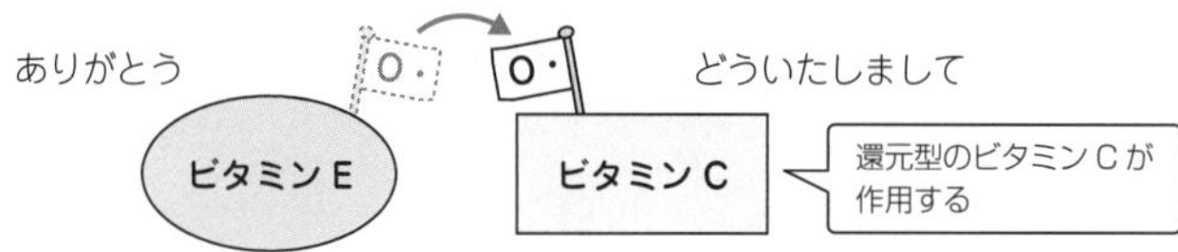

④今度はビタミン C が，ラジカルを持ったビタミン E に作用して，ラジカルを
除去する．これによりビタミン E は還元され，また作用できるようになる.

ビタミンEとCが，
過酸化脂質の還元に作用するんだ．
だから抗酸化作用があるんだね．

そういうこと．ちなみに，ビタミンEやビタミンCは，
この酸化を防止する機能が注目されているから，
酸化防止剤や，食品の栄養強化として
用いられることもあるの．

そうなんだ．あっ，そういえば私のリップクリーム…….

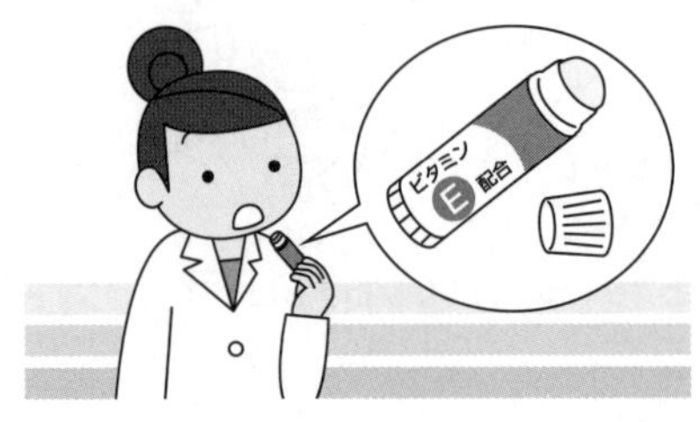

こういうものにもビタミンEが
含まれていることがあるんだね．それと，
食品では，アーモンドに多く含まれているイメージだわ．

そうね．ちょっと確認しておきましょう．

▼ ビタミンEを多く含む食品

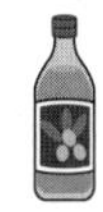
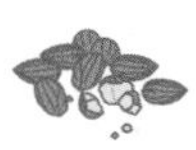
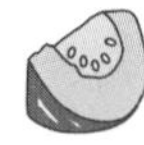

食品名	ポテトチップス	オリーブ油	アーモンド〔いり，無塩〕	西洋かぼちゃ〔果実，ゆで〕
可食部100g あたりの含有量※	6.2mg	7.4mg	29.0mg	4.7mg

※α- トコフェロールの含有量で表示.
「日本食品標準成分表 2020 年版 (八訂)」をもとに作成

アーモンド以外にも多く含んでいる食品があるんだね.
かぼちゃ，大好物……．それじゃあ，
毎日どの程度摂取すべきか確認してみよう.

▼ ビタミンEの食事摂取基準（単位：mg/日）[1]

年齢	男性 目安量	男性 耐容上限量	女性 目安量	女性 耐容上限量
0~5(月)	男女とも目安量 3.0			
6~11(月)	男女とも目安量 4.0			
1~2(歳)	3.0	150	3.0	150
3~5(歳)	4.0	200	4.0	200
6~7(歳)	5.0	300	5.0	300
8~9(歳)	5.0	350	5.0	350
10~11(歳)	5.5	450	5.5	450
12~14(歳)	6.5	650	6.0	600
15~17(歳)	7.0	750	5.5	650
18~29(歳)	6.0	850	5.0	650
30~49(歳)	6.0	900	5.5	700
50~64(歳)	7.0	850	6.0	700
65~74(歳)	7.0	850	6.5	650
75 以上(歳)	6.5	750	6.5	650

「日本人の食事摂取基準」2020 年版をもとに作成
※1　α- トコフェロールについて算定した. α- トコフェロール以外のビタミン E は含んでいない.

その他, 妊婦 6.5mg, 授乳婦 7.0mg の目安量が設定されています

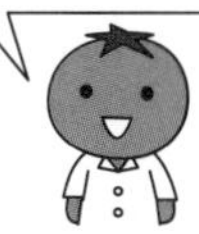

Chapter 6 脂溶性ビタミン

なんだか，目安量と耐容上限量にずいぶん差があるわね．

実はビタミンEについては十分な報告がなくて，
今のところ推定平均必要量は設定されていないの．
便宜的に目安量が設定されているの．

ということは，目安程度に考えておけばいいんだね．

そういうこと．ちなみに，通常の食品からの摂取では，
ビタミンEの欠乏症や過剰症は認められていないわ．

そうはいっても「抗酸化」っていうのは
魅力的なキーワードよね．意識して摂るようにしたいな．

comment

「日本人の食事摂取基準（2020年版）」では，動物におけるビタミンE欠乏実験により，不妊や脳軟化症，肝臓壊死，腎障害，溶血性貧血，筋ジストロフィーがみられるとしており，過剰症として出血傾向が上昇すると解説しています．ただし，通常の食品からの摂取では，ビタミンEの欠乏症，過剰症はないとしています．

ビタミンK

脂溶性ビタミンの説明も
最後のビタミンKまで来たわね.

20076-3
ビタミンKって,血液凝固に作用するんだよね.
って,血液凝固のメカニズムもよく分かってない…….

せっかくだからそこから説明するわね.
血液凝固は,止血の要素として大事なの.
止血は,次の流れで行われるのよ.

▼ **止血の流れ**

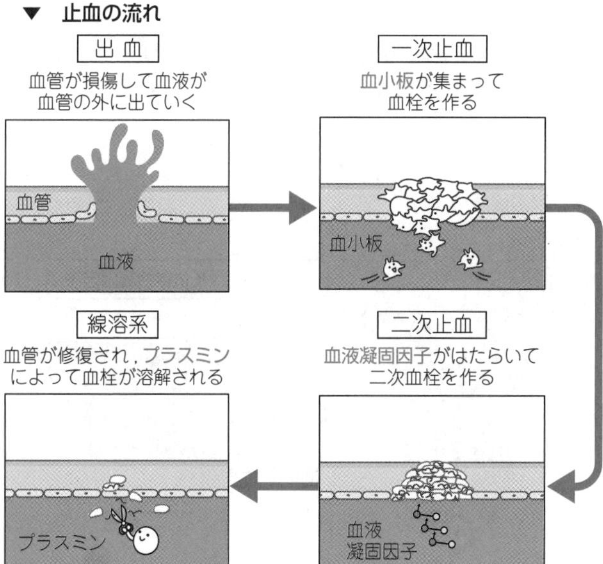

まず，一次止血の主役は血小板なの．
損傷箇所に血小板が集まって血栓を作るのよ．

それだけでは，ちゃんと止血できないの？

そうなの．一次止血された箇所に
凝固因子が集まって繊維素（フィブリン）を形成し，
二次止血されると，しっかり止血されるのよ．

そうなんだ．この二次止血のために，
血液凝固因子がはたらいてくれているの？

そうなの．血液凝固因子は14種類あって，
それらの凝固因子が**連続的に活性化して**
フィブリンを産生すると考えられているの．
そして，凝固因子のうちの4つについては，
産生のためにビタミンKが必要なの．

▼ **凝固因子**

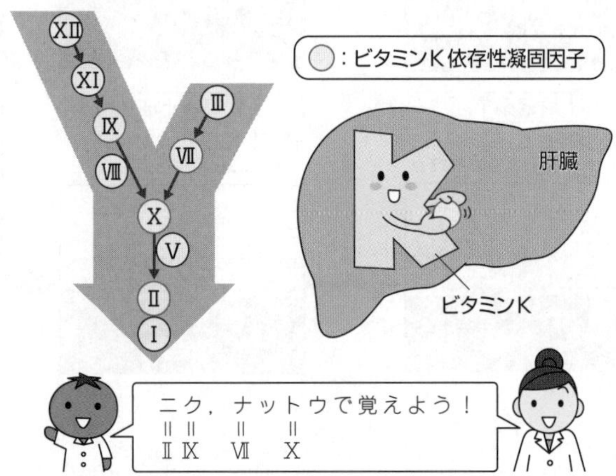

ここでビタミンKが出てくるんだね.

ビタミンKが欠乏すると，血液の凝固が
うまくいかずに**凝固にかかる時間が長くなる**わ.
新生児や**肝疾患を抱えている方**では特に注意が必要なの.
栄養機能表示でも，血液凝固について表示できるのよ.

▼ **ビタミンKの栄養機能表示**

ビタミンKは，正常な血液凝固能を維持する栄養素です.

Chapter 6 脂溶性ビタミン

なるほどね．一般的な食事で欠乏することはないの？

えぇ．食事から十分摂取できることに加えて，
人間は**腸内細菌**によって少量のビタミンKを
合成しているから，欠乏のリスクは少ないの.

ビタミンDは皮膚で合成されるって学んだけど，ビタミンKは腸内細菌が合成してくれるんだ！

そう．ちなみに他にも，腸内細菌は以下のようなビタミンを合成しているのよ．

▼　**腸内細菌が合成する主なビタミン**　17081-2 21076-3

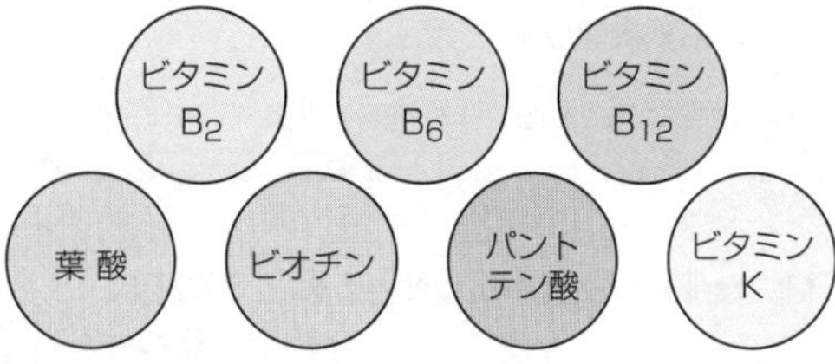

comment

健康な人ではビタミンKの欠乏リスクは低いものの，抗生物質などの摂取によって腸内細菌の活性が落ちてしまうと，ビタミンKが欠乏する可能性もあります．ビタミンKの欠乏を測る指標にはプロトロンビン時間があり，ビタミンK欠乏により血液凝固反応が阻害されると，プロトロンビン時間が延長します．

こんなにたくさん？

そうなの．ビタミンは，
基本的には体内では合成できないから，
体外からの摂取が必要なんだけど，
一部のビタミンは腸内細菌が
合成することは知っておきましょう．

びっくりだわ．

ちなみに，ビタミンKについては，
推定平均必要量などを算出する科学的根拠は
不足しているから，目安量が設定されているの．

▼ **ビタミンKの食事摂取基準（単位：μg/日）**

性別	男性	女性
年齢等	目安量	目安量
0～5（月）	4	4
6～11（月）	7	7
1～2（歳）	50	60
3～5（歳）	60	70
6～7（歳）	80	90
8～9（歳）	90	110
10～11（歳）	110	140
12～14（歳）	140	170
15～17（歳）	160	150
18～29（歳）	150	150
30～49（歳）	150	150
50～64（歳）	150	150
65～74（歳）	150	150
75以上（歳）	150	150
妊婦	―	150
授乳婦	―	150

「日本人の食事摂取基準」2020年版をもとに作成

あれ，ビタミンKは脂溶性ビタミンなのに
耐容上限量が設定されていないの？

ええ．ビタミンKは多量に摂取しても
毒性が認められていないので，脂溶性ビタミンのなかで
唯一耐容上限量が設定されてないビタミンなの．
ただし，血液凝固阻害薬であるワルファリンを
服用している人は，ビタミンKで薬の効果が弱まるので注意が必要よ．

わかったわ！
ビタミンって，種類によって役割が全然違うんだね．
かなりいろいろ説明してもらった感じがするけれど，
まだ脂溶性ビタミンだけなんだよね？

そうなの．水溶性ビタミンについては，
ひとやすみしてから学んでいきましょう．
コーヒーでも淹れようかしら．

賛成！　クッキーもあるよ！

comment

ビタミンKは，骨に存在するオステオカルシンというたんぱく質を活性化させ，骨形成を促す作用も認められています．

Check it out!

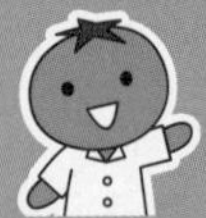

覚えられましたか？

この章の重要事項を赤シートで隠してチェック！

- ☐ プロビタミンAには，α-カロテンやβ-カロテンなどがあり，最終的に小腸でレチナールとして吸収された後，レチニルエステルに変換され，視覚の正常化や成長促進などにはたらく．(p195-197)
- ☐ β-カロテンは，レチノールに比べて吸収率が1/6，転換効率は1/2であり，両者を掛け合わせた生体利用率は1/12である．(p197，198)
- ☐ ビタミンD_2とD_3は，肝臓と腎臓で代謝され，活性型となることで，カルシウムの吸収促進や骨の形成などに作用できるようになる．(p205-207)
- ☐ ビタミンEは，過酸化脂質のラジカルを除去することで脂肪酸に還元し，脂質の酸化を抑制する抗酸化作用がある．(p215)
- ☐ ビタミンKは，ビタミンK依存性凝固因子（Ⅱ，Ⅸ，Ⅶ，Ⅹ）の産生にはたらき，凝固因子がフィブリンを形成することで，血液の凝固に関わっている．(p220)

国試にチャレンジ

この章を読むと解けるようになる国試問題が別冊に収録されています．章の内容が理解できているか，チェックしてみましょう！

別冊 p.12 へ

QB・RBを活用しよう

この章と関連した問題集『クエスチョン・バンク』，参考書『レビューブック』のページを下記のQRコードで確認しましょう！

水溶性ビタミン

9つある水溶性ビタミンは，主に補酵素として，さまざまな代謝をアシストする役割を担っています．それぞれのビタミンの特徴と，欠乏するとどんな問題があるのか，学んでいきましょう．

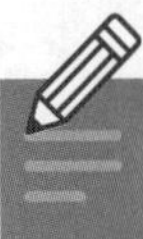

水溶性ビタミン

コーヒー飲んでリフレッシュ！
さぁ，今度は水溶性ビタミンね．

水溶性ビタミンは９種類もあるんだけれど，
実はそのうちの８種類はビタミンＢ群に属していて，
あとはビタミンＣだけなのよ．

へぇ．ビタミンＢ群だけたくさんあるのね．

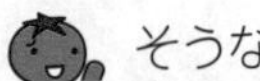

そうなの．
ビタミンＢ群は代謝の際の
補酵素としてはたらくケースが多いので，
どれも実は重要な役割をもっているのよ．
今回は数が多いけど，一つずつしっかり説明するわね．

うん．私も頑張る！

▼ **水溶性ビタミンの収録ページインデックス**

	B_1	B_2	B_6	B_{12}，葉酸	ナイアシン	ビオチン，パントテン酸	C
掲載ページ	p233	p238	p241	p244	p252	p257	p258

補酵素としてのビタミンB群

そもそも，補酵素の役割って何なんだろう．
「酵素をアシストする」ってことかなぁ．

そうね．英語で酵素は「enzyme」，
補酵素は「coenzyme」というの．
接頭語の「co」は「〜とともに」という意味だから，
酵素が行う化学反応をサポートする（触媒する）
物質と考えればよいわ．

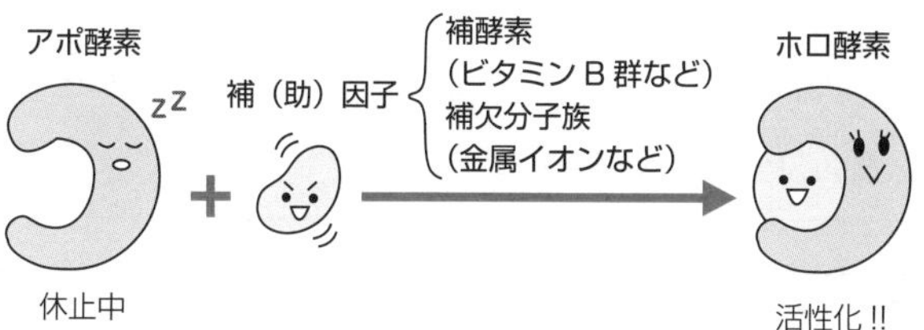

ビタミンB群は，補酵素として
具体的にどんな役割があるの？

補酵素として作用する代謝経路は，
それぞれのビタミンによって全然違うの．たとえば，
ビタミンB_1は糖質代謝に，ビタミンB_2やナイアシンは
エネルギーの産生に関わっているのよ．
その他の補酵素も含めて，確認しておきましょう．

▼ 補酵素としてのビタミンB群

18079-1

■ ビタミン B_1（チアミン）

補酵素名	ThDP（チアミンニリン酸）
+ピルビン酸デヒドロゲナーゼ複合体 →	ピルビン酸からアセチル CoA への変換に関与（p231 参照）
+2-オキソグルタル酸デヒドロゲナーゼ複合体 →	TCA サイクルに関与（p231 参照）
+トランスケトラーゼ →	ペントースリン酸回路に関与（p87 参照）

■ ビタミン B_2（リボフラビン）

補酵素名	FMN（フラビンモノヌクレオチド） FAD（フラビンアデニンジヌクレオチド）
FMN +NADH デヒドロゲナーゼ →	電子伝達系に関与（p57 参照）
FAD +ピルビン酸デヒドロゲナーゼ複合体 +2-オキソグルタル酸デヒドロゲナーゼ複合体 +コハク酸デヒドロゲナーゼ	TCA サイクルに関与（p231 参照）

■ ナイアシン

補酵素名	NAD（ニコチンアミドアデニンジヌクレオチド） NADP（ニコチンアミドアデニンジヌクレオチドリン酸）
NAD^+（NAD の酸化型） +NADH デヒドロゲナーゼ →	ピルビン酸からアセチル CoA への変換に関与（p231 参照）
+イソクエン酸デヒドロゲナーゼ +2-オキソグルタル酸デヒドロゲナーゼ複合体 +リンゴ酸デヒドロゲナーゼ	TCA サイクルに関与（p231 参照）
+3-ヒドロキシアシル CoA デヒドロゲナーゼ →	脂質β酸化に関与
NADP +6-ホスホグルコン酸デヒドロゲナーゼ →	ペントースリン酸回路に関与（p87 参照）

その他のビタミン B 群のはたらきは↓から！

ビタミン B_6 → p241 参照
葉酸，ビタミン B_{12} → p244 参照
ビオチン → p257 参照
パントテン酸 → p257 参照

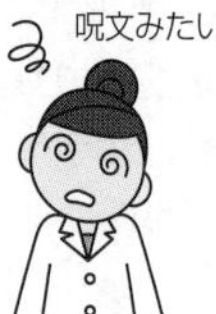

さすがに，一気には理解できない…….

カタカナも多いし仕方ないわよね.
分かりやすいところだと，糖質代謝関連では
ビタミンB群が欠かせないから，
まずはTCAサイクルを例に確認してみましょう.

TCAサイクルって，解糖系でできたピルビン酸を
どんどん変化させるんだったわよね (p72参照).

そう．TCAサイクルでは，**ビタミンB_1**，**B_2**，**ナイアシン**，
パントテン酸といった**ビタミンB群**が
補酵素としてしっかりはたらいているの.

▼ **TCAサイクルと補酵素（カッコ内の赤字が補酵素名）**

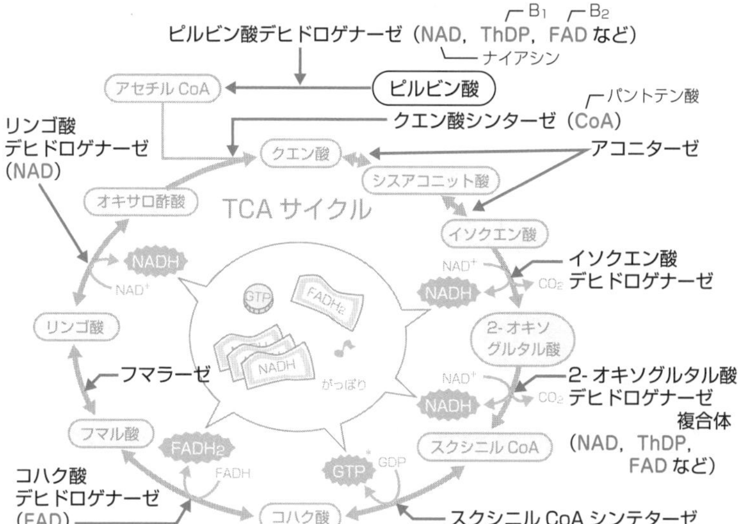

* GTP（guanosine triphosphate）は，ADPと反応し，ATPとGDP（guanosine diphosphate）へと変換される．GTP+ADP⇄GDP+ATP．そのため，GTP 1 分子は，ATP 1 分子と考えます.

Chapter 7 水溶性ビタミン

ピルビン酸からアセチルCoAに変換する段階で，
ナイアシンやビタミンB_1が作用しているんだ．
その先でもパントテン酸やビタミンB_2が
はたらいてくれているんだね．

ビタミンB群の大事さが分かってもらえたかしら？

うん．ATPを合成するには，
糖質を摂るだけではダメなんだね．ビタミンB群も
こんなに糖質代謝に深く関わっているんだ．

そうなの．それじゃあ，今度はビタミンB群の
個別の特徴についてもみていきましょう．

ビタミンB_1（チアミン）

ビタミンB_1はTCAサイクルに関わるんだよね.

それ以外に，ピルビン酸からアセチルCoAへの変換や，ペントースリン酸回路にも関わるのよ.

▼ ビタミンB_1と糖質代謝

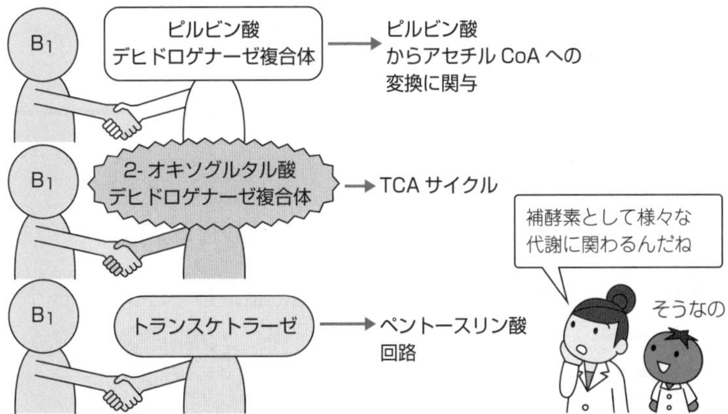

comment

ビタミンB_1を補酵素として利用している酵素にはもう1つトランスケトラーゼがあります．トランスケトラーゼはペントースリン酸回路(p87参照)に関わる酵素で，赤血球中のこの酵素の活性を測定することでビタミンB_1欠乏症を診断します.

大事なビタミンなんだなぁ.

このように，糖質の代謝と深く関わっているから，
糖質を**多く摂った**ときにはビタミンB_1を**多く**摂りたいし，
糖質摂取量が**少ない**ときは，
ビタミンB_1も**少なくて**OKと考えられるの．

国試ひとくちメモ

ビタミンB_1と乳酸アシドーシス：ビタミンB_1はピルビン酸からアセチルCoAへの代謝に関わります．そのため，欠乏すると，アセチルCoAがうまく作れず，代わりに**乳酸の産生が増加**します．乳酸は酸性の物質なので，増えすぎるとアシドーシスの原因となります．中心静脈栄養などでは糖代謝が亢進してビタミンB_1が不足しがちなので，十分に補給する必要があります．（17080-3 19079-1）

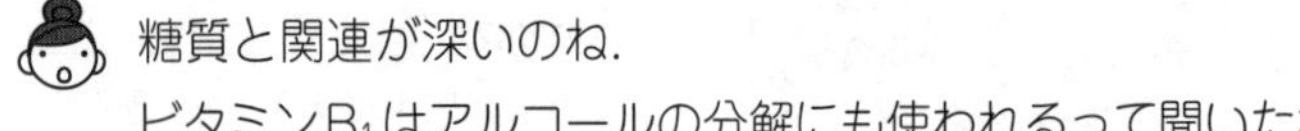

糖質と関連が深いのね．
ビタミンB_1はアルコールの分解にも使われるって聞いたわよ．

そうよ．だからアルコールを大量に摂取してビタミンB_1が欠乏してしまうと問題なの．**ウェルニッケ脳症**などの発症にもつながるのよ．21120-2

お酒をたくさん飲む人は，ビタミンB_1の不足に注意が必要なのね．
ところで栄養機能食品の栄養機能表示はどうなっているの？

▼ **ビタミンB_1の栄養機能表示**

ビタミンB_1は，炭水化物からのエネルギー産生と皮膚や粘膜の健康維持を助ける栄養素です．

「皮膚や粘膜の健康維持を助ける」！
私，これからしっかりビタミンB_1摂るわ！
どんな食品に多く含まれているのか教えて！

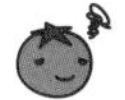

落ち着きなさいよ．ビタミンB_1は
食品では，玄米などに多く含まれているわ．

▼ **ビタミンB_1を多く含む食品**

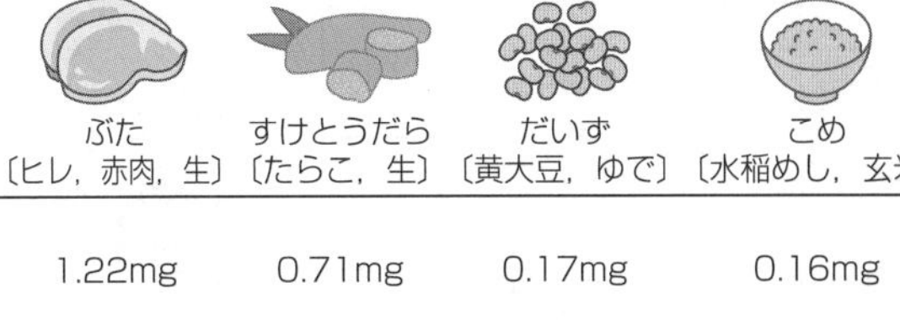

食品名	ぶた〔ヒレ，赤肉，生〕	すけとうだら〔たらこ，生〕	だいず〔黄大豆，ゆで〕	こめ〔水稲めし，玄米〕
可食部100gあたりの含有量	1.22mg	0.71mg	0.17mg	0.16mg

「日本食品標準成分表 2020 年版（八訂）」をもとに作成

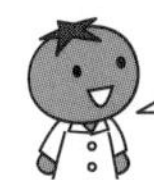

精米してしまうとビタミンB_1は減少します．
ちなみに精米時のぬかを原料とするぬか漬けは
ビタミンB_1を含むため，組み合わせることで
精白米で失われる分を補うことができます

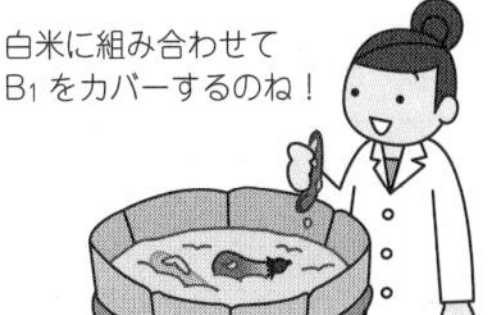

米ぬかの部分に多いんだ．
じゃあビタミンB_1を摂るには玄米食にしたり，
ぬか漬けをたっぷり食べたりすればいいのね！

ちょっと待って．ビタミンB_1を含む水溶性ビタミンは，
脂溶性ビタミンと違って水に溶けやすい性質があるの．
必要以上に摂取された分は**尿として排泄**されてしまうのよ．17081-4
ビタミンB_1の食事摂取基準をみてみましょう．

▼ ビタミンB₁の食事摂取基準（単位：mg/日）[1 2]

年齢等	男性 推定平均必要量	男性 推奨量	女性 推定平均必要量	女性 推奨量
0～5（月）	男女とも目安量 0.1			
6～11（月）	男女とも目安量 0.2			
1～2（歳）	0.4	0.5	0.4	0.5
3～5（歳）	0.6	0.7	0.6	0.7
6～7（歳）	0.7	0.8	0.7	0.8
8～9（歳）	0.8	1.0	0.8	0.9
10～11（歳）	1.0	1.2	0.9	1.1
12～14（歳）	1.2	1.4	1.1	1.3
15～17（歳）	1.3	1.5	1.0	1.2
18～29（歳）	1.2	1.4	0.9	1.1
30～49（歳）	1.2	1.4	0.9	1.1
50～64（歳）	1.1	1.3	0.9	1.1
65～74（歳）	1.1	1.3	0.9	1.1
75以上（歳）	1.0	1.2	0.8	0.9
妊婦付加量			+0.2	+0.2
授乳婦付加量			+0.2	+0.2

1）チアミン塩化物塩酸塩（分子量 =337.3）の重量として示した．
2）身体活動レベルⅡの推定エネルギー必要量を用いて算定した．
特記事項：推定平均必要量は，ビタミン B₁ の欠乏症である脚気を予防するに足る最小必要量からではなく，尿中にビタミン B₁ の排泄量が増大し始める摂取量（体内飽和量）から算定．
「日本人の食事摂取基準」2020 年版をもとに作成

ビタミン B_1 と，この後説明するビタミン B_2 は，尿中の排泄量が増大し始める摂取量を推定平均必要量として設定しています

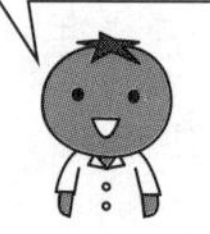

これくらい摂ればいいのね．でも排出されちゃうってことは，過剰症のある脂溶性ビタミンとは違って，水溶性ビタミンはたくさん摂取しても大丈夫ってことなのかな？

確かにビタミンB_1には耐容上限量が設定されていないけど，水溶性ビタミンでも，ナイアシン，ビタミンB_6，葉酸には耐容上限量が設定されているので注意してね．

comment

設定のための十分なエビデンスがないために耐容上限量が設定されていない栄養素もあります．設定がないからといって，過剰に摂ることは控えましょう．

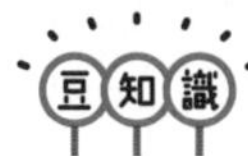

脚気とビタミンB_1

明治の初めごろ，日本の海軍ではビタミンB_1不足による脚気に多くの将兵が苦しめられていました．1882（明治15）年に海軍軍医大監に命ぜられた**高木兼寛**は，脚気の原因が白米中心の食事にあると仮定し，海軍の食事を和食から洋食に，さらには主食を当時の日本人にはパンよりもなじみのあった麦飯に変更し，実験をしました．その結果，脚気にかかる軍人が減少したことで，食事と脚気の関係が証明されたのです．高木の行ったことは，日本における疫学研究のはしりだったといえるでしょう．もっとも，高木自身は，たんぱく質の不足と炭水化物の過剰摂取こそが脚気の原因だと考えていたようです．

一方で，作家であり医師でもあった森鷗外は，脚気が細菌により生じるという説を支持し，脚気栄養原因説を批判し続けたといいます．

ちなみに高木が取り入れた洋食の１つはカレーであり，現在でも海上自衛隊では毎週金曜日にカレーを食べる習慣が残っています．

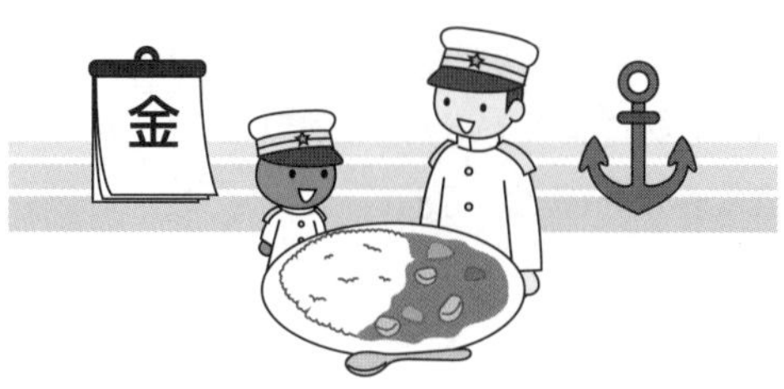

ビタミンB2（リボフラビン）

ビタミンB2もTCAサイクルの補酵素だったわよね（p231参照）.

ええ．でもそれだけではなく，
脂肪酸のβ酸化（p133参照）にも関わっているのよ．

▼ **脂肪酸のβ酸化とビタミンB2**

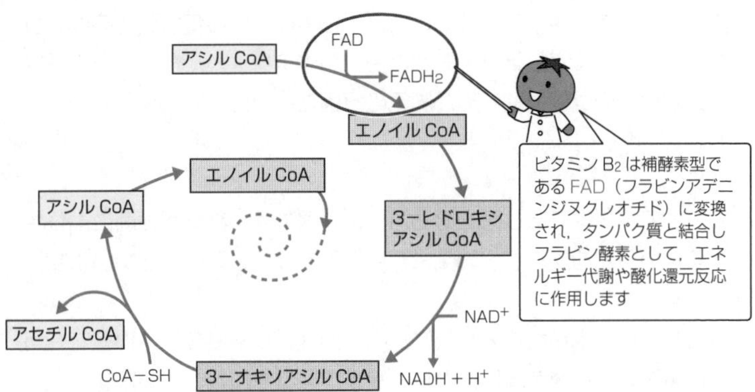

ちょっと地味な印象のビタミンだったけど，
やっぱり身体には欠かせないんだね．
栄養機能表示も確認しておこう．

▼ ビタミンB_2の栄養機能表示

ビタミンB_2は，皮膚や粘膜の健康維持を助ける栄養素です．

ビタミンB_1と同じ表示が認められているんだね．
それならやっぱりちゃんと摂っておきたい…….
多く含む食品を確認しておこう．

▼ ビタミンB_2を多く含む食品

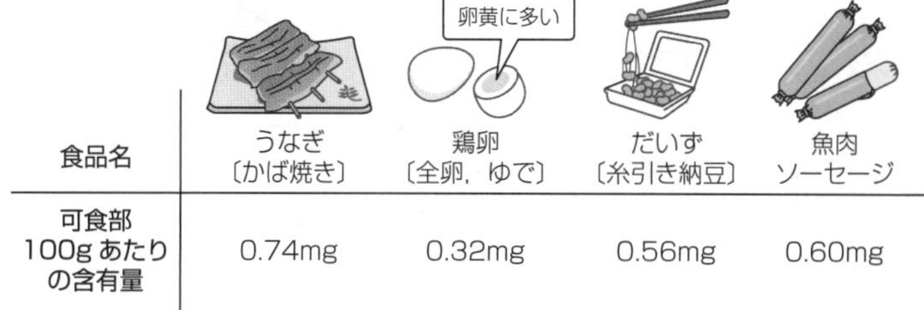

食品名	うなぎ〔かば焼き〕	鶏卵〔全卵，ゆで〕	だいず〔糸引き納豆〕	魚肉ソーセージ
可食部100g あたりの含有量	0.74mg	0.32mg	0.56mg	0.60mg

「日本食品標準成分表 2020 年版（八訂）」をもとに作成

comment

食品中のビタミンB_2（リボフラビン）は，フラビン・アデニン・ジヌクレオチド（FAD）およびフラビン・モノヌクレオチド（FMN）のたんぱく質複合体として存在します．

うなぎも納豆も大好き！
食事摂取基準も確認しておこう．

▼ ビタミンB_2の食事摂取基準（単位：mg/日）[1]

年齢等	男性 推定平均必要量	男性 推奨量	女性 推定平均必要量	女性 推奨量
0～5（月）	男女とも目安量 0.3			
6～11（月）	男女とも目安量 0.4			
1～2（歳）	0.5	0.6	0.5	0.5
3～5（歳）	0.7	0.8	0.6	0.8
6～7（歳）	0.8	0.9	0.7	0.9
8～9（歳）	0.9	1.1	0.9	1.0
10～11（歳）	1.1	1.4	1.0	1.3
12～14（歳）	1.3	1.6	1.2	1.4
15～17（歳）	1.4	1.7	1.2	1.4
18～29（歳）	1.3	1.6	1.0	1.2
30～49（歳）	1.3	1.6	1.0	1.2
50～64（歳）	1.2	1.5	1.0	1.2
65～74（歳）	1.2	1.5	1.0	1.2
75以上（歳）	1.1	1.3	0.9	1.0
妊婦付加量			+0.2	+0.3
授乳婦付加量			+0.5	+0.6

1）身体活動レベルⅡの推定エネルギー必要量を用いて算定した．
特記事項：推定平均必要量は，ビタミンB_2の欠乏症である口唇炎，口角炎，舌炎などの皮膚炎を予防するに足る最小量からではなく，尿中にビタミンB_2の排泄量が増大し始める摂取量（体内飽和量）から算定．
「日本人の食事摂取基準」2020年版をもとに作成

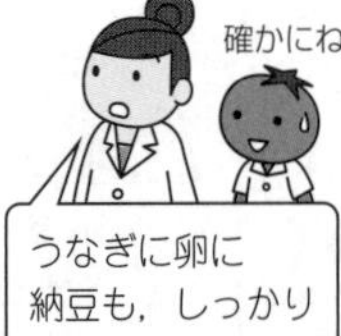
確かにね
うなぎに卵に
納豆も，しっかり
食べていれば
不足しないわね

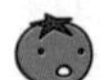

ちなみに，ビタミンB_2は欠乏すると
口角炎や**口唇炎**，**脂漏性皮膚炎**などの原因となるの．
皮膚を健康な状態に保つためにも，摂っておきたいわね．

ビタミンB_6(ピリドキシンなど)

今度はビタミンB_6についてみていきましょう.
ビタミンB_6は, 前に説明したように, たんぱく質の
アミノ基転移反応の補酵素として用いられるなど,
アミノ酸が関与する反応で重要な役割をしているの.

具体的に, どう関わるの?

アミノ酸を分解する
アミノ基転移酵素の補酵素として関わるのよ.

▼ **たんぱく質, アミノ酸の異化とビタミンB_6**

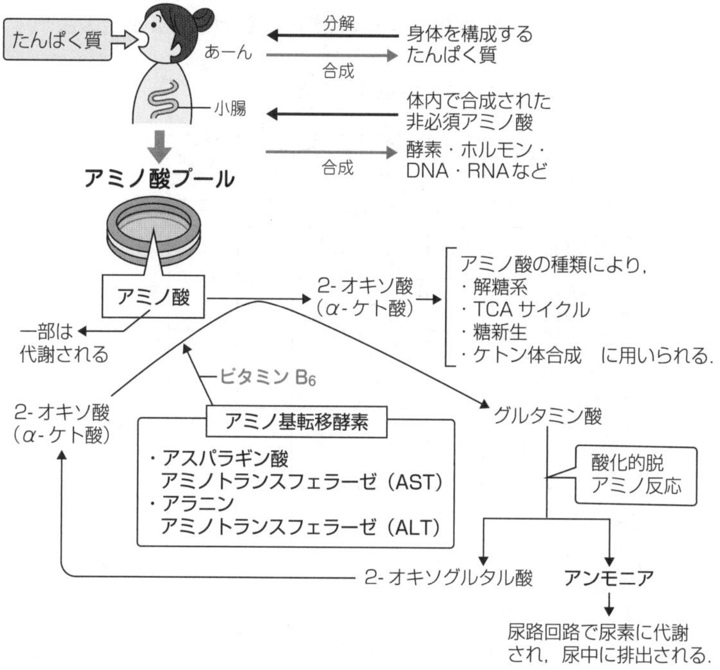

アミノ酸の分解に関わる酵素の補酵素として
ビタミンB_6が必要なんだ．なるほどなぁ．
栄養機能表示も確認しておこう．

▼ **ビタミンB_6の栄養機能表示**

> ビタミンB_6は，たんぱく質からのエネルギーの産生と皮膚や粘膜の健康維持を助ける栄養素です．

やっぱりたんぱく質のことが明記されているんだね．

そうなの．たんぱく質とビタミンB_6の相関は強くて，たんぱく質摂取量が**多い**ときはビタミンB_6の
19079-3
必要量も**増加**するの．**ビタミンB_6の食事摂取基準も，たんぱく質の食事摂取基準の推奨量を元に決まった**のよ．

▼ **ビタミンB_6の食事摂取基準（単位：mg/日）[1]**

	男性			女性		
年齢等	推定平均必要量	推奨量	耐容上限量※	推定平均必要量	推奨量	耐容上限量※
0～5（月）	男女とも目安量 0.2					
6～11（月）	男女とも目安量 0.3					
1～2（歳）	0.4	0.5	10	0.4	0.5	10
3～5（歳）	0.5	0.6	15	0.5	0.6	15
6～7（歳）	0.7	0.8	20	0.6	0.7	20
8～9（歳）	0.8	0.9	25	0.8	0.9	25
10～11（歳）	1.0	1.1	30	1.0	1.1	30
12～14（歳）	1.2	1.4	40	1.0	1.3	40
15～17（歳）	1.2	1.5	50	1.0	1.3	45
18～29（歳）	1.1	1.4	55	1.0	1.1	45
30～49（歳）	1.1	1.4	60	1.0	1.1	45
50～64（歳）	1.1	1.4	55	1.0	1.1	45
65～74（歳）	1.1	1.4	50	1.0	1.1	40
75以上（歳）	1.1	1.4	50	1.0	1.1	40
妊婦付加量				+0.2	+0.2	－
授乳婦付加量				+0.3	+0.3	－

「日本人の食事摂取基準」2020年版をもとに作成
1）たんぱく質の推奨量を用いて算定した（妊婦・授乳婦の付加量は除く）．
2）ピリドキシン（分子量＝169.2）の重量として示した．

ビタミンB_6は，たんぱく質の摂取量に応じて
必要量が変わるビタミンなんだね．おもしろーい．
じゃあ，どんな食品に含まれているんだろう？

▼ ビタミンB_6を多く含む食品

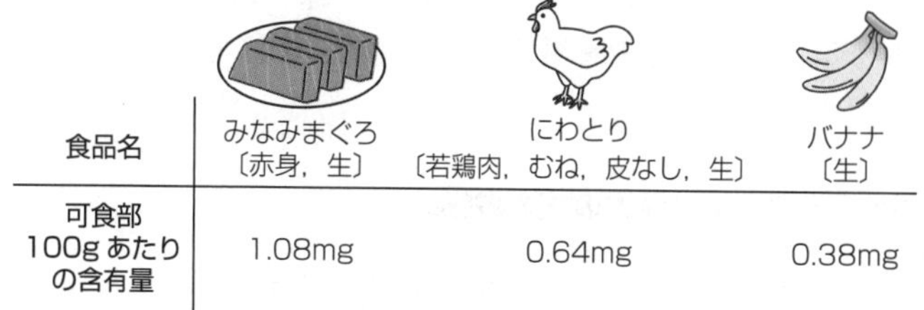

食品名	みなみまぐろ〔赤身，生〕	にわとり〔若鶏肉，むね，皮なし，生〕	バナナ〔生〕
可食部100gあたりの含有量	1.08mg	0.64mg	0.38mg

「日本食品標準成分表2020年版（八訂）」をもとに作成

私，好き嫌いがないから
どの栄養素も欠乏しない気がする……．

あなたの場合，
食べ過ぎの方に注意が必要な気がするわね……．

ビタミンB_{12}と葉酸

さて，今度は相互に関わりが深い
ビタミンB_{12}と葉酸について一緒にみていくわ．
まずはお決まりの栄養機能表示を確認しましょう．

▼ ビタミンB_{12}と葉酸の栄養機能表示

ビタミンB_{12}は，赤血球の形成を助ける栄養素です．

葉酸は
- 赤血球の形成を助ける栄養素です．
- 胎児の正常な発育に寄与する栄養素です．

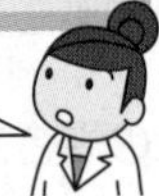
似ているけれど，葉酸には胎児の発育に
寄与することも書けるんだね

あっ，確かに似ている．

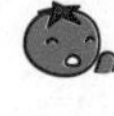

そうなの．胎児の発育と葉酸の関係については，
別の巻で詳しく説明するから，ここでは簡単に，
「妊娠の可能性がある方や妊婦さんでは特に必要」
ということだけおさえておきましょう．

はーい．

それじゃあ，赤血球の合成について説明するわ．
赤血球は，**造血幹細胞**という細胞から，
どんどん細胞が分化して形成されるの．

▼ 赤血球の形成

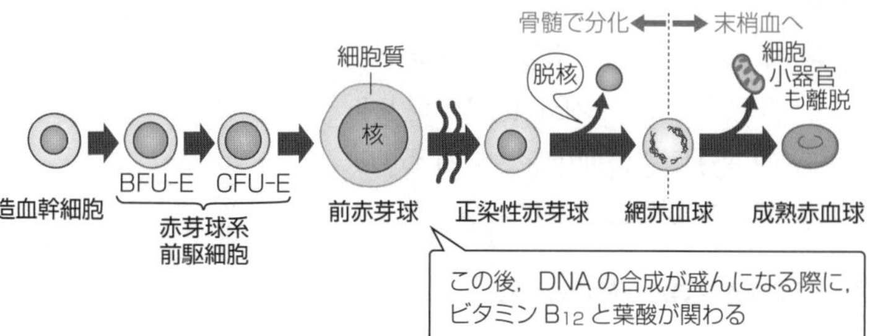

どちらのビタミンも，
正常な赤血球を形成するために使われるんだね．

そうなの．それぞれ，
DNA 合成にこんな形で関わっているのよ．

▼ DNAの合成とビタミンB12，葉酸の関係 17080-4

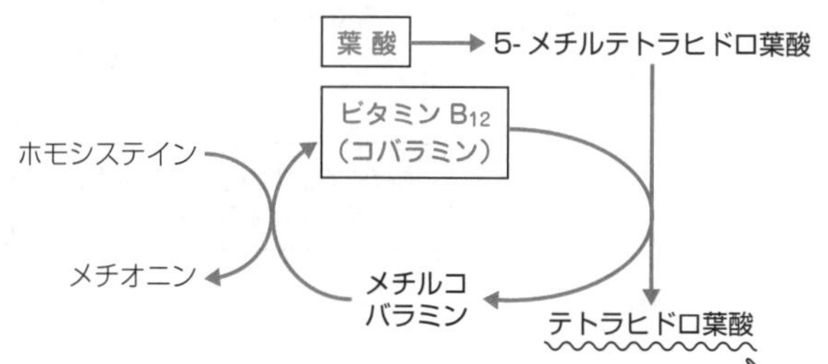

国試ひとくちメモ

コバラミン：ビタミンB12は分子内に**コバルト**（Co）原子を含む複雑な化合物で，コバラミンと呼ばれています．動物性食品中に存在し，植物性食品には含まれません．（18078-4 20077-3）

すごく大事なビタミンなんだ.

そう. だから, 足りないと困るの.
葉酸とビタミンB_{12}は, 欠乏すると
巨赤芽球性貧血の原因になるのよ.[19079-4]
流れをみておきましょう.

▼ **巨赤芽球性貧血が起こる流れ**

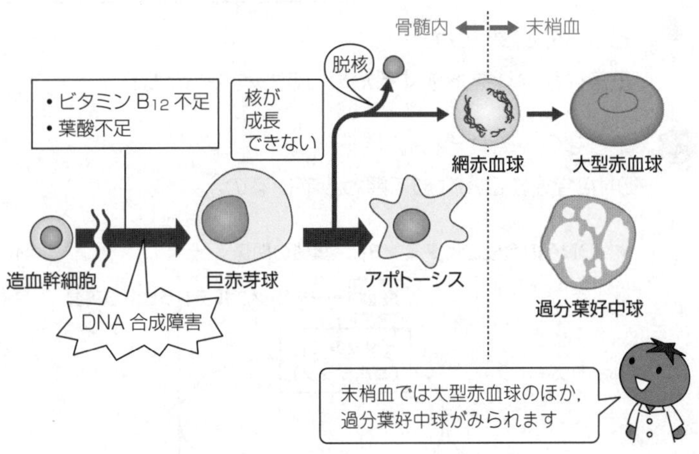

DNAの合成が障害されて,
巨赤芽球性貧血が起こるんだね.

えぇ. 葉酸もビタミンB_{12}もDNAの合成に関わるから,
それぞれしっかり摂るようにしたいわ.
食事摂取基準も確認しておきましょう.

▼ 葉酸の食事摂取基準（単位：μg/日）

性別	男性			女性		
年齢等	推定平均必要量	推奨量	耐容上限量	推定平均必要量	推奨量	耐容上限量
0～5（月）	男女ともに目安量 40					
6～11（月）	男女ともに目安量 60					
1～2（歳）	80	90	200	90	90	200
3～5（歳）	90	110	300	90	110	300
6～7（歳）	110	140	400	110	140	400
8～9（歳）	130	160	500	130	160	500
10～11（歳）	160	190	700	160	190	700
12～14（歳）	200	240	900	200	240	900
15～17（歳）	220	240	900	200	240	900
18～29（歳）	200	240	900	200	240	900
30～49（歳）	200	240	1,000	200	240	1,000
50～64（歳）	200	240	1,000	200	240	1,000
65～74（歳）	200	240	900	200	240	900
75 以上（歳）	200	240	900	200	240	900
妊婦（付加量）				+200	+240	
授乳婦（付加量）				+80	+100	

1）プテロイルモノグルタミン酸（分子量＝441.40）の重量として示した.
2）通常の食品以外の食品に含まれる葉酸（狭義の葉酸）に適用する.
3）妊娠を計画している女性，妊娠の可能性がある女性及び妊娠初期の妊婦は，胎児の神経管閉鎖障害のリスク低減のために，通常の食品以外の食品に含まれる葉酸（狭義の葉酸）を 400μg/ 日摂取することが望まれる.
4）付加量は，中期及び後期にのみ設定した.
「日本人の食事摂取基準」2020 年版をもとに作成

▼ ビタミンB_{12}の食事摂取基準（単位：μg/日）[1]

性別	男性		女性	
年齢等	推定平均必要量	推奨量	推定平均必要量	推奨量
0～5（月）	男女とも目安量 0.4			
6～11（月）	男女とも目安量 0.5			
1～2（歳）	0.8	0.9	0.8	0.9
3～5（歳）	0.9	1.1	0.9	1.1
6～7（歳）	1.1	1.3	1.1	1.3
8～9（歳）	1.3	1.6	1.3	1.6
10～11（歳）	1.6	1.9	1.6	1.9
12～14（歳）	2.0	2.4	2.0	2.4
15～17（歳）	2.0	2.4	2.0	2.4
18～29（歳）	2.0	2.4	2.0	2.4
30～49（歳）	2.0	2.4	2.0	2.4
50～64（歳）	2.0	2.4	2.0	2.4
65～74（歳）	2.0	2.4	2.0	2.4
75 以上（歳）	2.0	2.4	2.0	2.4
妊婦（付加量）			+0.3	+0.4
授乳婦（付加量）			+0.7	+0.8

1）シアノコバラミン（分子量＝1,355.37）の重量として示した.
「日本人の食事摂取基準」2020 年版をもとに作成

国試ひとくちメモ

葉酸とビタミンB_{12}の摂取基準：葉酸は，中・長期的評価指標である赤血球中葉酸濃度をもとに摂取基準が算定されました．また，ビタミンB_{12}は，吸収機構が特異であること（次ページ参照）や，その多くが腸肝循環していることから，健康な成人では推定平均必要量を評価できません．そこで，**悪性貧血の患者にビタミンB_{12}を筋肉注射し，赤血球の容積や血中濃度を適正に維持できる量**をもとにして算定されました．（16087-4）

それぞれどんな食品に多く含まれているんだろう？
調べてみよう．

▼ **葉酸を多く含む食品**

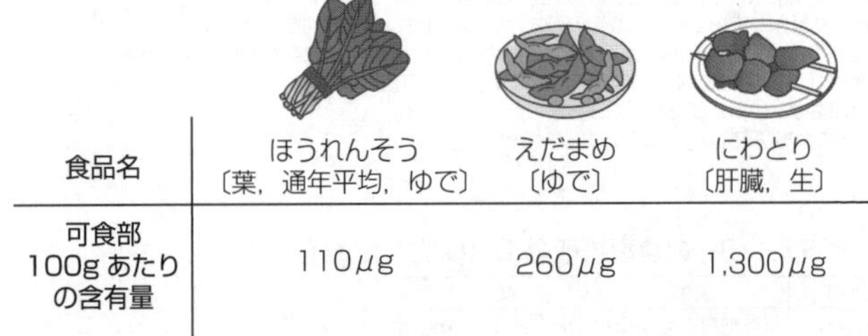

食品名	ほうれんそう〔葉，通年平均，ゆで〕	えだまめ〔ゆで〕	にわとり〔肝臓，生〕
可食部100gあたりの含有量	110μg	260μg	1,300μg

「日本食品標準成分表 2020 年版（八訂）」をもとに作成

▼ **ビタミンB_{12}を多く含む食品**

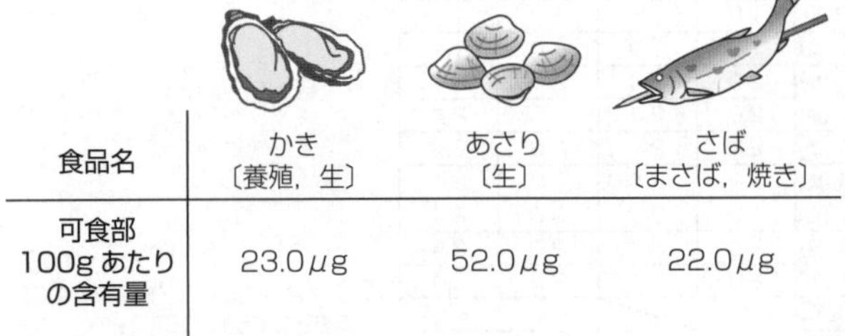

食品名	かき〔養殖，生〕	あさり〔生〕	さば〔まさば，焼き〕
可食部100gあたりの含有量	23.0μg	52.0μg	22.0μg

「日本食品標準成分表 2020 年版（八訂）」をもとに作成

ビタミンB_{12}は，貝類やお魚に多く含まれているんだね．

えぇ．ちなみに，
ビタミンB_{12}は吸収方法もちょっと変わっているの．
ほとんどのビタミンは
小腸上部（空腸）で吸収されるんだけど，
ビタミンB_{12}は，特に**回腸**で吸収されるの．しかも吸収には，
17081-5 20077-1
胃の壁細胞から分泌される**内因子**が必要なのよ．

▼ **ビタミンB_{12}の吸収**

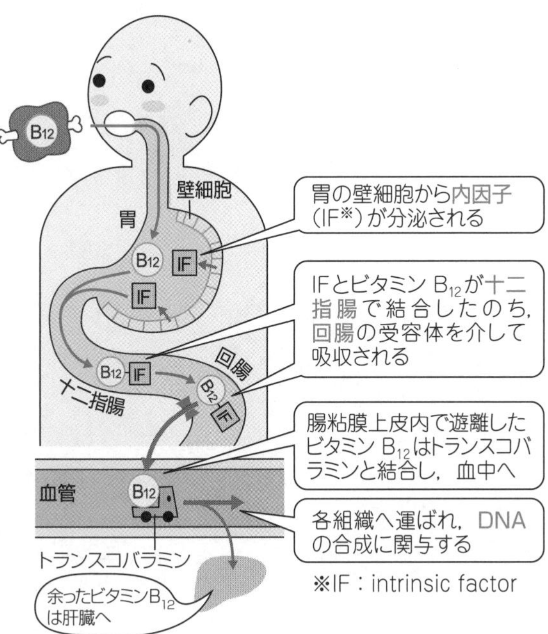

※IF：intrinsic factor

なんだか面白いビタミンだね.
ちゃんと覚えておこうっと.

国試ひとくちメモ

悪性貧血：自己免疫性萎縮性胃炎や胃切除によって胃の壁細胞が減少し，**内因子の分泌が低下**し，ビタミンB_{12}が欠乏して貧血になったケースを，悪性貧血といいます．悪性貧血は，巨赤芽球性貧血の一種です．
（16041-3 20039-2 21039-3）

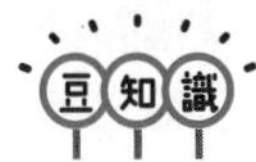

ホモシステイン代謝

ホモシステインがメチオニンに変換される反応には，葉酸とビタミンB_{12}が必要です．よって，葉酸とビタミンB_{12}が欠乏するとホモシステインが過剰となり，高ホモシステイン血症がみられます．19079-5 21120-4

一方，ホモシステインがシステインに変換される反応にはビタミンB_6が必要であるため，ビタミンB_6が欠乏するとホモシステインは過剰となります．

▼ホモシステイン代謝

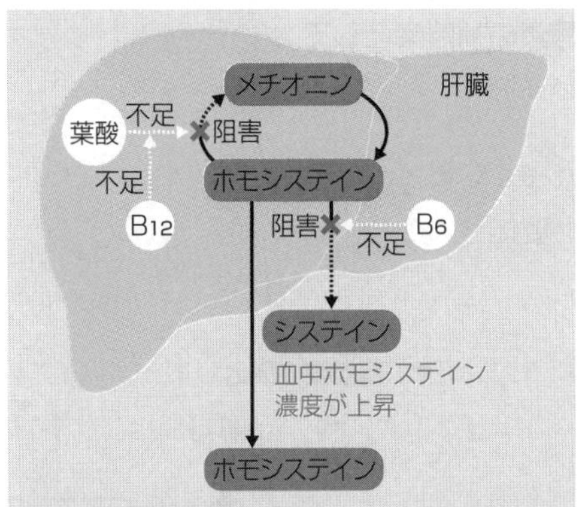

なお先天性代謝異常症のひとつであるホモシスチン尿症は，シスタチオニンβ合成酵素の欠損または障害により，血中にホモシステイン，メチオニンが蓄積し，システインが低下することで発症します．

シスタチオニンβ合成酵素の補酵素であるビタミンB_6を大量投与すると，血中メチオニンが低下してホモシステインが消失するビタミンB_6反応型と，反応しないビタミンB_6不反応型がみられます．

治療では，低メチオニン，高シスチン食とし，ビタミンB_6反応型では，ピリドキシン(ビタミンB_6)を投与します．葉酸やビタミンB_{12}も不足しないようにします．

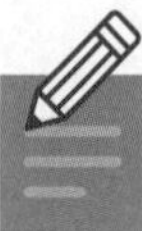

ナイアシン

水溶性ビタミンについての説明も，
残すところわずかね．今度はナイアシンよ．

ナイアシンはTCAサイクルなどで
使われるのよね．（p231参照）

そうね．生体内では，NADやNADPという形で，
さまざまな脱水素酵素の補酵素として，
酸化還元反応に関わるの．

エネルギー消費量が多くなると，
ナイアシンも多く必要になるのね．19079-2

▼ ピルビン酸の変換

▼ 脂肪酸β酸化

NAD：nicotinamide adenine dinucleotide
NADP：nicotinamide adenine dinucleotide phosphate

その通り！　ちなみに，体内に存在するビタミンのうち，最も多いのがこのナイアシンなのよ．

そうなんだ．ちょっと意外かも．

それと，ナイアシンは，食品から摂取するだけでなく，体内でアミノ酸の1つである**トリプトファン**から合成することもできるの[20077-2]．

▼ トリプトファンからナイアシンへの変換

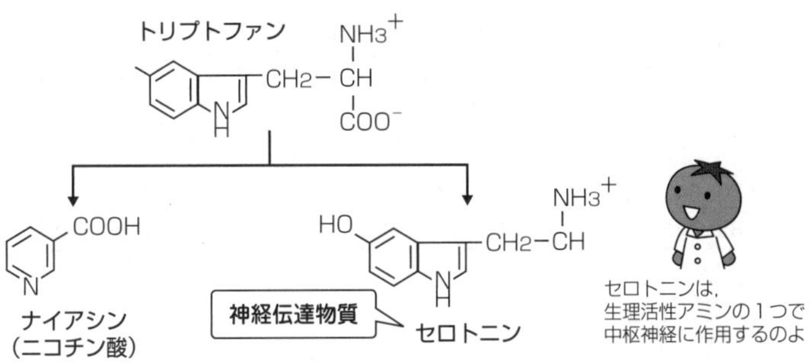

だから，「日本人の食事摂取基準(2020年版)」ではナイアシンはトリプトファンの含有量も含めた**ナイアシン当量**として設定されているわ．

▼ ナイアシン当量の算出

ナイアシン当量 (mgNE)=ナイアシン (mg)+1/60トリプトファン (mg)
NE → niacin equivalent（ナイアシン当量）

ふむふむ．ナイアシンの食事摂取基準も確認しておこう．

▼ ナイアシンの食事摂取基準（単位：mgNE/日）[1 2]

	男性			女性		
年齢等	推定平均必要量	推奨量	耐容上限量[3]	推定平均必要量	推奨量	耐容上限量[3]
0~5（月）[4]	男女とも目安量 2					
6~11（月）	男女とも目安量 3					
1~2（歳）	5	6	60(15)	4	5	60(15)
3~5（歳）	6	8	80(20)	6	7	80(20)
6~7（歳）	7	9	100(30)	7	8	100(30)
8~9（歳）	9	11	150(35)	8	10	150(35)
10~11（歳）	11	13	200(45)	10	10	150(45)
12~14（歳）	12	15	250(60)	12	14	250(60)
15~17（歳）	14	17	300(70)	11	13	250(65)
18~29（歳）	13	15	300(80)	9	11	250(65)
30~49（歳）	13	15	350(85)	10	12	250(65)
50~64（歳）	12	14	350(85)	9	11	250(65)
65~74（歳）	12	14	300(80)	9	11	250(65)
75以上（歳）	11	13	300(75)	9	10	250(60)
妊婦付加量				–	–	–
授乳婦付加量				+3	+3	–

1）ナイアシン当量（NE）＝ナイアシン＋1/60 トリプトファンで示した．
2）身体活動レベルⅡの推定エネルギー必要量を用いて算定した．
3）ニコチンアミドの重量（mg/日），（ ）内はニコチン酸の重量（mg/日）．
4）単位は mg/日．
「日本人の食事摂取基準」2020 年版をもとに作成

ナイアシンの推定平均必要量は，ペラグラを予防できる最小摂取量から算出されました

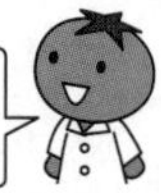

comment

トリプトファンは，ナイアシンとしての活性が重量比1/60であり，ナイアシンとトリプトファンを合わせて広義のナイアシンと呼びます．ナイアシン当量もこれにより算出されます．

comment

ナイアシンはアミノ酸であるトリプトファンからも合成されるので，たんぱく質の摂取量が多い場合にはナイアシンの必要量は減少します．

ナイアシンの推定平均必要量を算出する
根拠になっている，**ペラグラ**っていうのは何？

ペラグラは，皮膚炎や下痢などがみられる病気で，
ナイアシンの欠乏症として有名なの．

▼ **ペラグラ**

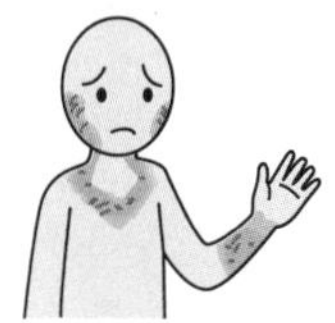
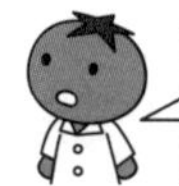
ペラグラでは，
皮膚炎や下痢，
精神神経症がみられます

……どのビタミンもそうだけど，
ナイアシンも欠乏は避けたいわね．
どんな食品に多く含まれているのか調べてみよう．

▼ **ナイアシンを多く含む食品**

	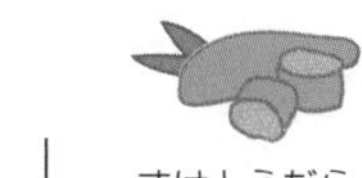		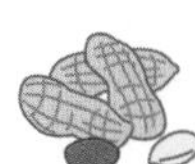
食品名	すけとうだら〔たらこ，生〕	かつお〔春獲り，生〕	らっかせい〔乾，大粒種〕
可食部100g あたりの含有量	54.0mg	24.0mg	24.0mg

※ナイアシン当量で表示
「日本食品標準成分表 2020 年版（八訂）」をもとに作成

それじゃあ，最後にビタミンCについて説明するわね．

はーい！

▼ **ナイアシンの栄養機能表示**

ナイアシンは，皮膚や粘膜の健康維持を助ける栄養素です．

ビオチン

ビオチンは，ビタミンB群に属するビタミンで，ピルビン酸からオキサロ酢酸への変換に関与します．

まいたけや鳥のレバー，卵黄などに多く含まれます．ただし，卵黄中のビオチンは卵白中のアビジンと強く結合しているため，吸収されにくいという特徴があります．[18079-5]

なお，ビオチンは腸内細菌によっても合成されるため，欠乏症が起こる可能性は低いといえます．

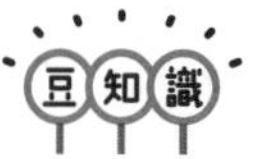

パントテン酸

パントテン酸もビタミンB群の1つで，脂肪酸の合成に必要な補酵素コエンザイムA（CoA）に含まれることで知られています．[20077-4] コエンザイムAはその後アセチルCoAとなり，TCAサイクルでオキサロ酢酸の変換に関与するほか，アセチルコリンの生成にも関わります．

パントテン酸は卵黄やしいたけ，納豆などに多く含まれており，欠乏のリスクは少ないものの，手術後の腸管麻痺や接触性皮膚炎，湿疹などでは不足することがあります．この場合は，パントテン酸の注射による投与などにより治療可能です．

ビタミンC

水溶性ビタミンって種類が多いから，
ビタミンB群だけで頭がいっぱいだよ〜．

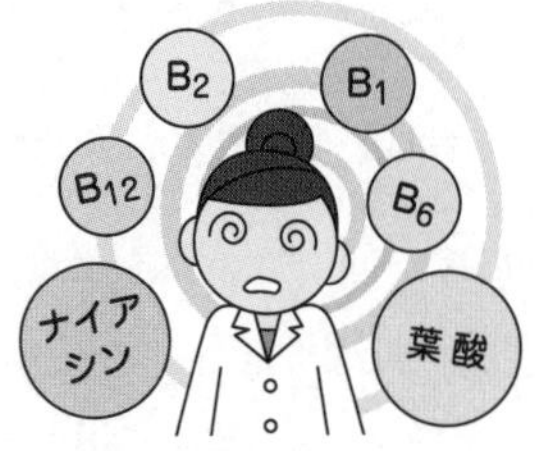

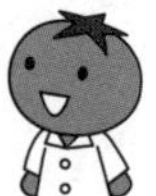

ここまでよく頑張ったわね．
最後にもうひと頑張り．コマーシャルなどでも
よく登場するビタミンCについて学びましょう．

よく「レモン●●個分のビタミンC配合！」
なんて広告を目にするけど，身体にそんなに必要なの？

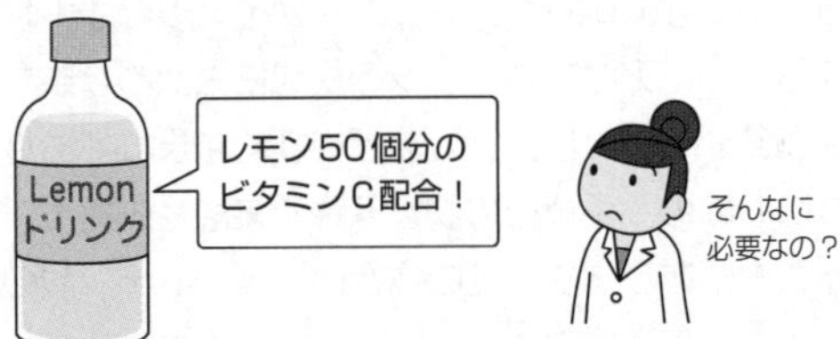

まぁ，摂れば摂るほど良いというものではないわね．
ただ，摂取量が足りていない人も多いから，
積極的に摂りたいビタミンとはいえるわ．

なるほどね．ビタミンEのところで，ビタミンCは
活性酸素を除去するのに使われると学んだけど
(p215参照)，他にどんな役割があるんだろう．

ビタミンCは，活性酸素の除去のほか
皮膚や細胞のコラーゲン合成などに必須のビタミンなの．

▼ **ビタミンCの主な役割** 18079-4 19080-3

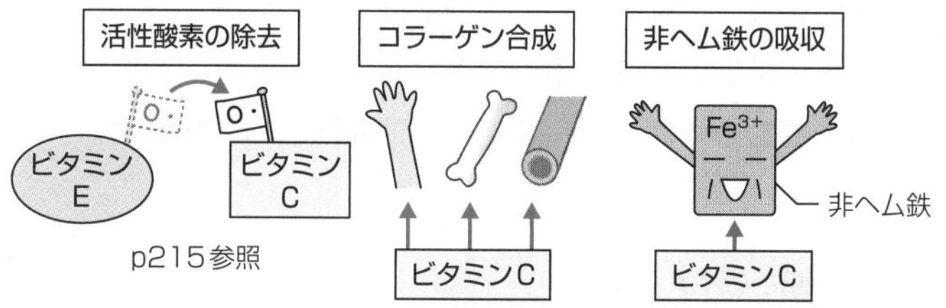

ちなみに，栄養機能表示はこうなっているわ．

▼ **ビタミンCの栄養機能表示**

ビタミンCは，皮膚や粘膜の健康維持を助けるとともに，
抗酸化作用を持つ栄養素です．

これまで学んだビタミンB群もそうだけど，
水溶性ビタミンって，**皮膚**や**細胞**に作用する性質を
持つものが多いよね．食品や化粧品で広告される理由が
ちゃんと納得できるようになった気がする．

確かにそうね．水溶性ビタミンは
過剰症の懸念が少ないし，積極的に摂るべきね．[19080-1]
むしろ欠乏症が心配で，たとえばビタミンCが
欠乏すると，**壊血病**という病気の原因となるわ．

何？　その怖そうな名前の病気…….

壊血病は，ビタミンCの欠乏により
コラーゲンの合成が不十分となって，
血管がもろくなってしまい，**出血傾向**となる病気よ．[19080-4]

▼ 壊血病が起こるイメージ

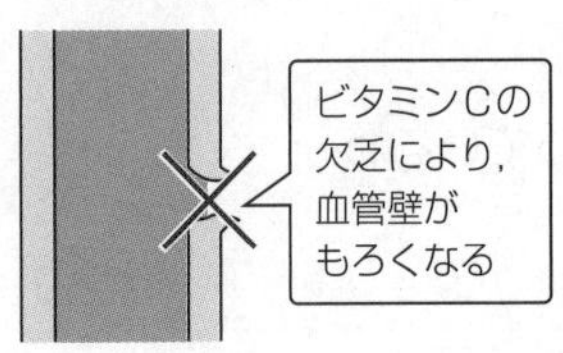

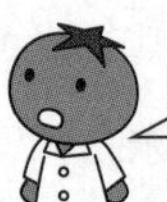

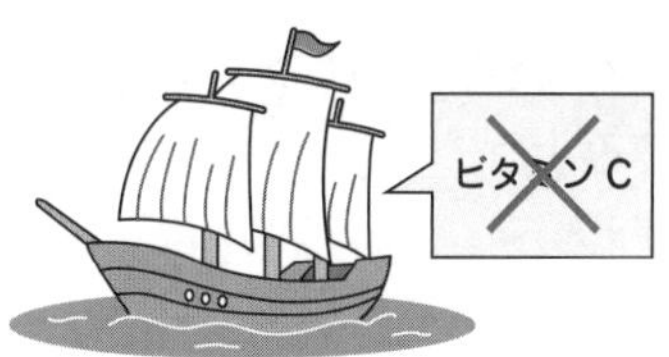
ビタミンC

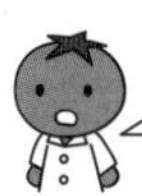

15～18 世紀の大航海時代には，
ビタミン C の不足によって
多くの船員が壊血病となり，
命を落としたといわれています

……ビタミンCも意識して摂るようにしよう．
どの程度摂るべきか，確認しておこうっと．

▼ ビタミンCの食事摂取基準（単位：mg/日）[1]

性別	男性・女性	
年齢等	推定平均必要量	推奨量
0～5（月）	男女ともに目安量 40	
6～11（月）	男女ともに目安量 40	
1～2（歳）	35	40
3～5（歳）	40	50
6～7（歳）	50	60
8～9（歳）	60	70
10～11（歳）	70	85
12～14（歳）	85	100
15～17（歳）	85	100
18～29（歳）	85	100
30～49（歳）	85	100
50～64（歳）	85	100
65～74（歳）	80	100
75 以上（歳）	80	100

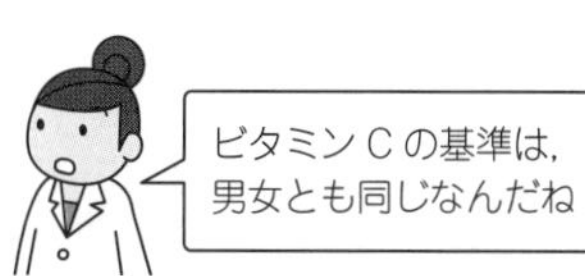
ビタミン C の基準は，
男女とも同じなんだね

	推定平均必要量	推奨量
妊婦付加量	+10	+10
授乳婦付加量	+40	+45

1）L- アスコルビン酸（分子量 =176.12）の重量で示した．
特記事項：推定平均必要量は，ビタミン C の欠乏症である壊血病を予防するに足る最小量からではなく，心臓血管系の疾病予防効果及び抗酸化作用の観点から算定．
「日本人の食事摂取基準」2020 年版をもとに作成

ビタミンCは，壊血病の予防のために，
妊娠期や授乳期には付加量が
設定されていることも知っておきたいわね．

了解．それじゃあ，日本人はどれくらいビタミンCを摂っているんだろう？　調べてみよう．

▼ **日本人のビタミンC摂取量**

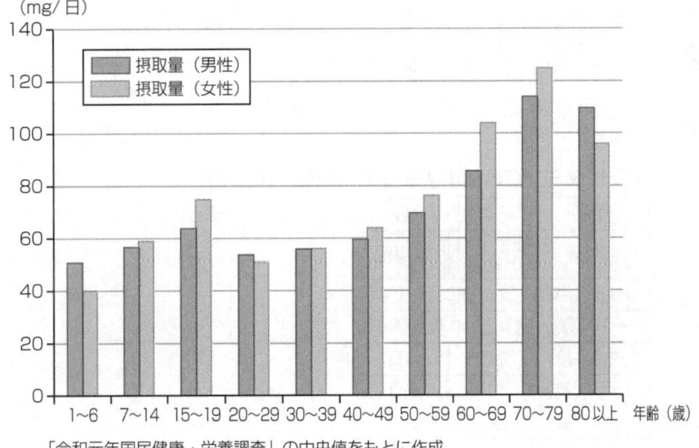

「令和元年国民健康・栄養調査」の中央値をもとに作成

大事なビタミンなのに，
十分摂れていない人も多いんだ……．私の周りの人にも，
ビタミンCの大事さをちゃんと伝えていこう．

そうね．ビタミンを「なんとなく身体に良さそう」と
思っている人は多いと思うけれど，作用や
摂取状況をきちんと把握していると，管理栄養士として
的確なアドバイスもしやすくなると思うわ．

うん．忘れないように，定期的に復習しておくね．
よし！　今日の夜はビタミンディナーにしよう！

何度も言っているけど，
各栄養素をバランス良く摂取するのがベストよ．
あんまり極端な食事にしないでね．

Check it out!

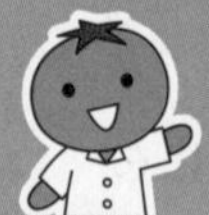

覚えられましたか？

この章の重要事項を赤シートで隠してチェック！

- [ ] ビタミンB_1は，TCAサイクルやペントースリン酸回路などで糖質代謝に必要な補酵素としてはたらくため，糖質の摂取量に伴いビタミンB_1の必要量も変化する．(p233，234)

- [ ] ビタミンB_2は，糖質代謝の他に脂肪酸のβ酸化にも関わる．皮膚や粘膜の健康維持を助けるビタミンであり，欠乏症には口角炎や口唇炎，脂漏性皮膚炎などがある．(p238，240)

- [ ] ビタミンB_6は，たんぱく質代謝に必要なアミノ基転移酵素の補酵素としてはたらくため，たんぱく質の摂取量が増えるとビタミンB_6の必要量も増加する．(p241，242)

- [ ] ビタミンB_{12}と葉酸は，赤血球を形成する際のDNA合成にはたらくため，欠乏すると巨赤芽球性貧血の原因となる．(p245，246)

- [ ] ビタミンCは，活性酸素の除去，皮膚や細胞のコラーゲンの合成にはたらくため，欠乏すると壊血病の原因となる．(p259，260)

国試にチャレンジ

この章を読むと解けるようになる国試問題が別冊に収録されています．章の内容が理解できているか，チェックしてみましょう！

別冊 p.14 へ

QB・RBを活用しよう

この章と関連した問題集『クエスチョン・バンク』，参考書『レビューブック』のページを下記のQRコードで確認しましょう！

多量ミネラル

多くの種類があるミネラルは，体内でそれぞれ特徴的な役割を担っています．まずは「日本人の食事摂取基準（2020年版）」で基準値が設定されている多量ミネラルについてみていきましょう．

ミネラルって何？

三大栄養素のことをいろいろ学んで栄養のことを
分かったつもりになっていたけど，
ビタミンで心を折られたわ．私，まだまだね…….

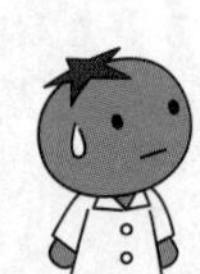

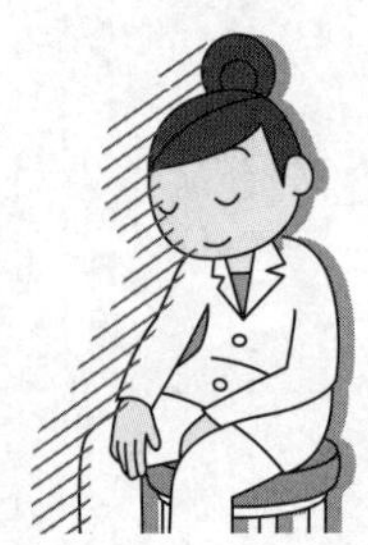

真っ白に燃え尽きてる暇はないわよ．
三大栄養素，ビタミンときたら，
ミネラルまでおさえておくべきでしょう．

ミネラルもいろんな種類があるのよね．
ついていけるかな…….

私もなるべく分かりやすく説明するようにするから，
一緒に頑張っていきましょう．

はーい．そもそも，ミネラルとビタミンって，
どういう違いがあるんだろう．ビタミンは，
身体の機能を調節してくれるものが多かったわよね．

そうね．ミネラルも種類がとても多いから，
ひと言で説明するのは難しいんだけど，広義には
「水素，酸素，炭素，窒素を除いた，
生体を構成するすべての元素」と考えていいわ．

▼ ビタミンとミネラル

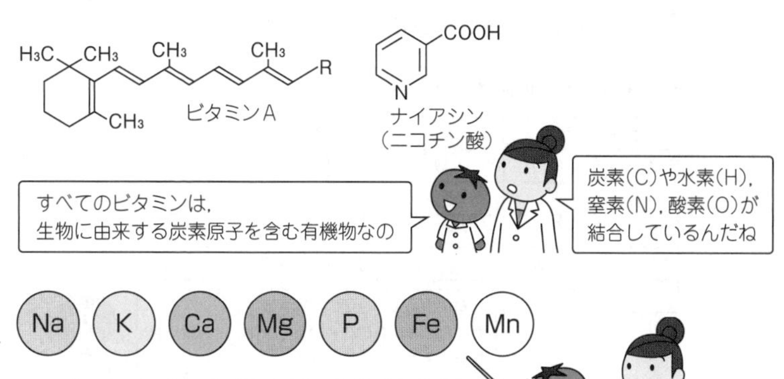

ビタミンは生体内で十分産生できない
「有機化合物」であるのに対して，ミネラルは
基本的に「無機化合物」なの※．
ちなみに，栄養学ではミネラルは
「無機質」と呼ばれることも多いわ．

※ ただし，たとえばリンは有機リン（ATP，リン脂質）と無機リン（骨，リン酸カルシウム）の形で存在する．

「日本人の食事摂取基準」だと，多量ミネラル，微量ミネラルとして収載されているわよね．

そうなの．ミネラルはとても多くの種類があるんだけど，「日本人の食事摂取基準（2020年版）」では，そのうち多量ミネラル5種類，微量ミネラル8種類について摂取基準を設定しているわ．

▼ **多量ミネラルと微量ミネラル**

多量ミネラル	微量ミネラル	
ナトリウム（Na）	鉄（Fe）	ヨウ素（I）
カリウム（K）	亜鉛（Zn）	セレン（Se）
カルシウム（Ca）	銅（Cu）	クロム（Cr）
マグネシウム（Mg）	マンガン（Mn）	モリブデン（Mo）
リン（P）		

食事摂取基準では体内に存在する量が鉄よりも多いものを多量ミネラル，それ以外を微量ミネラルとしています

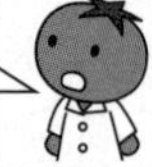

comment

「日本人の食事摂取基準（2020年版）」には基準が掲載されていませんが，硫黄（S）や塩素（Cl），コバルト（Co）なども人体を構成するミネラルです．

それぞれのミネラルには，どんな役割があるの？

それもミネラルの種類によって大きく違うの．
組織や細胞の構成成分となったり，
pHや浸透圧の調整を行ったり……．
この後詳しく説明するわね．

よーし，せっかくだし全部勉強しちゃおう！

それじゃ，まずは多量ミネラル5種類について，
順番に説明していくわね．

今回もよろしく！

ナトリウム（Na）

まずはナトリウムについて説明するわね．
ナトリウムはアルカリ金属元素の１つで，
食塩（塩化ナトリウム）として摂取されることが多いわ．

ミネラルの中でもかなり身近な存在よね．

確かにね．ナトリウムは，人間の体内では
細胞外液や細胞内液，骨中に存在していて，
体液の浸透圧の維持や酸塩基平衡の維持に
役立つの．ただし，必要量は多くなくて，
現代人では過剰摂取の方が問題になるわね．

うーん．私，
いまいちナトリウムの大事さが分かっていないのよね．

それなら，脱水のことを理解するのがいいかも．
クーラーが効いたこの快適な部屋から出て，
真夏の屋外を散歩してみましょう．
行くわよ！

えっ．ちょ，ちょっとトマト待ってよ！

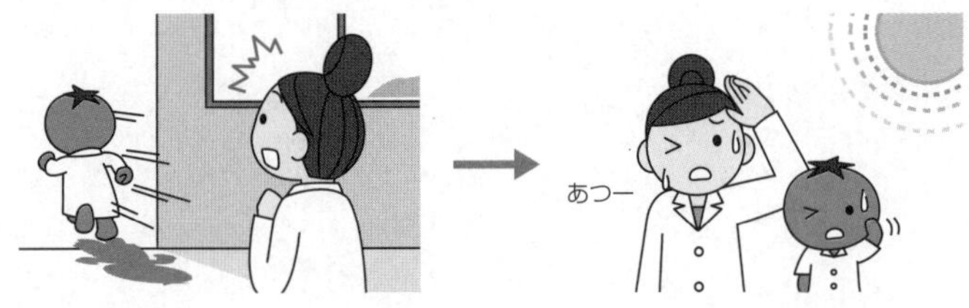

暑い！　こんなに暑いところに
長いことといたら，本当に脱水になっちゃうよ．

身をもって体験した方が記憶に残るでしょう．
ほら，汗がたくさん出てきたでしょ．
その汗には，水はもちろん，ナトリウムなどの
ミネラルも含まれているの．

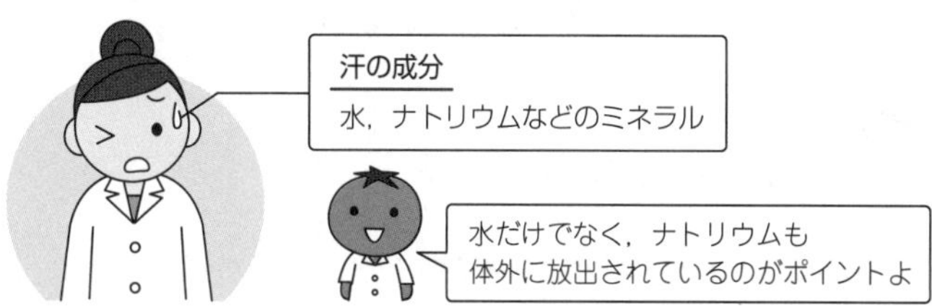
汗の成分
水，ナトリウムなどのミネラル
水だけでなく，ナトリウムも
体外に放出されているのがポイントよ

分かったからもう戻るよ！

（……部屋に戻り，水を飲む栄子）

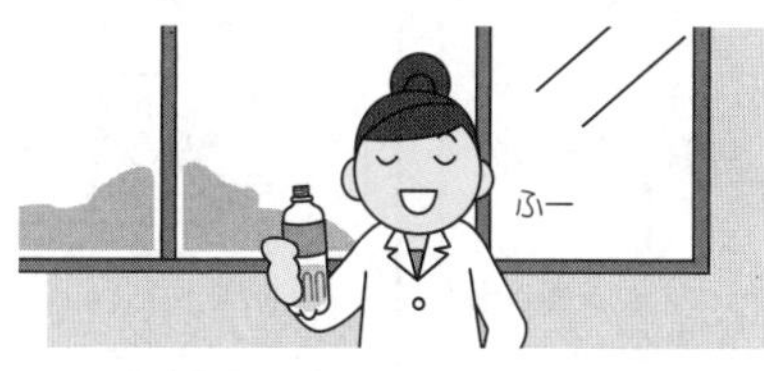
ふー

ふー．生き返るわ．

今あなたは水を飲んだけれど，
たくさん汗をかいたときは，
できればナトリウムなどのミネラルを含んだ
スポーツドリンクなどを飲んでおきたいわね．

あっ，そうか．汗には水以外の
ミネラルも含まれているから，水を飲んだだけでは
ミネラルが十分補給されていないんだ．

そういうこと．
詳しく説明するわね．

▼ 脱水と水分・ミネラル補給の重要性

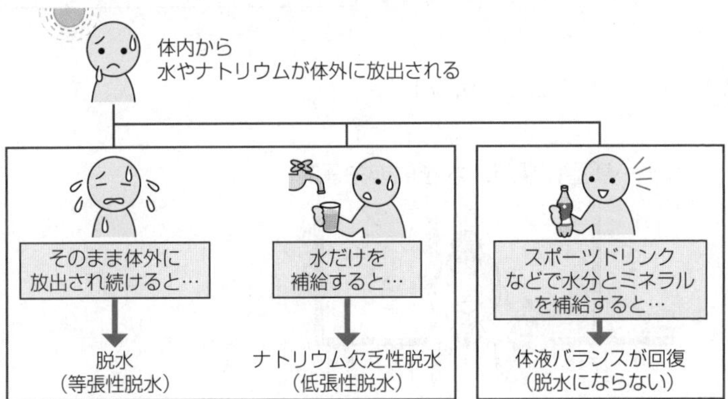

ちょっと遠回りしたけれど，このように
ナトリウムは体液の恒常性の維持に重要な役割があるの．

ナトリウムって，しっかり摂らなきゃいけないのね．

えぇ．でも必要以上に摂る必要はないのよ．
ナトリウムは，必要なときには腎臓での再吸収が
促進されることもあって，体外からの摂取量は
約600mg/日程度でよいと考えられているわ．

なるほどね．食塩相当量だと
どれくらいになるのか計算しよう．
ナトリウムから食塩相当量を求めるときは，
この式に当てはめる必要があるんだよね．

▼ **食塩相当量の求め方**

食塩相当量（g）=ナトリウム（g）×58.5/23

58.5：食塩（NaCl）の式量　23：ナトリウム（Na）の原子量

=ナトリウム（g）×2.54

2.54：食品中のナトリウム含有量にこの数字を乗じて食塩相当量を計算する

ということは，ナトリウム600mgは
食塩相当量では約1.5g/日に相当するんだ．
日本人の食塩摂取量って，この数字に比べると
かなり多かった気がするけど……．

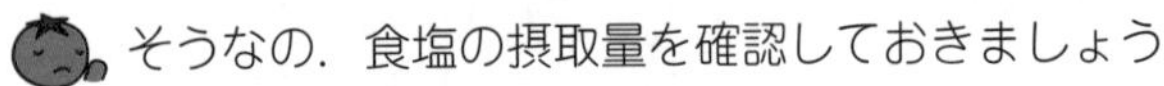
そうなの．食塩の摂取量を確認しておきましょう．

▼ 日本人の食塩摂取量（g/日）

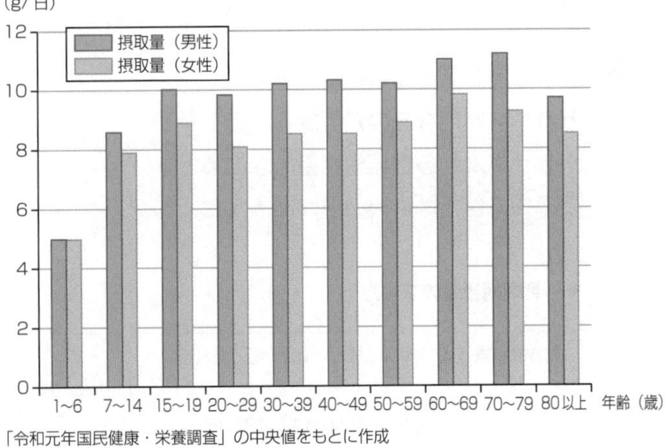

「令和元年国民健康・栄養調査」の中央値をもとに作成

成人男性はおよそ10～11g/日，成人女性も
8～10g/日程度摂取しているんだ．結構多いみたい．

えぇ．「日本人の食事摂取基準」の
目標量に抑えることはできていないの．

▼ ナトリウムの食事摂取基準（単位：mg/日，()は食塩相当量［g/日］）[1]

性別	男性		女性	
年齢等	推定平均必要量	目標量	推定平均必要量	目標量
0～5(月)	男女ともに目安量 100(0.3)			
6～11(月)	男女ともに目安 600(1.5)			
1～2(歳)	－	(3.0 未満)	－	(3.0 未満)
3～5(歳)	－	(3.5 未満)	－	(3.5 未満)
6～7(歳)	－	(4.5 未満)	－	(4.5 未満)
8～9(歳)	－	(5.0 未満)	－	(5.0 未満)
10～11(歳)	－	(6.0 未満)	－	(6.0 未満)
12～14(歳)	－	(7.0 未満)	－	(6.5 未満)
15～17(歳)	－	(7.5 未満)	－	(6.5 未満)
18～29(歳)	600(1.5)	(7.5 未満)	600(1.5)	(6.5 未満)
30～49(歳)	600(1.5)	(7.5 未満)	600(1.5)	(6.5 未満)
50～64(歳)	600(1.5)	(7.5 未満)	600(1.5)	(6.5 未満)
65～74(歳)	600(1.5)	(7.5 未満)	600(1.5)	(6.5 未満)
75 以上(歳)	600(1.5)	(7.5 未満)	600(1.5)	(6.5 未満)
妊婦			600(1.5)	(6.5 未満)
授乳婦			600(1.5)	(6.5 未満)

1）高血圧及び慢性腎臓病（CKD）の重症化予防のための食塩相当量の量は，男女とも 6.0 g/ 日 未満とした．

「日本人の食事摂取基準」2020 年版をもとに作成

ちなみに，WHO は成人の食塩摂取量を5g/ 日未満にするよう強く推奨しています

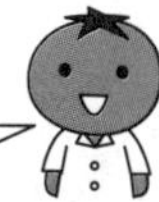

comment

ナトリウム（食塩相当量）の目標量（成人）は，WHOが推奨する5g/日未満と平成28年国民健康・栄養調査における摂取量の中央値との中間値から策定されています．「日本人の食事摂取基準（2020年版）」への改定以降，目標量は前よりさらに引き下げられ，成人では男性7.5g/日，女性6.5g/日未満とされています．

本当だ．食塩を取りすぎると，血圧が上がるのよね？

えぇ．だから，食塩摂取は減らしたいの．
たとえば，1g/日の減塩で，高血圧の人では1mmHg，
そうでない人でも0.5mmHgの低下が期待できるのよ※．

そうなんだ．

国の政策である「健康日本21（第二次）」でも
高血圧の改善のために，食塩摂取量を減らすことが
目標の1つに掲げられているの．

comment

高血圧の改善にあたり，食塩摂取量を減らすことのほか，野菜や果物の摂取を増やしてカリウム摂取を増すことや，肥満者を減少させることも目標となっています．

ちなみに，ナトリウムの摂り過ぎは，
高血圧のほかに，がんの発症増加や，
循環器疾患の発生にも関わるの．

そうなの……．昔に比べると，
減塩の食品は増えていると思うんだけど，
ナトリウムの摂取量は減っているの？

※ He FJ,MacGregor GA.Cochrane Database Syst Rev 2004

うーん，平成21年と令和元年の数字を比較すると，摂取量自体は減っているんだけど，このペースでは**まだまだ不十分**といえるわ．食塩は私たちの食生活に身近な食品にも多く含まれているから，減らすのはなかなか難しいのよね．たとえばこんな食品よ．

▼ **食塩を多く含む食品**

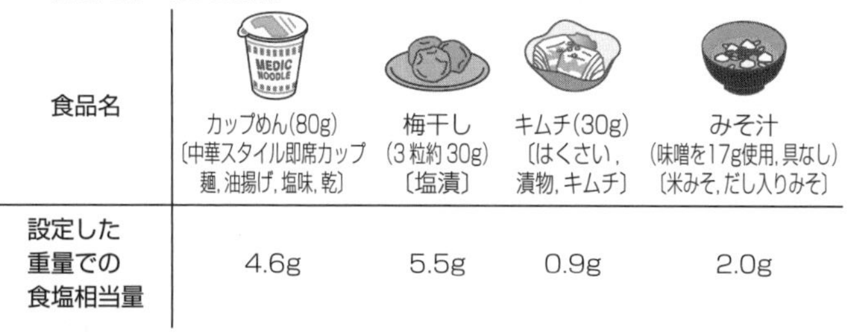

食品名	カップめん(80g)〔中華スタイル即席カップ麺，油揚げ，塩味，乾〕	梅干し（3粒約30g）〔塩漬〕	キムチ(30g)〔はくさい，漬物，キムチ〕	みそ汁（味噌を17g使用，具なし）〔米みそ，だし入りみそ〕
設定した重量での食塩相当量	4.6g	5.5g	0.9g	2.0g

「日本食品標準成分表 2020 年版（八訂）」をもとに作成

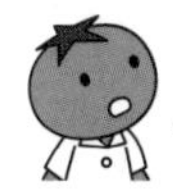

分かりやすくするため，今回は可食部 100g あたりではなく，1 食に食べるであろう摂取量をそれぞれ設定し表示しました

どれも身近な食品よねぇ．成人女性の目標量は**6.5g**未満/日だから，こうした食品を食べていたらすぐにオーバーしてしまいそうだわ．

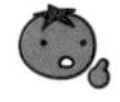

そうなの．日本の食文化を考えると，減塩を達成するのはなかなか難しいのよね．

食文化も大切だけど，健康も大事だよね．
そう考えると，より少ない食塩摂取を目指して
献立を考える工夫が必要ね．

そうね．減塩については
継続的に取り組んでいく必要があるわ．
ちなみに，味付けについては「慣れ」の要素も重要だから，
少しずつ減塩するのがおすすめね．

私も減塩の工夫，考えてみよう．

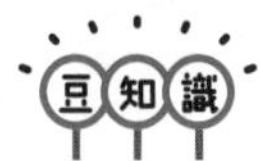

脱水

脱水は，体内の水分とナトリウム（Na）が欠乏した状態です．一般的には水分欠乏（高張性脱水）とナトリウム欠乏（低張性脱水）に分類されますが，実際には両者が混ざった等張性脱水（混合性脱水）として扱うことが多いです．

▼ 脱水のタイプと特徴

脱水の種類	特　徴	原　因	主な症状
高張性脱水（水欠乏性脱水）	●Naの損失以上に水が失われるため，血漿浸透圧が高くなる（＝高張性）． ●細胞内液が細胞外液に移行するため，細胞内液が減少する． ●腎機能が未発達な乳児に多い．	●水分摂取不足 ●腎臓からの過剰損失（尿崩症，糖尿病等） ●不感蒸泄※の増加	口渇感，尿量減少，筋力低下
低張性脱水（Na欠乏性脱水）	●水よりもNaが多く失われる脱水であり，血漿浸透圧が低下する（＝低張性）． ●細胞外液が細胞内液に移行するため，細胞外液が減少し，細胞内液は増加する（濃度は低下）．	●下痢，嘔吐，発汗等による体液損失とその後の水のみの補給	たちくらみ（起立性低血圧），倦怠感，脳浮腫等の循環器症状 ※口渇感は少ない．
等張性脱水（混合性脱水）	●水とNaがともに失われる脱水であり，臨床的に最も多い． ●循環血液量が減少したときにみられ，細胞外液は減少し，腸管内に溜まる．	●発汗過多，下痢，嘔吐等による循環血液量の減少	血圧低下，冷汗，脱力感

※皮膚や肺から無意識に絶えず排泄されている水分のことを不感蒸泄といいます．不感蒸泄ではミネラルは失われません．

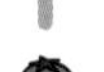

カリウム（K）

ナトリウムときたら，
一緒にカリウムまでおさえておくべきね．
ナトリウムとの関連が強いミネラルだから．

確かに，人間の細胞や体液には
ナトリウムとカリウムがバランスよく存在するんだよね．

そうなの．カリウムもアルカリ金属元素の１つで，
ナトリウムとともに，**水分調節**や，**細胞内・細胞外の物質のバランス調整**を行うミネラルなのよ．
神経における興奮の伝達や，**筋肉の収縮**にも関わるの．

▼ カリウムの主な役割

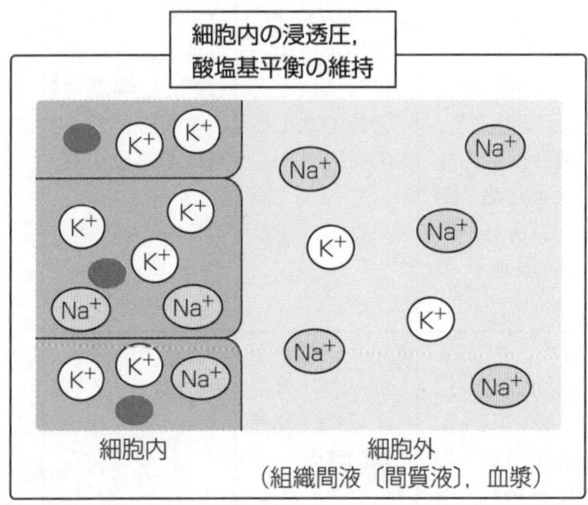

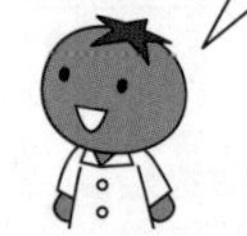

細胞内外のカリウムと
ナトリウムのバランスが，
恒常性維持には重要なの

comment

Na^+－K^+ポンプについてはp285でくわしく説明します．

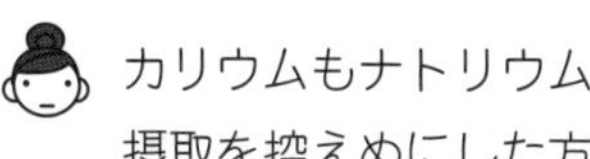

カリウムもナトリウムと同じように，
摂取を控えめにした方がいいのかな？

いいえ．カリウムはしっかり摂りたいミネラルなの．
WHOのガイドライン※では，
血圧低下や心血管疾患，脳卒中，
冠動脈疾患のリスク低下につながるから，
食品からのカリウムの摂取増加を推奨しているの．

なんとなくカリウムが
体に良いというイメージはあったけど，
どういうメカニズムで効果が現れるんだろう．

カリウムは，腎臓において**ナトリウムが**
血中に再吸収されるのを抑制する作用があるの．

ということは，ナトリウム摂取が多い
日本人も，カリウムを十分摂れば，ナトリウムを
体外に排出しやすくなると考えていいの？

※ Guideline: Potassium intake for adults and children.WHO,2012

そう考えてOKよ.
ちなみに,「日本人の食事摂取基準（2020年版）」では,
カリウムの摂取量は以下の通り設定されているわ.

▼ **カリウムの食事摂取基準（単位：mg/日）**

性別	男性		女性	
年齢等	目安量	目標量	目安量	目標量
0～5(月)	400	−	400	−
6～11(月)	700	−	700	−
1～2(歳)	900	−	900	−
3～5(歳)	1,000	1,400以上	1,000	1,400以上
6～7(歳)	1,300	1,800以上	1,200	1,800以上
8～9(歳)	1,500	2,000以上	1,500	2,000以上
10～11(歳)	1,800	2,200以上	1,800	2,000以上
12～14(歳)	2,300	2,400以上	1,900	2,400以上
15～17(歳)	2,700	3,000以上	2,000	2,600以上
18～29(歳)	2,500	3,000以上	2,000	2,600以上
30～49(歳)	2,500	3,000以上	2,000	2,600以上
50～64(歳)	2,500	3,000以上	2,000	2,600以上
65～74(歳)	2,500	3,000以上	2,000	2,600以上
75以上(歳)	2,500	3,000以上	2,000	2,600以上
妊婦			2,000	2,600以上
授乳婦			2,200	2,600以上

「日本人の食事摂取基準」2020年版をもとに作成

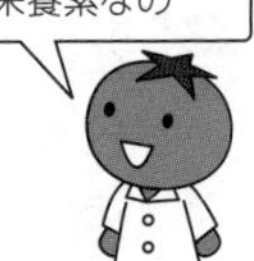

comment

「日本人の食事摂取基準（2020年版）」で目標量が設定されている栄養素は，総エネルギー量に占めるたんぱく質と脂質，炭水化物（アルコール含む）の割合（%エネルギー）と飽和脂肪酸，食物繊維，ナトリウム，カリウムとなっています.

目標量が設定されているということは,
しっかり摂りたい栄養素ということだよね.
実際はどれくらい摂取できているのかな？

▼ 日本人のカリウム摂取量

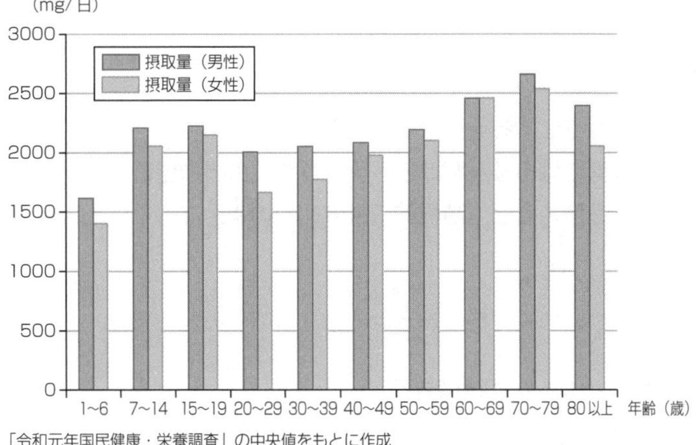

「令和元年国民健康・栄養調査」の中央値をもとに作成

 ほとんどの年齢層で目標量には届いていないんだ．

そうなの．ただ，日本人の食事を考えると，
カリウムの目標量を満たすのは，簡単とは
いえないの．カリウムを多く含む食品を確認しましょう．

▼ カリウムを多く含む食品

食品名	バナナ〔生〕	なす〔果実，油いため〕	うし〔輸入牛肉，リブロース，脂身つき，焼き〕	まぐろ類〔缶詰，味付け，フレーク〕
可食部100gあたりの含有量	360mg	290mg	320mg	280mg

「日本食品標準成分表 2020 年版（八訂）」をもとに作成

私はどれも好きだけど，毎日食べるものは少ないのかも．
意識的に摂らないといけないわね．

えぇ．カリウムは本来，
不足を気にする必要がそれほどない
栄養素ではあるんだけど，ナトリウムの摂取量の
多さを考えると，積極的に摂りたいのよ．

なるほどなぁ．
カリウムの栄養機能表示はどうなっているんだろう．

▼ **カリウムの栄養機能表示**

カリウムは，正常な血圧を保つのに必要な栄養素です．

やっぱり血圧を保つために大事なんだ．
私もちゃんと摂るようにしよう．

comment

血圧を正常に保つために有用なカリウムですが，腎機能が低下すると，血中のカリウムを腎臓で尿中にうまく排泄することができなくなり，血中にカリウムが増加した高カリウム血症の状態となります．血中のカリウムは一定の範囲内に保つ必要があるので，腎機能低下時には摂取を控えるべきといえます．

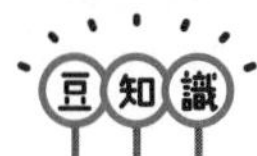

Na^{+}－K^{+}ポンプ

p280で説明した通り，正常な体内では細胞内外のナトリウムとカリウムの濃度がバランスよく保たれています．このとき，細胞ではNa^{+}－K^{+}ポンプと呼ばれるしくみがはたらいています．ここでは本来の濃度勾配の動きとは逆に，Na^{+}－K^{+}ポンプがATP（p53参照）を使って2分子のK^{+}を細胞内に引き入れ，3分子のNa^{+}を細胞外に引き出しています．このはたらきによって，細胞内外のNaとKの比率はNa：K=3：2となり，細胞内と比較して細胞外の陽イオン濃度が高い状態になります．この状態では，細胞内外間に電位差（膜電位）が生じ，細胞内は負に帯電します．これが種々の神経活動や筋肉の収縮に関与しているのです．

▼ ナトリウムとカリウムの輸送

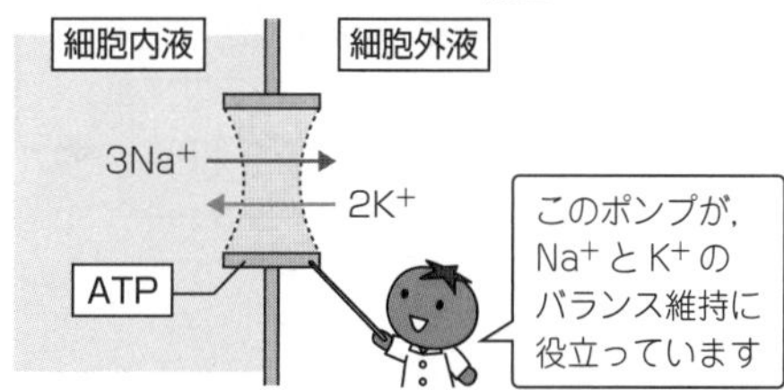

細胞内が負に帯電している電位を静止電位と呼びます．この状態で神経細胞に刺激が生じると，細胞内にNa^{+}が流入することで，細胞内は正に帯電し，電位の逆転が起こります．この時の膜電位を活動電位と呼びます．静止電位から活動電位への逆転が神経細胞の隣の膜に伝わることで，刺激が伝導されるのです．

▼ 電位の逆転による神経伝達

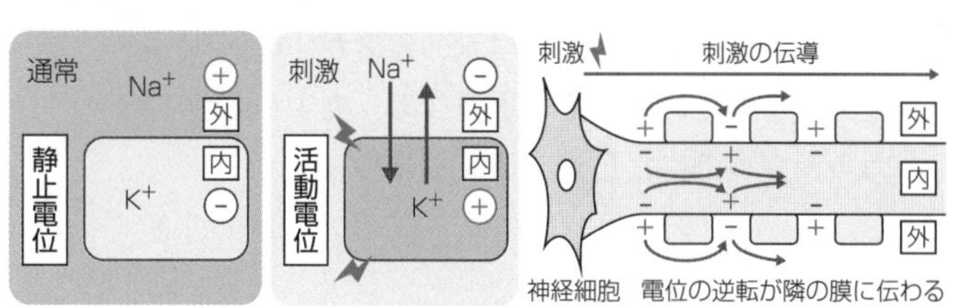

カルシウム（Ca）

さて，今度はカルシウムについてね．
カルシウムは，主に歯や骨を構成する成分なの．
人間の体重の1～2%程度を占めるミネラルなのよ．

▼ カルシウムの代謝と体内分布

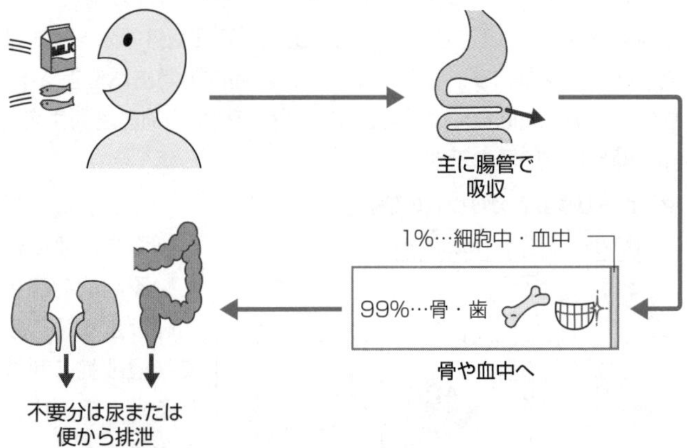

体内のカルシウムって，
99%は歯や骨に存在するんだね．残り1%が
血中に存在するって，血中にはずいぶん少ないのね

でも，この血中のカルシウムの濃度が，
生命維持のためにとても重要なの．血中や細胞中の
カルシウムのはたらきを確認しましょう．

▼ カルシウムの主なはたらき

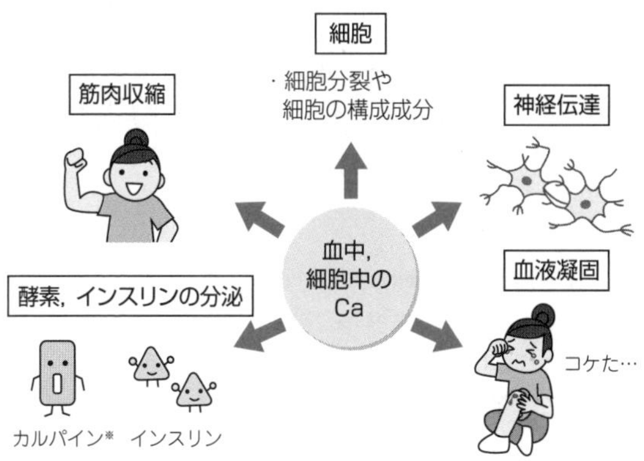

※カルパインはカルシウムによって活性化されるプロテアーゼ
(たんぱく質分解酵素)のことです.

こんなにいろいろなはたらきをしているの?
それなら,血中のカルシウムの比率って
もっと高くても良さそうな気が…….

それはNGなの.
血中のカルシウムのバランスは,
一定の範囲に調節されていて,
これ以上高くても低くても問題なのよ.

▼ 血中のカルシウム濃度と変動

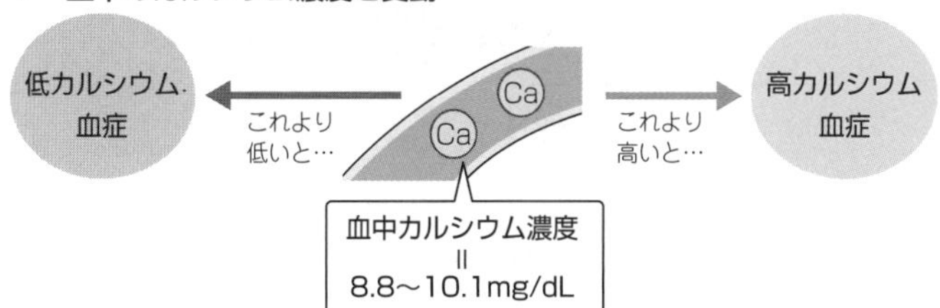

comment

高カルシウム血症では，脱水や倦怠（けんたい）感などの全身症状がみられます．一方，低カルシウム血症では心電図の異常やテタニー（p297参照）など，さまざまな症状が現れます．原因などについては3巻で詳しく解説します．

適切に調節されているのが良いんだね．

そういうことね．調節のメカニズムについては，今後詳しく説明するわ（3巻で解説予定）．

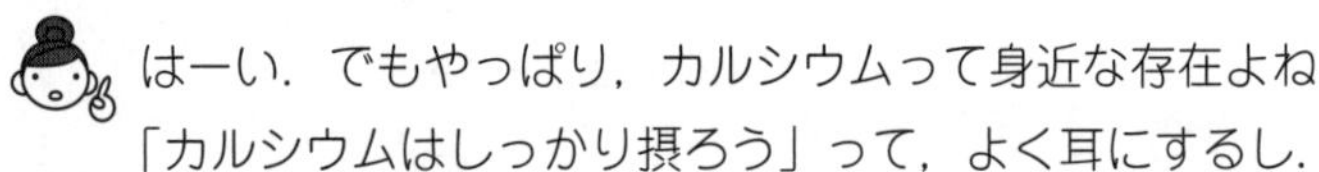

はーい．でもやっぱり，カルシウムって身近な存在よね．「カルシウムはしっかり摂ろう」って，よく耳にするし．

そうね．カルシウムは**吸収率が高い栄養素ではない**から，十分に摂取したいのよ．

▼ **カルシウムの吸収率**

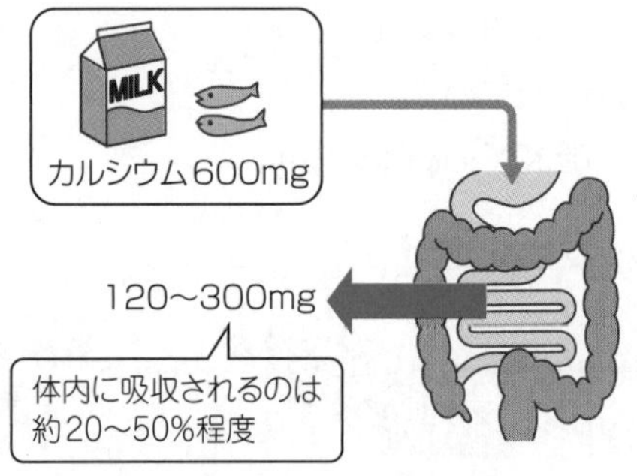

食品中のカルシウムは，小腸で吸収されます

でも，日本人のカルシウム摂取量は
不十分だと聞いたことがあるわ．

その通り．
「日本人の食事摂取基準」で設定されている
推定平均必要量に届かない人は多いのよ．

▼ **カルシウムの食事摂取基準（単位：mg/日）**

	男性			女性		
年齢	推定平均必要量	推奨量	耐容上限量	推定平均必要量	推奨量	耐容上限量
0～5(月)	男女とも目安量 200					
6～11(月)	男女とも目安量 250					
1～2(歳)	350	450	－	350	400	－
3～5(歳)	500	600	－	450	550	－
6～7(歳)	500	600	－	450	550	－
8～9(歳)	550	650	－	600	750	－
10～11(歳)	600	700	－	600	750	－
12～14(歳)	850	1,000	－	700	800	－
15～17(歳)	650	800	－	550	650	－
18～29(歳)	650	800	2,500	550	650	2,500
30～49(歳)	600	750	2,500	550	650	2,500
50～64(歳)	600	750	2,500	550	650	2,500
65～74(歳)	600	700	2,500	550	650	2,500
75以上(歳)	600	700	2,500	500	600	2,500

「日本人の食事摂取基準」2020年版をもとに作成

▼ **日本人のカルシウム摂取量**

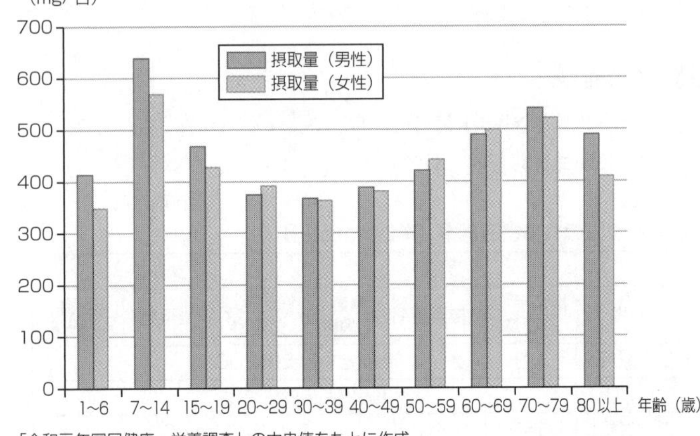

「令和元年国民健康・栄養調査」の中央値をもとに作成

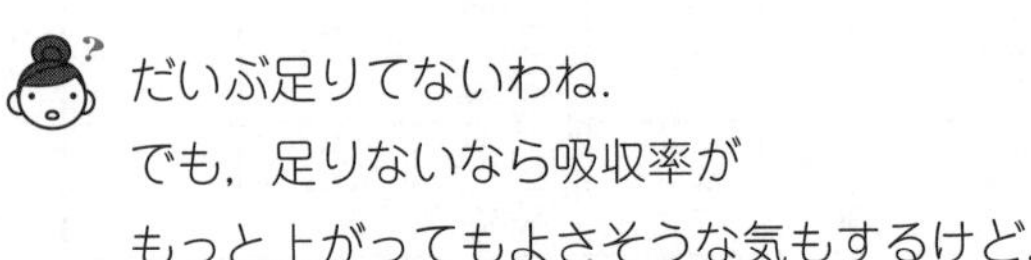

だいぶ足りてないわね．
でも，足りないなら吸収率が
もっと上がってもよさそうな気もするけど．

確かにちょっと不思議なんだけど，
ナトリウムのような
吸収率がほぼ100%のミネラルって少ないの．
多くのミネラルは吸収率が低いのよ．

あまり摂りたくないナトリウムはしっかり吸収されて，
カルシウムは吸収率が低いなんて，厄介ねぇ．
どんな食品に多く含まれているんだろう？
やっぱり牛乳には多いイメージだけど．

確認してみましょう.

▼ **カルシウムを多く含む食品**

食品名	ビスケット〔ハードビスケット〕	しらす干し〔半乾燥品〕	牛乳〔普通牛乳〕	ヨーグルト〔全脂無糖※〕
可食部100g あたりの含有量	330mg	520mg	110mg	120mg

「日本食品標準成分表 2020 年版(八訂)」をもとに作成
※プレーンヨーグルト

牛乳以外にも，乳製品には結構含まれているんだね.

そう．摂りやすそうなものを
意識的に摂取するようにしましょう.

了解！

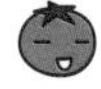ちなみに，牛乳に含まれるカゼインというたんぱく質は，
消化吸収の過程でカゼインホスホペプチド（CPP）
という物質を生成するんだけど，このCPPには
カルシウムなどのミネラルの吸収を
促進する役割があるの.

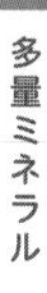

CPP：casein phosphopeptide

▼ CPPの役割

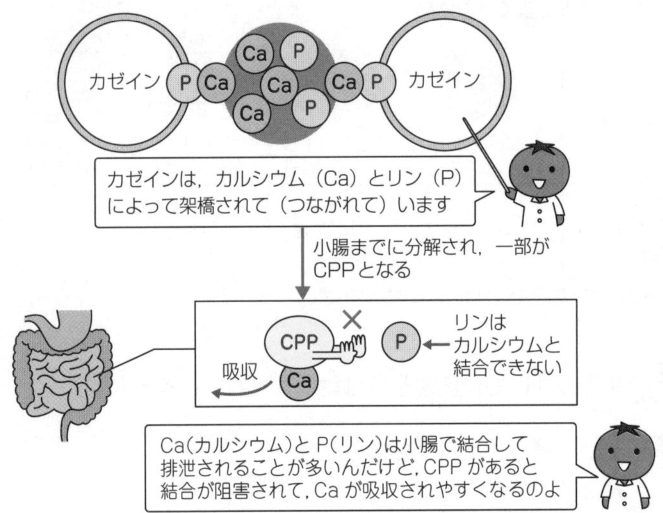

CPPは，特定保健用食品としても「**カルシウム等の吸収を助ける**」といった表示が許可されたものもあるの．覚えておきたいわね．

はーい．カルシウムは吸収率が低いミネラルだし，うまく取り入れたいなぁ．

▼ カルシウムの栄養機能表示

カルシウムは，骨や歯の形成に必要な栄養素です．

マグネシウム（Mg）

今度はマグネシウムについてみていきましょう.
カルシウムが約1kg，リンが500gほど
存在しているのと比べると，
マグネシウムは約25gしか体内に存在しないの.

▼ 骨を構成する成分

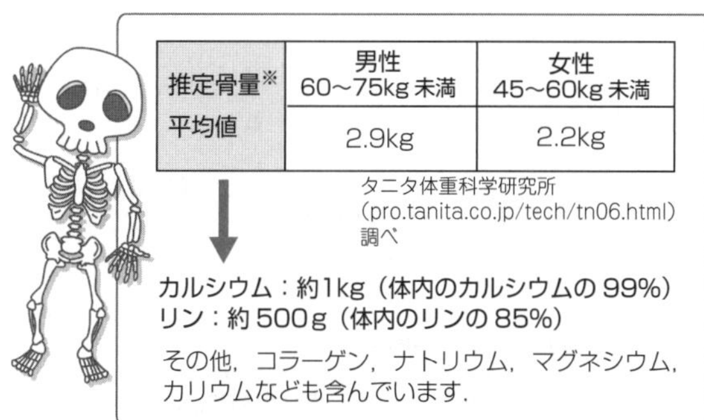

推定骨量※平均値	男性 60～75kg 未満	女性 45～60kg 未満
	2.9kg	2.2kg

タニタ体重科学研究所
(pro.tanita.co.jp/tech/tn06.html)
調べ

カルシウム：約1kg（体内のカルシウムの 99%）
リン：約 500g（体内のリンの 85%）
その他，コラーゲン，ナトリウム，マグネシウム，カリウムなども含んでいます.

※水分を含まない乾燥した骨量のこと.

あら，「多量ミネラル」っていう割に，
体内にはそんなに多くないんだ.

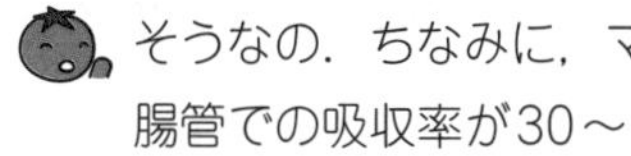

そうなの．ちなみに，マグネシウムは，
腸管での吸収率が30～50%程度と考えられていて，
不足すると吸収率が上昇するのよ.

吸収された後はどこに行くの？

およそ50～60%は**骨**に存在すると考えられるわ.
その他，約20%は**筋肉**に，残りは
体内の組織や**体液内**に存在すると考えられているの. 17082-1

▼ **マグネシウムの体内分布**

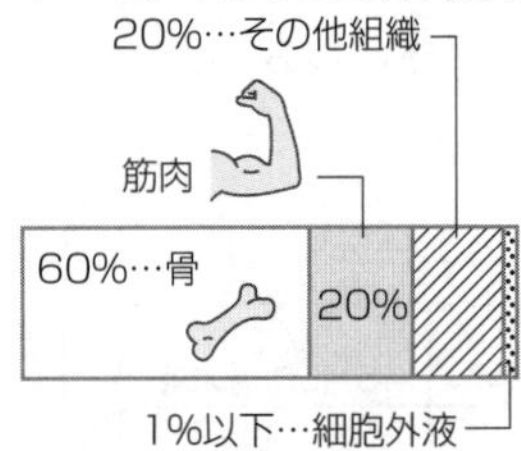

筋肉にも結構存在しているんだね.
栄養機能表示を確認しておこう.

▼ **マグネシウムの栄養機能表示**

- マグネシウムは，骨や歯の形成に必要な栄養素です.
- マグネシウムは，多くの体内酵素の正常なはたらきとエネルギー産生を助けるとともに，血液循環を正常に保つのに必要な栄養素です.

「エネルギー産生を助ける」って，そんな機能もあるの？

そうなの．多くの酵素をアシストする役割があるのよ．

そんなに大事なら，やっぱりしっかり
摂るべきなのかな？　食事摂取基準も調べてみよう．

▼　マグネシウムの食事摂取基準（単位：mg/日）

年齢等	男性 推定平均必要量	男性 推奨量	女性 推定平均必要量	女性 推奨量
0～5(月)	男女とも目安量 20			
6～11(月)	男女とも目安量 60			
1～2(歳)	60	70	60	70
3～5(歳)	80	100	80	100
6～7(歳)	110	130	110	130
8～9(歳)	140	170	140	160
10～11(歳)	180	210	180	220
12～14(歳)	250	290	240	290
15～17(歳)	300	360	260	310
18～29(歳)	280	340	230	270
30～49(歳)	310	370	240	290
50～64(歳)	310	370	240	290
65～74(歳)	290	350	230	280
75以上(歳)	270	320	220	260
妊婦付加量			+30	+40
授乳婦付加量			–	–

＊通常の食品以外からの摂取量の耐容上限量は，成人の場合350mg/日，小児では5mg/kg体重/日とした．それ以外の通常の食品からの摂取の場合，耐容上限量は設定しない．
「日本人の食事摂取基準」2020年版をもとに作成

妊婦のみに付加量が設定されているんだ

Chapter 8 多量ミネラル

▼ 日本人のマグネシウム摂取量

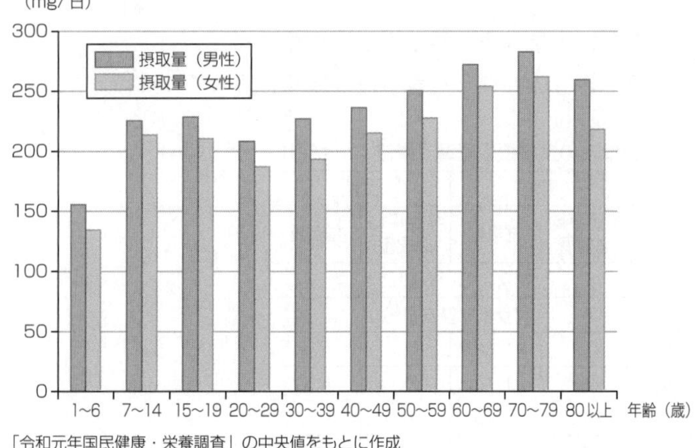

「令和元年国民健康・栄養調査」の中央値をもとに作成

あらーっ．推定平均必要量にも
満たない人が，たくさんいるんだ．

そうなの．マグネシウムは骨中に多く存在しているから，
不足時は骨中から放出することで，
ある程度は維持できるんだけど，ちょっと心配ね．

足りないと何か問題が起こるの？

えぇ．摂取不足が続くと骨からの放出では
まかなえなくて，**筋肉のけいれん**や**ふるえ**，
吐き気，**脱力感**などを起こす原因となるわ．

じゃあ，やっぱりしっかり摂らないと.

もっとも，摂りすぎると
下痢などが起こるから，注意してね.

摂れば良いというものでもないんだ…….

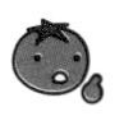
そう．ただ，高血圧や糖尿病の発症予防や，
重症化の予防も示唆されているから，
今後注目のミネラルといえるわ.

それじゃあ，少なくとも
不足はしないように摂取するようにしたいわね.

comment

カルシウムやマグネシウムが不足すると，低カルシウム血症や低マグネシウム血症など，電解質のバランスが崩れた状態になります．これが原因となり，手足など筋肉のけいれんや手指，口唇のしびれが起こる症状を，テタニーと呼びます.

リン（P）

多量ミネラルの最後はリンね．食品中では，
リンはたんぱく質と結合して存在することが多いから，
たんぱく質を摂ればリンも摂れるの．
意識しなくても摂れる栄養素といえるわ．

ちょっと面白い栄養素だね．
やっぱり腸管で吸収されるの？

そうよ．腸管で吸収されて血中に流入するわ．
その後，余分なリンは腎臓から尿中に排泄されるの．

▼ **リンの吸収から排泄まで**

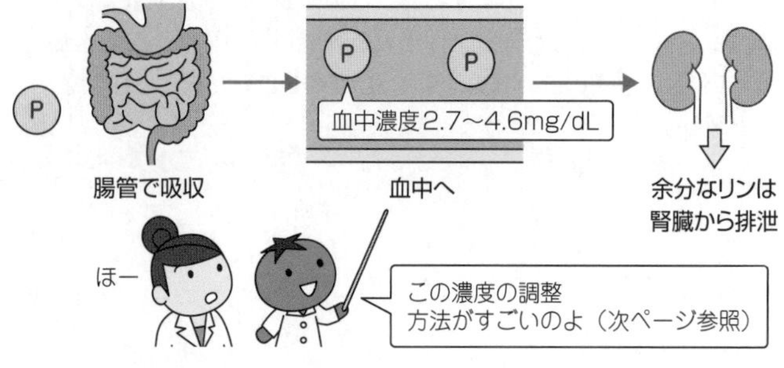

リンも血中の濃度が一定に保たれているんだ．
他の栄養素をみていても思うけど，こういう
調節システム，本当によくできているわよね．

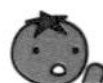

すごいわよね．ちなみにリンの場合，
血中濃度を保つために重要なホルモンとして
副甲状腺ホルモン（PTH）と線維芽細胞増殖因子23（FGF23）があるの．この2つが，
リンの腎臓での排泄をアシストしているのよ．

▼ PTHとFGF23によるリンの排泄促進作用

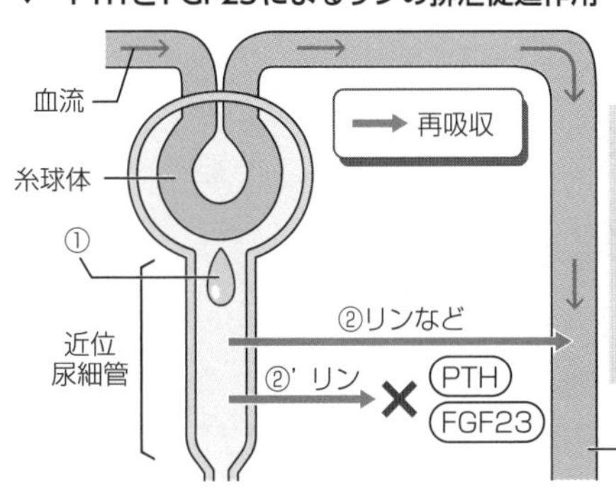

① 血中のリンは，腎臓の糸球体で濾過され，尿細管に入る．
② その後，リンは尿細管から血管内に再吸収される．
②' PTHやFGF23は，②の再吸収を 阻害するため，リンの尿中排泄量が増加する．

輸出細動脈や毛細血管

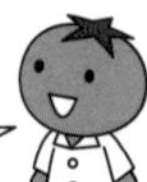

血中のリンが多い時は，これらの因子の分泌を増やすことで，リンの尿中排泄を促進させます

comment

線維芽細胞増殖因子23（FGF23）は，骨で産生されるホルモンで，腎臓でのリンの再吸収抑制作用などにより，血中のリン濃度を低下させる役割をもちます．

こういう別の物質が助けてくれることで，
恒常性が維持できるんだね．なるほどなぁ．
じゃあ，リンは体内ではどんな役割をしているの？

FGF23：fibroblast growth factor23（線維芽細胞増殖因子23）

リンは，カルシウムやマグネシウムと同じように，
体内では主に**骨**や**歯**を構成しているわ．
他にも**有機リン化合物**として，
いろいろなところに存在しているの．

▼ **リンの体内分布**

有機リン化合物として
あらゆる所に存在

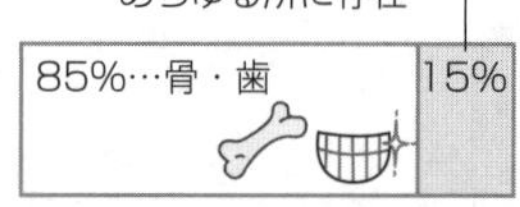

意外と大事な栄養素なんだね．

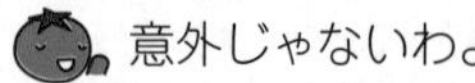

意外じゃないわよ．
リンは，**細胞膜のリン脂質**や**核酸**，**ATP**や
クレアチンリン酸※，**補酵素（FAD，NADなど）**の構成成分
なのよ．つまり，エネルギー代謝や脂質代謝などに
重要な役割を果たしているの．
リンなしでは代謝は維持できないわ．

▼ **リンの細胞における主な役割**

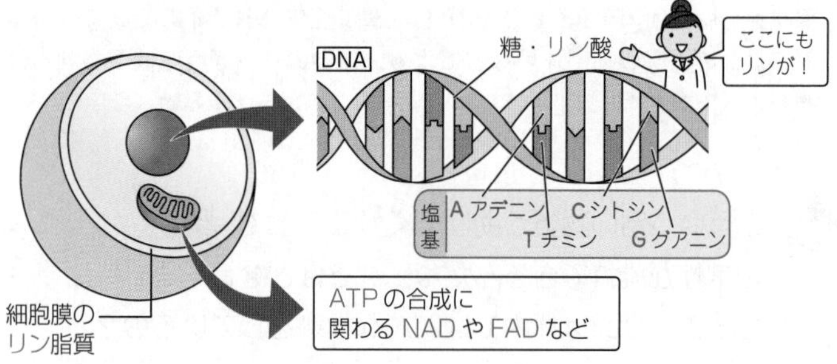

※ クレアチンリン酸：クレアチンがリン酸化されたもの．筋肉などの骨格筋にとって重要なエネルギー貯蔵物質になる．

そう言われると納得ね．欠乏したら大変なんだ．

ただ，必要量がそれほど多い
栄養素ではないから，一般的な食生活をしていれば，
リンが欠乏することは考えにくいわ．
むしろ，リンはリン酸塩として**加工食品に食品添加物として用いられることが多くて，過剰摂取が問題になるの**．

▼ リン酸塩が使用されることの多い食品

ハム，ウインナー

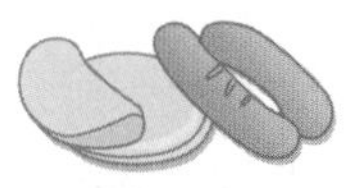

かまぼこ

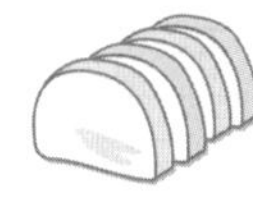

即席めん

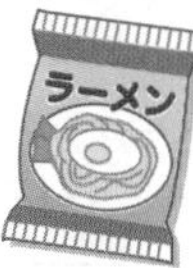

チーズ

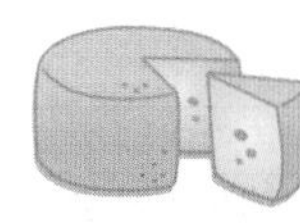

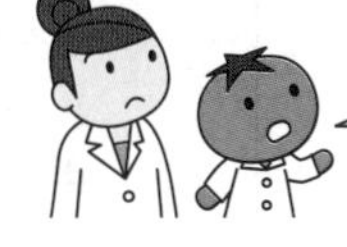

これらの加工食品が
好きな人は，リンの摂りすぎに注意しましょう

食品添加物として，
どれくらいの量が使われているんだろう？

食品添加物の使用量は表示義務がないから，
はっきりとは分からないの．これも，
過剰摂取が懸念される原因となっているわ．

うーん．確かにそれはちょっとモヤモヤするわね．
どれくらい摂取すべきなんだろう．調べてみよう．

▼ リンの食事摂取基準（単位：mg/日）

性別	男性		女性	
年齢等	目安量	耐容上限量	目安量	耐容上限量
0〜5(月)	120	−	120	−
6〜11(月)	260	−	260	−
1〜2(歳)	500	−	500	−
3〜5(歳)	700	−	700	−
6〜7(歳)	900	−	800	−
8〜9(歳)	1,000	−	1,000	−
10〜11(歳)	1,100	−	1,000	−
12〜14(歳)	1,200	−	1,000	−
15〜17(歳)	1,200	−	900	−
18〜29(歳)	1,000	3,000	800	3,000
30〜49(歳)	1,000	3,000	800	3,000
50〜64(歳)	1,000	3,000	800	3,000
65〜74(歳)	1,000	3,000	800	3,000
75以上(歳)	1,000	3,000	800	3,000
妊婦			800	−
授乳婦			800	−

「日本人の食事摂取基準」2020年版をもとに作成

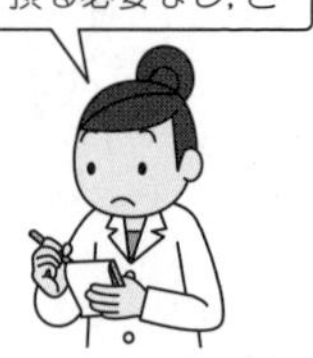

リンは目安量と耐容上限量が設定されているんだね．

そうなの．詳しいことは
「日本人の食事摂取基準（2020年版）」をしっかり
読んで確認しておきましょう．

了解．日本人が
どれくらい摂取しているのかも確認しておこう．

▼ **日本人のリン摂取量**

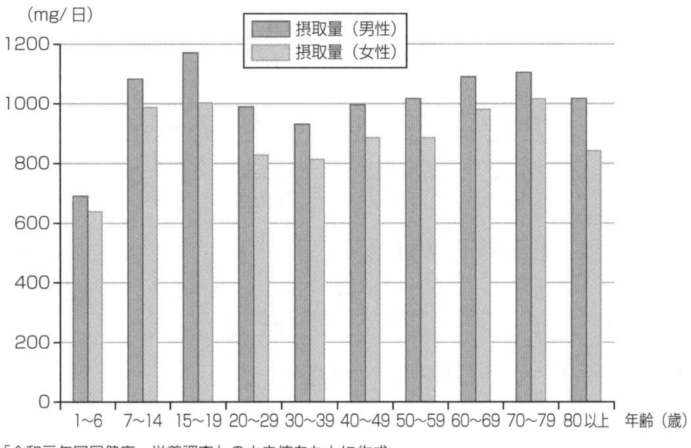

「令和元年国民健康・栄養調査」の中央値をもとに作成

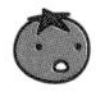

そもそも設定されているのが目安量だから，
摂取量との比較は参考程度にしましょう．

はーい．でも，目安量と摂取量に差はそれほどないんだ．どういう食品に含まれているのかも見ておこう．

▼ **リンを多く含む食品**

食品名	鶏卵〔全卵，生〕	アーモンド〔乾〕	べにざけ〔焼き〕	うし〔輸入牛肉，もも，皮下脂肪なし，焼き〕
可食部100gあたりの含有量	170mg (12.2g)	460mg (19.6g)	340mg (28.5g)	190mg (28.0g)

「日本食品標準成分表2020年版（八訂）」をもとに作成

カッコ内は，可食部100gあたりのたんぱく質の含有量です

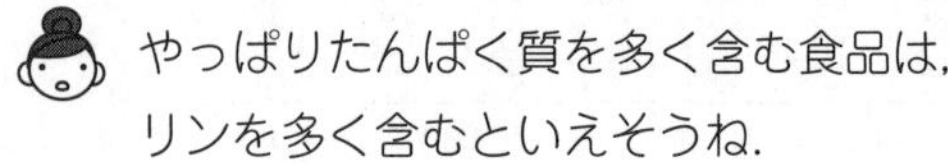

やっぱりたんぱく質を多く含む食品は，リンを多く含むといえそうね．

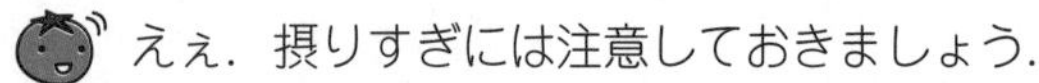

えぇ．摂りすぎには注意しておきましょう．

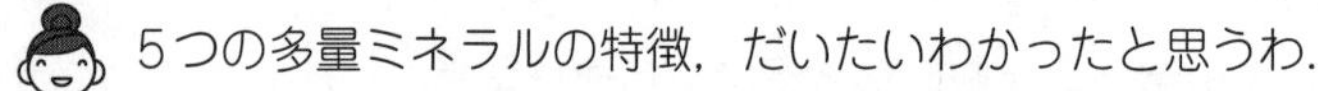

5つの多量ミネラルの特徴，だいたいわかったと思うわ．

よかった．では最後に多量ミネラルの特徴と主な欠乏症・過剰症をまとめておいたので，確認しましょう．

▼ 多量ミネラル

種類	主な役割	欠乏症	過剰症
ナトリウム (Na)	●細胞外液の浸透圧の維持 ●体液量や循環血液量の維持 ●酸塩基平衡の維持	●倦怠感 ●食欲不振 ●血液濃縮	●浮腫 ※高血圧や胃癌を悪化させるといわれている.
カリウム (K)	●細胞内液の浸透圧，酸塩基平衡の維持 ●筋肉の収縮 ●エネルギー代謝 ●神経における興奮の伝達	●低K血症	●高K血症
カルシウム (Ca)	●硬組織を構成 ●細胞膜の透過性 ●血液凝固作用	●骨粗鬆症 ●くる病 ●骨軟化症 ●テタニー	●高Ca血症 ●腎臓結石 ●ミルク・アルカリ症候群
マグネシウム (Mg)	●血管拡張 ●さまざまな酵素の活性化 ●骨や歯を構成	●心疾患 ●神経過敏症 ●テタニー ●不整脈 ●低Ca血症 ●低K血症	●嘔吐，下痢 ●倦怠感，筋力低下 ●言語障害 ※腎機能が正常であればすみやかに排出され過剰症は起こらない.
リン (P)	●骨や歯，細胞膜を構成 ●核酸，ATP，リンたんぱく質を構成し，代謝に関わる	●くる病 ●骨軟化症 ●溶血性貧血 ●食欲不振	●低Ca血症

Check it out!

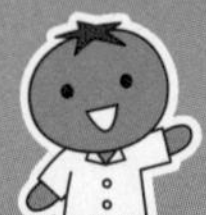

覚えられましたか？

この章の重要事項を赤シートで隠してチェック！

- ❑ ナトリウムは，体液の浸透圧や酸塩基平衡の維持にはたらく．ナトリウムから食塩相当量を求めるときは，「ナトリウム(g)×2.54」で計算する．(p270，273)

- ❑ カリウムは，腎臓においてナトリウムの再吸収を抑制し，水分調節や細胞内外の物質のバランス調整を行うほか，神経での興奮の伝達や，筋肉収縮にもはたらく．(p280)

- ❑ カルシウムは，主に歯や骨を構成する成分であり，細胞内や血中のカルシウムは神経伝達や酵素，インスリンの分泌などにはたらく．(p286)

- ❑ マグネシウムは，骨，筋肉，体内組織など，の順に多く存在し，骨や歯を形成するほか，酵素のはたらきを維持するため，エネルギーの産生など代謝の促進にもはたらく．(p293)

- ❑ リンは，主に骨や歯を構成し，それ以外は有機リン化合物として体内に存在している．細胞膜のリン脂質や補酵素などの構成成分となるため，代謝の維持にもはたらく．(p298-300)

国試にチャレンジ

この章と次の9章を読むと解けるようになる国試問題が別冊に収録されています．章の内容が理解できているか，チェックしてみましょう！

別冊 p.16 へ

QB・RBを活用しよう

この章と関連した問題集『クエスチョン・バンク』，参考書『レビューブック』のページを下記のQRコードで確認しましょう！

微量ミネラル

微量ミネラルは，体内にほんの少しだけ存在している栄養素です．ただ，存在する量が少ないとはいえ，欠乏すると生死に関わるほど重要なものも多くあります．各ミネラルにどんなはたらきがあるのか，学んでいきましょう．

まだまだミネラル

ミネラルは奥が深いわね．
私はすでにフラフラよ……．

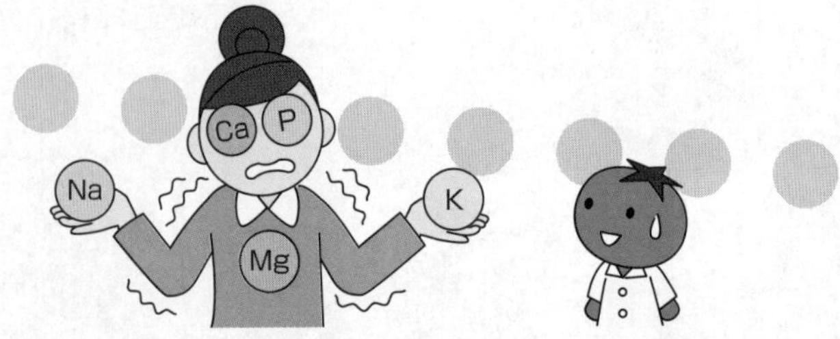

確かにこれまで急ぎ足で説明してきたから
大変だったと思うけど，ミネラルは
とてもたくさん種類があるの．
あせらず，定期的に復習すればいいわ．

そうさせて……．といいながらも，
やっぱり興味があるんだよね．
まだ鉄や亜鉛のこと，教えてもらってないし．

それじゃあ栄養素関連の最後に
「日本人の食事摂取基準（2020年版）」に収録されている
微量ミネラルについて学んでいきましょう．

微量ミネラルは8つだったわよね.

▼ **多量ミネラルと微量ミネラル**

多量ミネラル	微量ミネラル	
ナトリウム（Na）	鉄（Fe）	ヨウ素（I）
カリウム（K）	亜鉛（Zn）	セレン（Se）
カルシウム（Ca）	銅（Cu）	クロム（Cr）
マグネシウム（Mg）	マンガン（Mn）	モリブデン（Mo）
リン（P）		

食事摂取基準では体内にある量が鉄よりも多いものを多量ミネラル，それ以外を微量ミネラルとしています

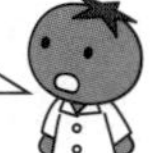

そうよ．ここでは主に，
管理栄養士国家試験でもよく問われる
鉄，亜鉛，銅，ヨウ素の
4つの微量ミネラルについて説明を進めるわね.

はーい．ビタミン，ミネラルの勉強も
今回で終わりだし，頑張るぞー！

鉄（Fe）

どうも私，鉄が身体にとって大事っていうのがよく分からないのよね．体内に鉄があるっていうイメージもあんまりなくて．

鉄は，**ヘモグロビン**を構成する重要な要素なの．ヘモグロビンは血中に存在する物質で，全身に**酸素**を配る役割があるのよ．

▼ ヘモグロビンの構造

ヘム
ヘムは，プロトポルフィリンという物質に，2価鉄（Fe^{2+}）が結合してできる
Fe
Fe^{2+}
プロトポルフィリン
鉄
ヘム
グロビン
β鎖
α鎖
α鎖
β鎖
グロビンは，4つのペプチド鎖（α鎖とβ鎖2本ずつ）によって構成されるたんぱく質
ヘモグロビン
ヘム
グロビン
グロビンにヘムが4つおさまって，ヘモグロビンができるんだね
おー

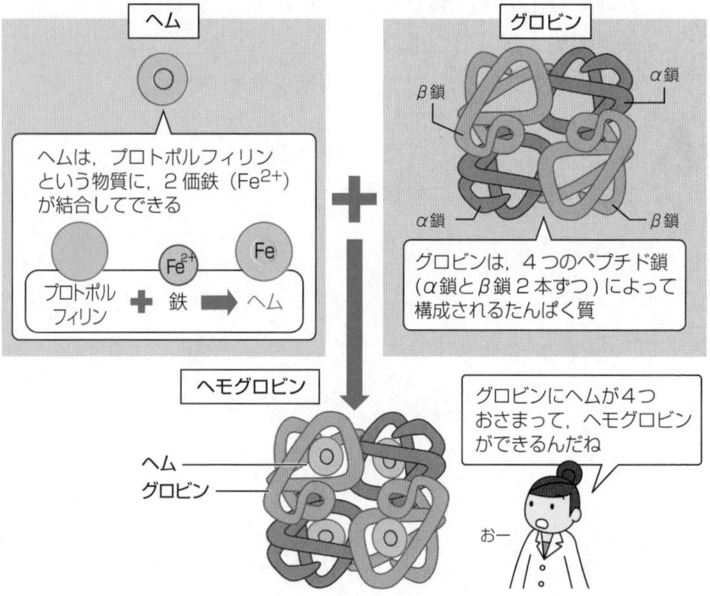

鉄とプロトポルフィリンっていう物質が
一緒になって，**ヘム**ができるんだね．その**ヘム**と
グロビンが一緒になって，**ヘモグロビン**になるんだ．

そうよ．ヘモグロビンの活躍については
4巻で詳しく説明するわ．
今は，鉄が酸素の運搬にとても大切な役割を
果たしていることをおさえておきましょう．

了解．ということは，鉄が少ないと
ヘモグロビンが十分作れなくなっちゃうわよね．

そう．ヘモグロビンが一定のレベルよりも少なくなると，
貧血状態になるの．

▼ **貧血診断の基準値（WHOによる分類）**

分　類	ヘモグロビン濃度
成人男性	13g/dL未満
成人女性 小児（6～14歳）	12g/dL未満
妊婦 幼児（6カ月～6歳）	11g/dL未満

comment

ヘモグロビンの濃度により，貧血かどうかの判定は可能ですが，これだけでは何を原因とする貧血かが分かりません．貧血には，鉄欠乏性貧血や巨赤芽球性貧血，悪性貧血など，さまざまな種類があり，臨床ではどのタイプの貧血なのかを調べて治療を行います．詳しくは4巻で解説します．

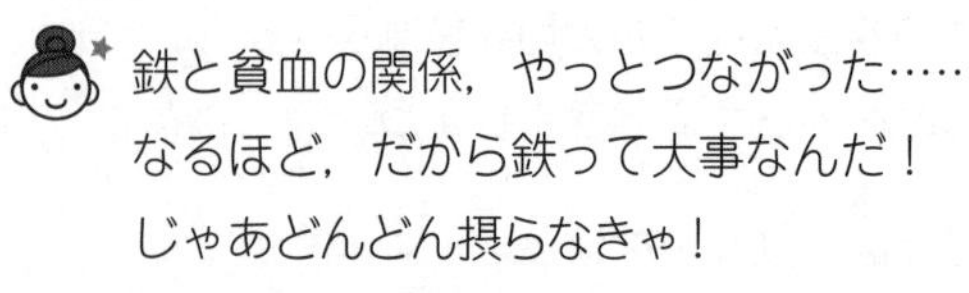

鉄と貧血の関係，やっとつながった…….
なるほど，だから鉄って大事なんだ！
じゃあどんどん摂らなきゃ！
レバーに，ほうれんそうに，あとあと…！

落ち着きなさいよ．
まずは鉄が身体の中でどんなふうに使われているかを確認しましょう．

国試ひとくちメモ

鉄の過剰症：普段の食事からの摂取で鉄が過剰になることはほとんどありませんが，鉄剤などのサプリメントを多く利用するなどして鉄の摂取が過剰になると，胃腸障害や亜鉛の吸収阻害，急性鉄中毒などが起きることがあります．この他に鉄の過剰症として，**ヘモクロマトーシス**が挙げられます．これは過剰になった鉄が皮膚や臓器に沈着して，肝硬変や皮膚色素沈着を引き起こす疾患で，遺伝や多量の輸血が原因となることが多いとされています．(17122-4，21078-5)

▼ 鉄の体内動態

19081-1 ～ 4

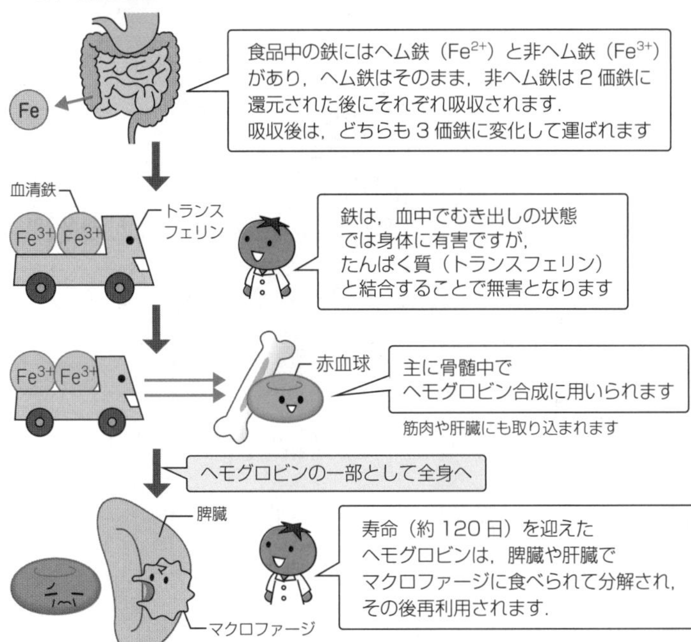

吸収されて，主にヘモグロビン合成に利用されて，寿命が来たら分解されて……って，さらにまた利用されるの？

そうなの．貴重なミネラルをムダにしない，人間の身体のすごいしくみなのよ．

▼ 赤血球の破壊

19081-5

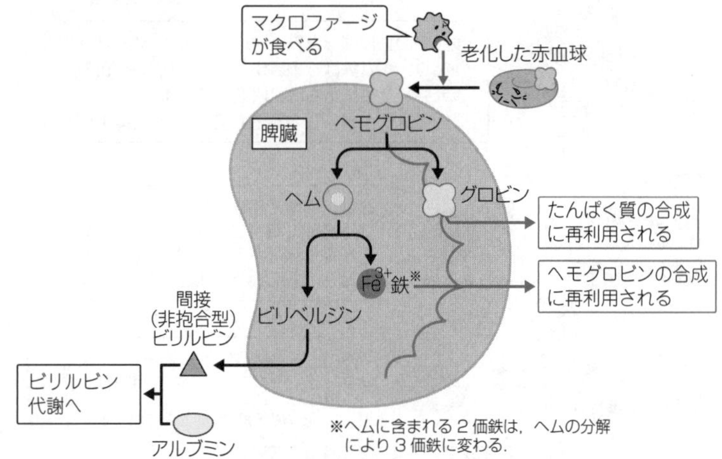

まるで永久機関！？
だったら毎日鉄を摂らなくても良さそうじゃない？

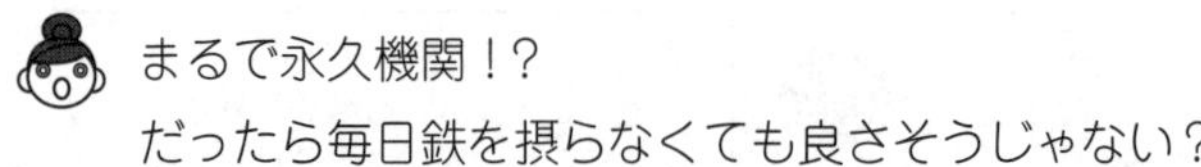

いいえ．汗や尿などから，毎日 1mg ほど
体外に排出されるから，きちんと摂る必要があるのよ．21078-1

▼ 1日あたりの鉄の損失量（単位：mg/日）

年齢	男性	女性
18～29（歳）	0.92	0.76
30～49（歳）	0.95	0.79
50～64（歳）	0.95	0.80
65～74（歳）	0.92	0.78
75以上（歳）	0.86	0.74

「日本人の食事摂取基準」2020 年版をもとに作成

そうなんだ．それじゃあ，1mg 程度摂れば大丈夫？

ノンノン．鉄は，吸収率が**悪い**栄養素で，摂取量の15%程度しか吸収されないことが分かっているの．

少なっ！　ということは，
実際はかなり摂取しないといけないわね．
「日本人の食事摂取基準」，確認しておこう．

▼ 鉄の食事摂取基準（単位：mg/日）

年齢等	男性			女性				
	推定平均必要量	推奨量	耐容上限量	推定平均必要量		推奨量		耐容上限量
				月経あり	月経なし	月経あり	月経なし	
0～5(月)	男女とも目安量 0.5							
6～11(月)	3.5	5.0	−	−	3.5	−	4.5	−
1～2(歳)	3.0	4.5	25	−	3.0	−	4.5	20
3～5(歳)	4.0	5.5	25	−	4.0	−	5.5	25
6～7(歳)	5.0	5.5	30	−	4.5	−	5.5	30
8～9(歳)	6.0	7.0	35	−	6.0	−	7.5	35
10～11(歳)	7.0	8.5	35	10.0	7.0	12.0	8.5	35
12～14(歳)	8.0	10.0	40	10.0	7.0	12.0	8.5	40
15～17(歳)	8.0	10.0	50	8.5	5.5	10.5	7.0	40
18～29(歳)	6.5	7.5	50	8.5	5.5	10.5	6.5	40
30～49(歳)	6.5	7.5	50	9.0	5.5	10.5	6.5	40
50～64(歳)	6.5	7.5	50	9.0	5.5	11.0	6.5	40
65～74(歳)	6.0	7.5	50	−	5.0	−	6.0	40
75 以上(歳)	6.0	7.0	50	−	5.0	−	6.0	40
妊婦付加量 初期				−	+2.0	−	+2.5	−
中期・後期				−	+8.0	−	+9.5	−
授乳婦付加量				−	+2.0	−	+2.5	−

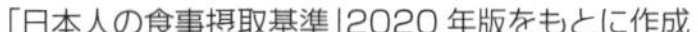
「日本人の食事摂取基準」2020 年版をもとに作成

私は20歳代の女性で，月経があるから…….
あれっ，推定平均必要量が8.5mg，
推奨量は10.5mg!?
男性よりも多く摂らないといけないの？

えぇ．月経があると，出血が増えるわよね．
血液の中にはヘモグロビンが
たくさん含まれているから…….

ヘモグロビンを構成する鉄も，
一緒に排出されてしまうんだ．

そういうこと．だから，鉄は積極的に摂りたいのよ．

▼ **鉄の推定平均必要量・推奨量の算出方法**

月経のある女性

推定平均必要量＝（基本的鉄損失＋月経による鉄損失〔0.55mg/日〕）÷吸収率（0.15）

男性，月経のない女性

推定平均必要量＝基本的鉄損失÷吸収率（0.15）

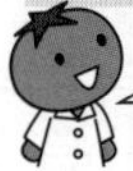

推奨量は，推定平均必要量に推奨量の算定係数（1.2）を乗じて計算します．※設定値は丸め表示です

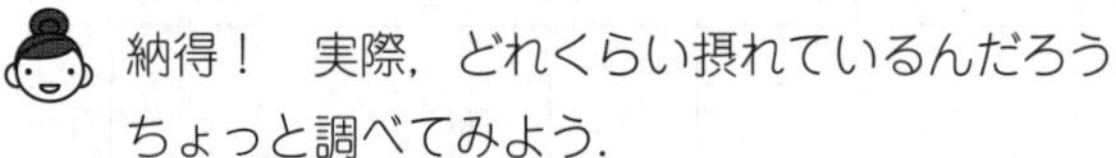

納得！　実際，どれくらい摂れているんだろう．
ちょっと調べてみよう．

▼ 日本人の鉄摂取量

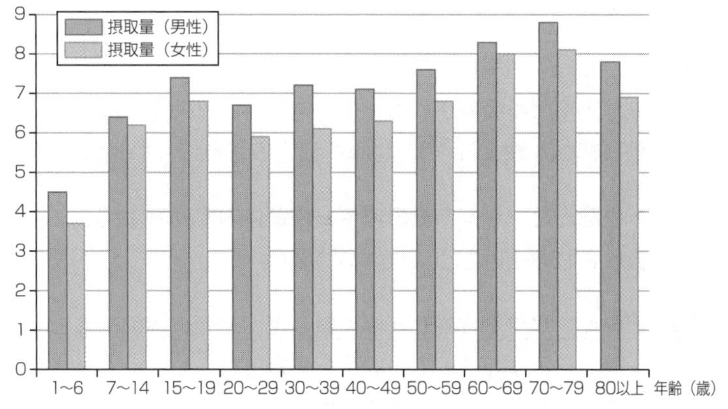

「令和元年国民健康・栄養調査」の中央値をもとに作成

18歳以上の男性の推奨量は
7.0～7.5mg/日だから，男性はしっかり摂れているみたい．
それに比べると，女性は厳しいわね…….

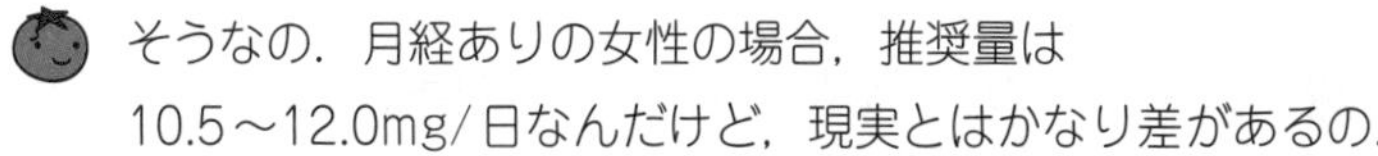

そうなの．月経ありの女性の場合，推奨量は
10.5～12.0mg/日なんだけど，現実とはかなり差があるの．

なるほどなぁ．どんな食品に多く含まれて
いるのか，調べてみよう．

▼ 鉄を多く含む食品

食品名	あさり〔つくだ煮〕	だいず〔がんもどき〕	ぶた〔肝臓，生〕
可食部100gあたりの含有量	19.0mg	3.6mg	13.0mg

「日本食品標準成分表2020年版（八訂）」をもとに作成

私はどれも大好きだけど，
毎日食べた方がいいのかしら．

そうね．でも毎日食べること以上に，
鉄が効率よく吸収される食べ方をすることの方が重要よ．
鉄（**非ヘム鉄（Fe^{3+}）**）は体内に吸収されにくい性質なの．

そうなんだ．じゃあその非ヘム鉄が体内で効率よく
吸収されるにはどうすればいいの？

ビタミンCや動物性たんぱく質など，還元作用のあるものと
一緒に摂取することで吸収率を高められるわ[18081-4, 5]．
もちろん動物性食品は吸収率の高い**ヘム鉄**（Fe^{2+}）を
多く含んでいるから，意識的に摂取して吸収率を高める手も
あるわね．

なるほど．
食べる量だけじゃなくて食べ方にも工夫が必要なのね．

鉄とヘモグロビンの動態や，貧血との関係については，
また今度詳しく説明するわね（4巻で解説予定）．

▼ **鉄の栄養機能表示**

鉄は，赤血球を作るのに必要な栄養素です．

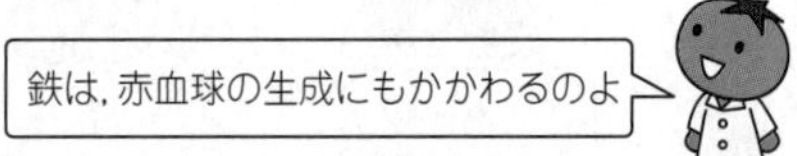

亜鉛（Zn）

亜鉛といえば，欠乏時に
味覚が障害されることで有名よね．

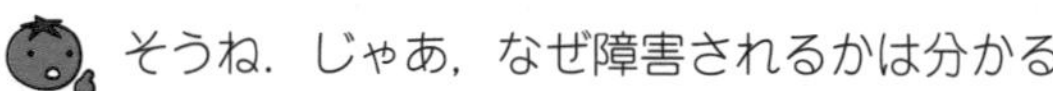

そうね．じゃあ，なぜ障害されるかは分かる？

えっ，それは……．よく分かってない．

よく理解していない栄養についての情報が
広まることほど怖いものはないし，
ただの暗記では勉強も楽しくないはずよ．

た，確かに．

栄養素のはたらきは，分かっていないことも
たくさんあるけれど，判明していることも多いの．
きちんと学んでいきましょう．
亜鉛と味覚の関係についても，この後説明するわ（p323参照）．

（……トマト，アツいわね．）
了解．よろしくお願いします！

それじゃ，まずは亜鉛の
吸収から排泄までの流れをみておきましょう．

▼ 亜鉛の体内動態

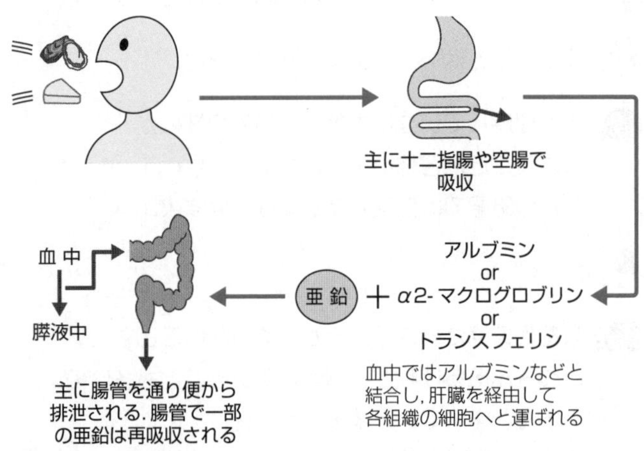

血中で**アルブミン**などと結合して，
肝臓を経由して全身に届けられるんだね．

そうなの．体内分布についても確認しておきましょう．

▼ 亜鉛の体内分布

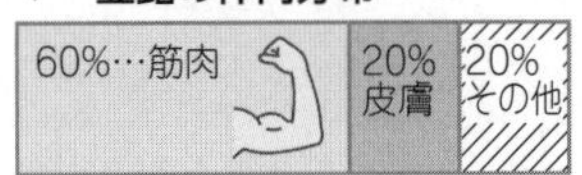

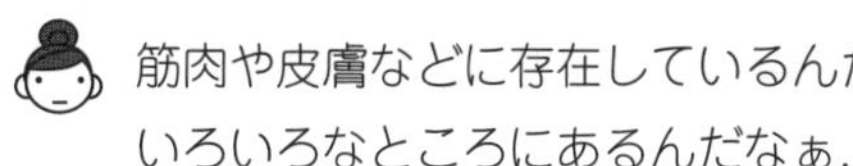

筋肉や皮膚などに存在しているんだね.
いろいろなところにあるんだなぁ.

とはいっても，成人（体重70kg）の身体に
亜鉛は1.5～3g程度しか存在しないと
考えられるんだけどね.

そんなにわずかな量しかないんだ！
ちょっとしかない亜鉛に，どんな機能があるの？

亜鉛は，酵素の活性化に欠かせないミネラルなの.
なんと200以上の**酵素の活性化**に役立っているのよ.

▼ **亜鉛のはたらき**

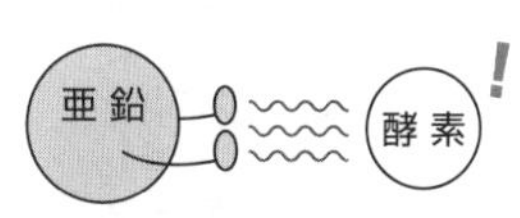

体内で200以上の酵素に
用いられ，酵素活性化に役立つ

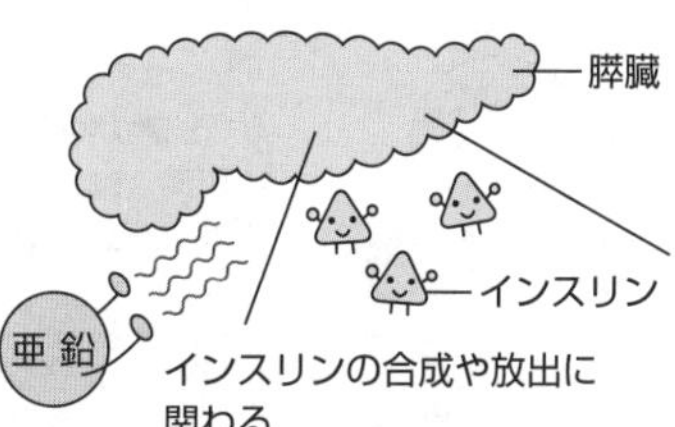

インスリンの合成や放出に
関わる

亜鉛

その他，ビタミンAの代謝や肝臓での
窒素・アンモニア代謝にも関わるんです

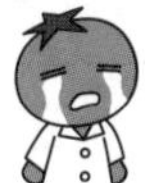

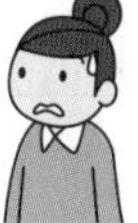

亜鉛ハンパ
ないって～！

亜鉛って，こんなに大事なんだ．知らなかったな．
たとえば，酵素の活性化って，
具体的にはどんな酵素に関わるの？

代表的なものを確認しておきましょう．

▼ **亜鉛が関わる酵素の例**

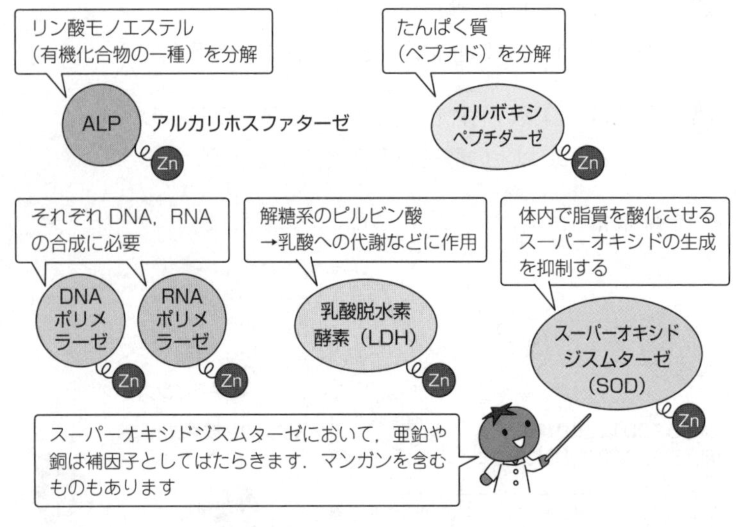

DNAやRNAの代謝にも関わるし，
糖代謝にも関係するんだ！
少量でも，とても重要なんだね．

そう．だから，欠乏すると問題も多いのよ．

▼ 亜鉛の欠乏による影響

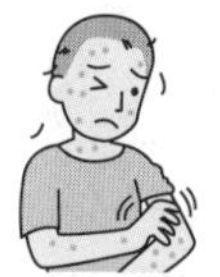

皮膚炎，脱毛
→皮膚やたんぱく質の合成に亜鉛が関わっているため

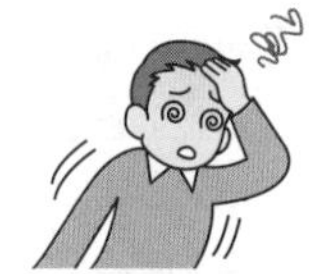

貧 血
→赤血球を作るのに亜鉛が必要なため

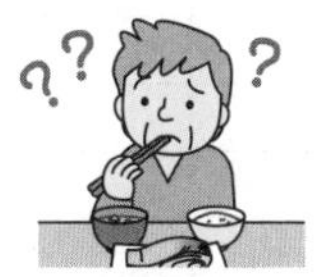

味覚障害
→舌に存在する味を感じ取る細胞（味蕾（みらい））の再生に亜鉛が必要なため

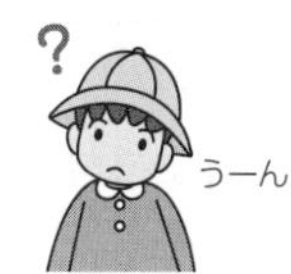

発育障害
→細胞を生成し骨などの発育に関わるため

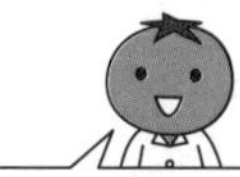

他にも食欲低下や下痢，骨粗鬆症などの原因となることが知られています

 味覚障害のほかにも，
気をつけたい亜鉛の欠乏症がたくさんあるのね．

 そうなの．だから，積極的に摂取したい栄養素なのよ．
食事摂取基準と摂取量を確認しておきましょう．

▼ 亜鉛の食事摂取基準（単位：mg/日）

	男性			女性		
年齢等	推定平均必要量	推奨量	耐容上限量	推定平均必要量	推奨量	耐容上限量
0〜5(月)	男女とも目安量 2					
6〜11(月)	男女とも目安量 3					
1〜2(歳)	3	3	−	2	3	−
3〜5(歳)	3	4	−	3	3	−
6〜7(歳)	4	5	−	3	4	−
8〜9(歳)	5	6	−	4	5	−
10〜11(歳)	6	7	−	5	6	−
12〜14(歳)	9	10	−	7	8	−
15〜17(歳)	10	12	−	7	8	−
18〜29(歳)	9	11	40	7	8	35
30〜49(歳)	9	11	45	7	8	35
50〜64(歳)	9	11	45	7	8	35
65〜74(歳)	9	11	40	7	8	35
75以上(歳)	9	10	40	6	8	30
妊婦付加量				+1	+2	−
授乳婦付加量				+3	+4	−

「日本人の食事摂取基準」2020年版をもとに作成

ちゃんと摂りたいけど，耐容上限量も設定されてるんだ

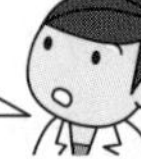

▼ 日本人の亜鉛摂取量

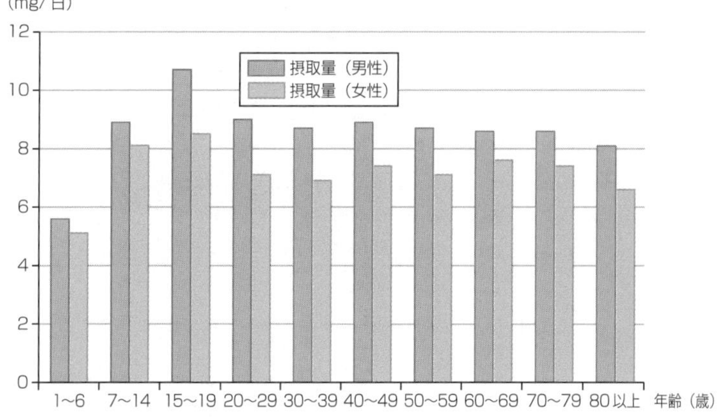

「令和元年国民健康・栄養調査」の中央値をもとに作成

推奨量を満たせている人はほとんどいないみたい.

そうなの．かきなどの食品に多く含まれているから,
日ごろから意識して摂取しておきましょう.

▼ 亜鉛を多く含む食品

食品名	かき〔養殖, 生〕	うし〔輸入牛肉リブロース, 脂身つき, 焼き〕	プロセスチーズ	わかめ〔カットわかめ, 乾〕
可食部100gあたりの含有量	14.0mg	6.3mg	3.2mg	2.8mg

「日本食品標準成分表 2020 年版（八訂）」をもとに作成

▼ 亜鉛の栄養機能表示

・亜鉛は，味覚を正常に保つのに必要な栄養素です．
・亜鉛は，皮膚や粘膜の健康維持を助ける栄養素です．
・亜鉛は，たんぱく質・核酸の代謝に関与して，健康の維持に役立つ栄養素です．

銅（Cu）

続いては銅ね．

銅といえば，金銀に続くメダルよね．
私の身体の中にも，銅メダルがあるんだなぁ．

（……メダルは関係ないけど．）
ま，あるといっても80mg程度と考えられているけどね．

少なっ！　1gもないなんて……．

そうなのよ．
銅の体内動態を見てみましょう．

▼ **銅の吸収と体内動態**

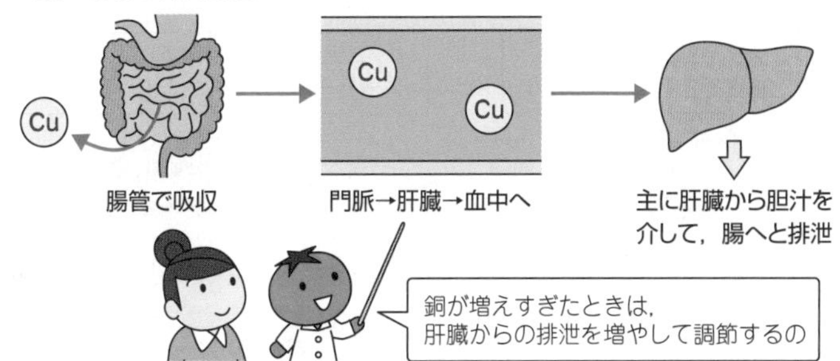

銅は身体のどこに存在しているの？

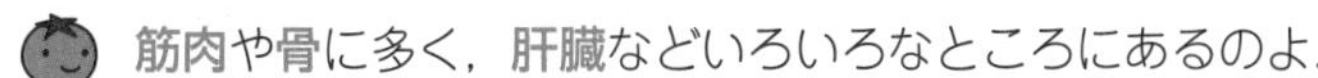

筋肉や**骨**に多く，**肝臓**などいろいろなところにあるのよ．

▼ **銅の体内分布**

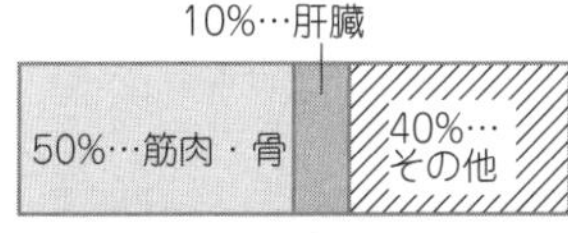

なるほどなぁ．
体内ではどんな役割があるの？

亜鉛と同じように，銅も酵素に結合して
エネルギーの産生や**鉄代謝**などに関わるのよ．
赤血球を作る過程でも，銅には重要な役割があるの．

▼ 銅の主な役割

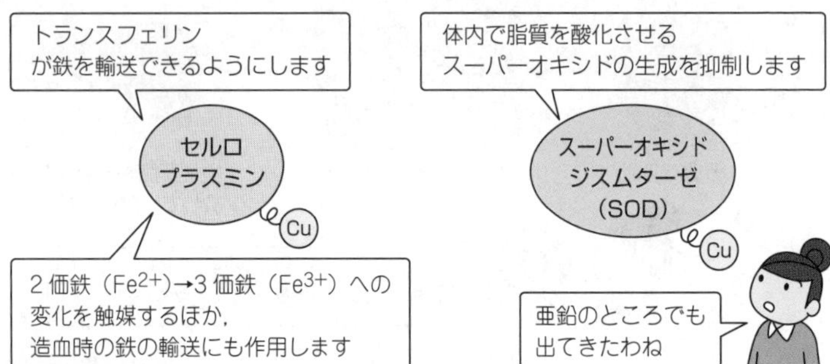

 銅の栄養機能表示では，こんなことが記載できるの.

▼ 銅の栄養機能表示

銅は，赤血球の形成を助ける栄養素です.
銅は，多くの体内酵素の正常な働きと骨の形成を助ける
栄養素です.

comment

各章で説明してきた栄養機能表示ですが，ミネラルで認められているのは亜鉛，カリウム，カルシウム，鉄，銅，マグネシウムの6種類のみとなっています（2021年5月現在）.

 なるほど．でも，そもそも体内に
微量しかないなら，摂取量も少しでいいのかな？
食事摂取基準と日本人の摂取量を確認しておこう.

▼ 銅の食事摂取基準（単位：mg/日）

	男性			女性		
年齢等	推定平均必要量	推奨量	耐容上限量	推定平均必要量	推奨量	耐容上限量
0~5(月)	男女とも目安量 0.3					
6~11(月)	男女とも目安量 0.3					
1~2(歳)	0.3	0.3	−	0.2	0.3	−
3~5(歳)	0.3	0.4	−	0.3	0.3	−
6~7(歳)	0.4	0.4	−	0.4	0.4	−
8~9(歳)	0.4	0.5	−	0.4	0.5	−
10~11(歳)	0.5	0.6	−	0.5	0.6	−
12~14(歳)	0.7	0.8	−	0.6	0.8	−
15~17(歳)	0.8	0.9	−	0.6	0.7	−
18~29(歳)	0.7	0.9	7	0.6	0.7	7
30~49(歳)	0.7	0.9	7	0.6	0.7	7
50~64(歳)	0.7	0.9	7	0.6	0.7	7
65~74(歳)	0.7	0.9	7	0.6	0.7	7
75 以上(歳)	0.7	0.8	7	0.6	0.7	7
妊婦付加量				+0.1	+0.1	−
授乳婦付加量				+0.5	+0.6	−

「日本人の食事摂取基準」2020 年版をもとに作成

ほんの少しでも十分だけど，大事なミネラルなのよ

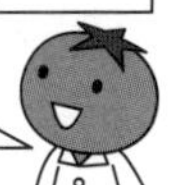

Chapter 9 微量ミネラル

▼ 日本人の銅摂取量

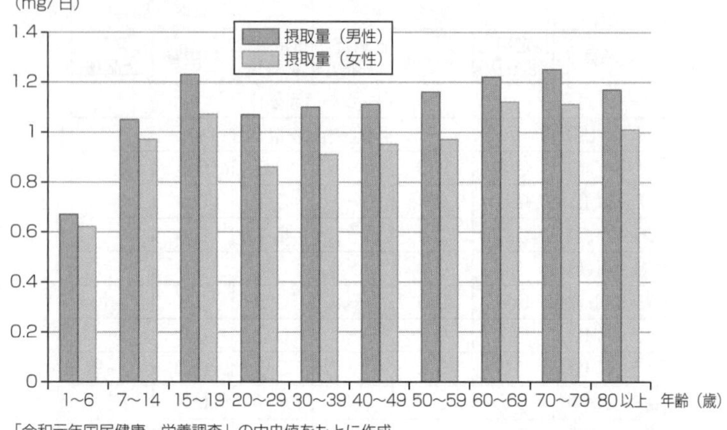

「令和元年国民健康・栄養調査」の中央値をもとに作成

それほど不足しているってわけじゃないのね．

えぇ．ただ，先天的な疾患として，
銅が過剰となってしまうウィルソン病と，
逆に銅が欠乏してしまうメンケス病があることは
17082-3
知っておきましょう．

「先天的」っていうことは，
生まれながらに問題があるということよね．
それぞれ，どうして起こってしまうの？

まずウィルソン病は，
銅を肝臓から胆汁中に排泄するために必要な
遺伝子が変異して，**銅がうまく排泄されない**病気なの．

ということは，銅が全身にたまってしまうということ？

そう．肝臓や腎臓に障害が現れるほか，
神経症状や精神症状も認められる難病なの．
ただし，早期に診断されて治療を受けていれば，
生涯治療は必要だけど，改善はできるの．

それならちょっと安心だけど，
一生付き合わないといけない病気なんだね．
それじゃあ，逆に銅が欠乏してしまう
メンケス病はどんな病気？

メンケス病は，細胞内に銅を取り込む
ATP7A遺伝子が変異した病気なの．

銅を体内の細胞などに届けることができない一方で，
腸管や脳血液関門に銅がたまってしまうのよ．

▼ 腸管や脳血液関門に銅がたまる

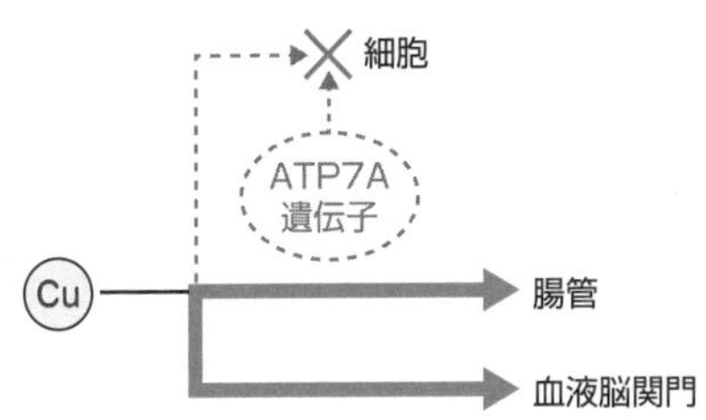

届けるべきところに銅が届かないと…….

低体温やけいれん，発達遅延などの原因となるわ．
多くの患者さんは幼児期に亡くなられるの．
十分な治療法も確立されていない難病なの．

そんな…….銅って体内にわずかしかなくても，
欠乏すると死に至る栄養素なんだね．

そうなの．普通の食事をしていれば
欠乏することは少ないんだけど，
長期の経腸栄養患者などでは
摂取が不十分となる可能性があるから，注意しましょう．
銅を多く含む食品も確認しておいてね．

▼ **銅を多く含む食品**

食品名	さざえ〔焼き〕	アーモンドチョコレート	らっかせい〔乾，大粒種〕	だいず〔糸引き納豆〕
可食部100gあたりの含有量	0.73mg	0.77mg	0.59mg	0.61mg

「日本食品標準成分表2020年版（八訂）」をもとに作成

了解！　ミネラルって少量でも，
生きるために本当に重要なんだね．

その通りよ．それじゃあ最後に，
ヨウ素について見ていきましょう．
このミネラルもユニークだから，面白いと思うわよ．

ヨウ素（I）

ヨウ素がユニークなのは，
体内にある約70～80%が**甲状腺**に集中しているということね．
こんなミネラル，他にはないわ．

▼ ヨウ素の体内分布

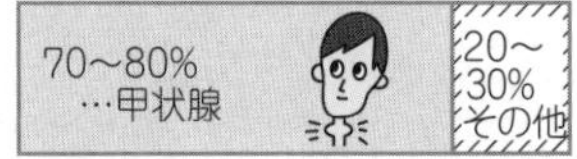

本当だ！　って，なんで？

ヨウ素は，甲状腺で
甲状腺ホルモンの材料となるからなの．
詳しいことは3巻でがっちり説明するから，
ここでは省略させてね．

はーい．

吸収から排泄までの流れをみてみましょう．

▼ ヨウ素の体内動態

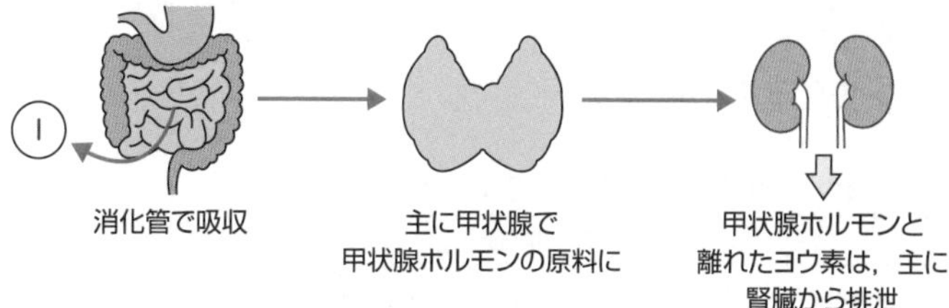

甲状腺で，甲状腺ホルモンの原料になるというわけね．

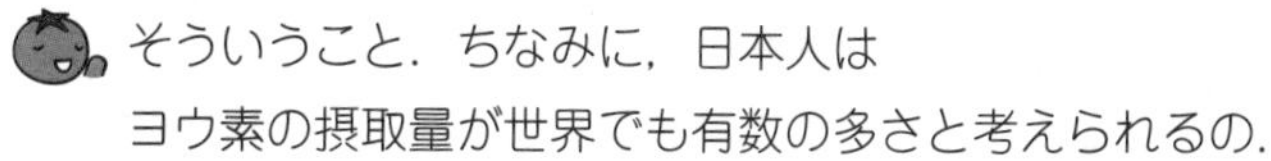

そういうこと．ちなみに，日本人は
ヨウ素の摂取量が世界でも有数の多さと考えられるの．

えっ，そうなの！？　どうしてだろう．

ヨウ素を多く含む食品が，どれも日本人の食卓に
おなじみのものばかりなのが，その理由ね．

▼ ヨウ素を多く含む食品

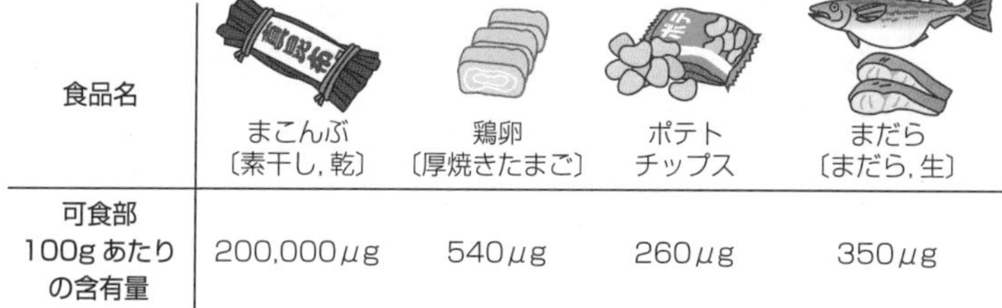

食品名	まこんぶ〔素干し，乾〕	鶏卵〔厚焼きたまご〕	ポテトチップス	まだら〔まだら，生〕
可食部100g あたりの含有量	200,000 μg	540 μg	260 μg	350 μg

「日本食品標準成分表 2020 年版（八訂）」をもとに作成

こんぶの含有量
すごいね
和食に使う「だし」はこんぶだしが
ベースになるから，摂取量も多くなるの

わ～．私の好きなものばかり！
摂取量が多いのも納得ね．
食事摂取基準を確認しておこう．

▼ **ヨウ素の食事摂取基準（単位：μg/日）**

	男性・女性		
年齢等	推定平均必要量	推奨量	耐容上限量
0～5(月)	男女とも目安量 100．耐容上限量 250		
6～11(月)	男女とも目安量 130．耐容上限量 250		
1～2(歳)	35	50	300
3～5(歳)	45	60	400
6～7(歳)	55	75	550
8～9(歳)	65	90	700
10～11(歳)	80	110	900
12～14(歳)	95	140	2,000
15～17(歳)	100	140	3,000
18～29(歳)	95	130	3,000
30～49(歳)	95	130	3,000
50～64(歳)	95	130	3,000
65～74(歳)	95	130	3,000
75以上(歳)	95	130	3,000
妊婦付加量	+75	+110	–[1]
授乳婦付加量	+100	+140	–

1　妊婦および授乳婦の耐容上限量は，2,000μg/日とした．
「日本人の食事摂取基準」2020年版をもとに作成

生まれてすぐから
耐容上限量が
設定されてるんだね

それじゃあ，摂取量もチェック…….

残念だけど，「国民健康・栄養調査」では
ヨウ素の摂取量を調査していないのよ.
だから，どの程度摂っているかはよく分からないの.

えーっ．そんなのおかしくない？

確かに知っておきたいわよね.
ヨウ素を多量に含む昆布などの食材は
日本料理に欠かせないし，
相当摂取しているのは間違いないから.

むしろ，摂取しすぎに注意が必要かも.

その通りなの．ヨウ素は体内に過剰でも欠乏しても
甲状腺腫という腫瘍の原因となることが
知られているから，注意しておきましょう.

comment

日本人はヨウ素を相当量摂っていると推察されますが，かといって甲状腺腫を抱える人が特別多いわけではありません．食文化により代謝に何らかの変化が起こっている可能性もありますが，いずれにせよデータが不足しているのが現状です.

微量ミネラルの説明はこれでおしまいよね？
覚えることがたくさんあるんだなぁ.

ふふふ．多量ミネラルと同じように表で
まとめてみたから整理しておきましょうね.

▼ 微量ミネラル

種類	主な役割	欠乏症	過剰症
鉄 (Fe)	●酸素の運搬，貯蔵（ヘモグロビン，ミオグロビン） ●エネルギー代謝（シトクロム） ●カタラーゼの構成成分	●鉄欠乏性貧血	●鉄沈着症 ●胃腸障害 ●ヘモクロマトーシス
亜鉛 (Zn)	●SOD*，ALP*の構成成分 ●酵素の活性化	●味覚障害 ●成長障害 ●食欲不振 ●免疫機能低下 ●皮膚炎	●銅吸収阻害 ●悪心・嘔吐，下痢 ●免疫機能低下
銅 (Cu)	●鉄輸送 ●コレステロールや糖の代謝 ●セルロプラスミン，SODの構成成分	●メンケス病 ●貧血 ●骨の発育不全	●ウィルソン病 ●腎不全 ●溶血性貧血
ヨウ素 (I)	●甲状腺ホルモンの構成成分 ●エネルギー代謝	●甲状腺腫 ●クレチン症**	●甲状腺腫 ●甲状腺機能亢進症

＊SOD：superoxide dismutase　＊ALP：alkaline phosphatase
＊＊ヨウ素とセレンの欠乏による.

ありがとう，トマト．これでしっかり覚えるね！

その他の微量ミネラル

マンガン（Mn）

マンガンスーパーオキシドジスムターゼなどの酵素を構成するほか，骨代謝などにも関わります．吸収率が低いミネラルですが，欠乏することはまれと考えられています．

セレン（Se）

甲状腺ホルモンの代謝などに必要なミネラルです．グルタチオンペルオキシダーゼ（過酸化水素や脂質ヒドロキシペルオキシドを還元して水やヒドロキシ型脂質を生成する酵素）などのたんぱく質に含まれます．一般的に日本では，通常の食事をしていれば欠乏することは少ないものの，長期にわたる中心静脈栄養を行っている場合，使用される栄養剤にセレンが含まれていないため，セレン欠乏症を起こすことがあり，注意が必要です（同様に栄養剤にはクロム，モリブデン，コバルトも含まれていないため欠乏症に注意が必要）．また，中国などの一部地域ではセレンの欠乏が主因の心疾患を起こす風土病（克山病）が存在します．

クロム（Cr）

インスリン作用に関わるミネラルで，欠乏するとインスリンの作用が低下し，耐糖能異常を起こす原因となります．

モリブデン（Mo）

システインを硫酸に代謝するために亜硫酸オキシダーゼという酵素が必要ですが，モリブデンはその補酵素として機能します．他の酵素の補酵素としてもはたらきます．

コバルト（Co）

ビタミンB_{12}の構成成分となる栄養素で，不足すると悪性貧血の原因となります．

Check it out!

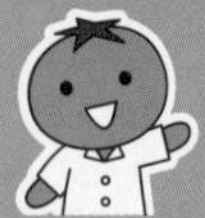

覚えられましたか？

この章の重要事項を赤シートで隠してチェック！

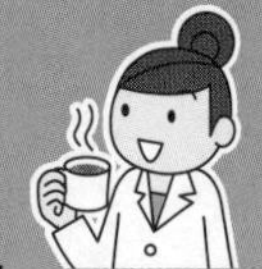

- ☐ 鉄は，ヘモグロビンを構成し，全身に酸素を供給するはたらきがあるため，不足すると貧血を引き起こす．（p310，311）
- ☐ 非ヘム鉄（Fe^{3+}）は，2価鉄（Fe^{2+}）に還元されることで吸収されるため，還元作用のあるビタミンCなどと一緒に摂取することで吸収率が高まる．（p318）
- ☐ 亜鉛は，インスリンの合成や放出に関わるほか，多くの酵素の活性化にはたらくため，欠乏すると皮膚炎や脱毛，味覚障害などの原因となる．（p321，323）
- ☐ 銅は，筋肉や骨に多く存在しており，酵素と結合することでエネルギーの産生や鉄の代謝などにはたらく．（p327）
- ☐ ヨウ素は，ほとんどが甲状腺に存在し，甲状腺ホルモンの産生にはたらくため，摂取量が欠乏・過剰になると甲状腺腫の原因となる．（p335，337）

国試にチャレンジ

前の8章とこの章を読むと解けるようになる国試問題が別冊に収録されています．章の内容が理解できているか，チェックしてみましょう！

別冊 p.16 へ

QB・RBを活用しよう

この章と関連した問題集『クエスチョン・バンク』，参考書『レビューブック』のページを下記のQRコードで確認しましょう！

エネルギーの必要量

1巻の最終章は，エネルギーの必要量についてです．健康的な体格とは何か，そして基礎代謝の変動要因など，知っておけば栄養相談などにも活用できる内容です．

健康的な体格を知ろう

糖質，脂質，たんぱく質に
ビタミン，ミネラルまで，
本当に学んでいて面白かったし，勉強になったわ．
だいぶレベルアップできたなぁ．

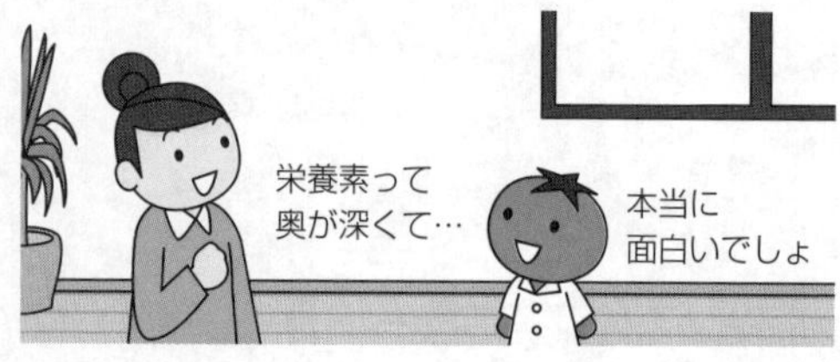
栄養素って
奥が深くて…
本当に
面白いでしょ

って，勉強したらおなかすいた～．
エネルギーをチャージしよう．

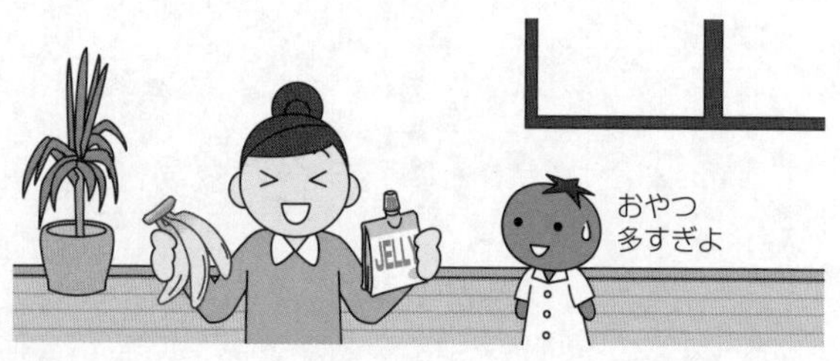
JELLY
おやつ
多すぎよ

確かにここまでよく頑張ってきたけど，
ちょっと食べ過ぎじゃない？

でも，勉強を進めるには，
ちゃんと糖質を摂って，脳に届けてあげないと．
……ただ，確かにちょっと心配かも．
久しぶりに体重計っておこう．

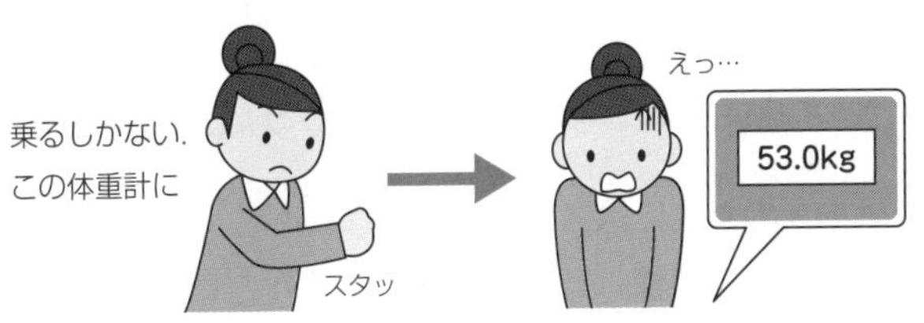
乗るしかない．
この体重計に
スタッ
えっ…
53.0kg

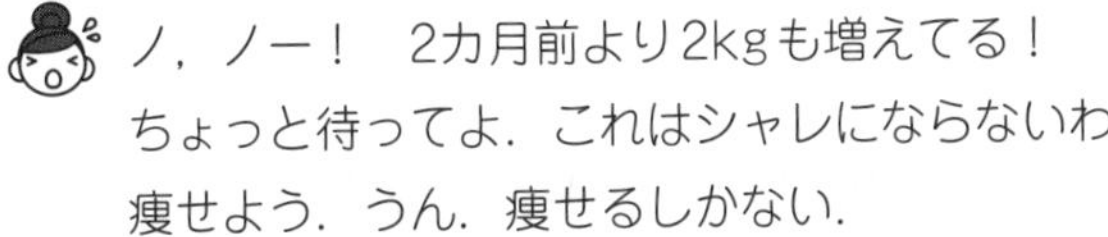

ノ，ノー！　2カ月前より2kgも増えてる！
ちょっと待ってよ．これはシャレにならないわ．
痩せよう．うん．痩せるしかない．

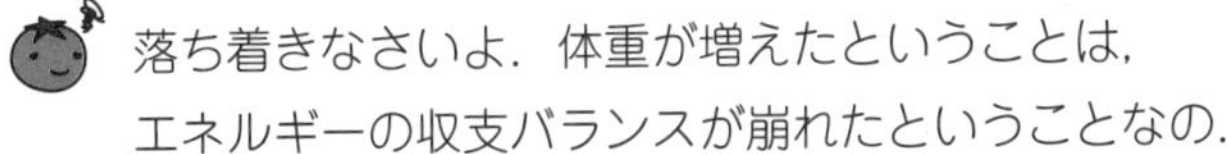

落ち着きなさいよ．体重が増えたということは，
エネルギーの収支バランスが崩れたということなの．

そうよね．絶対食べ過ぎが原因だわ．あぁ…….

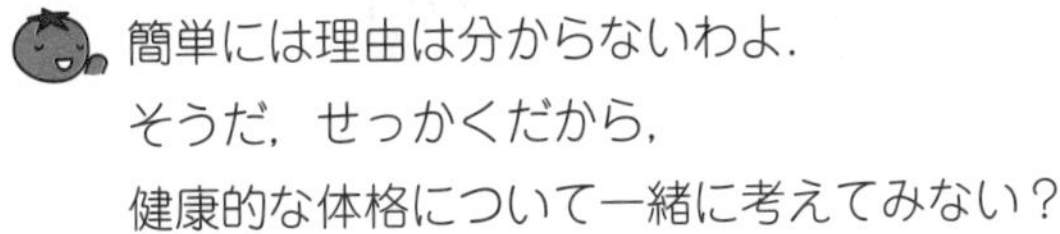

簡単には理由は分からないわよ．
そうだ，せっかくだから，
健康的な体格について一緒に考えてみない？

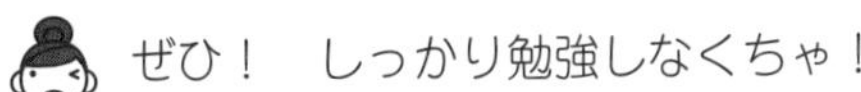

ぜひ！　しっかり勉強しなくちゃ！

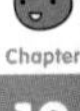

目標とするBMIの範囲は？

毎日の生活で，ちょっと
太ったり痩せたりすることはあるわよね．

うん．私も体重が変わりやすい体質みたい．

日本人の女性にはスリムな人が多いし，
痩せた体型に憧れるのも理解できるんだけど，
痩せすぎにも注意したいわ．

うーん．どれくらいエネルギーを摂るべきなんだろう．

「日本人の食事摂取基準（2020年版）」では，
エネルギーの摂取量と消費量のバランス
（エネルギー収支バランス）の維持を示す指標として
体格指数（BMI）を採用しているの．

BMIはBody Mass Indexの略で，
体重（kg）÷身長（m）^{2}で計算します

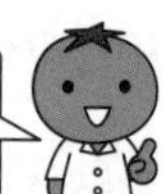

そうなんだ.

だから，自分のBMIが適正範囲かを知った上で，
どれくらいエネルギーを摂るべきか
考えるのが良いと思うわ.
目標として設定されたBMIは，以下の通りよ.

▼ **目標とするBMIの範囲（18歳以上[1 2]）** 18086-5

年齢（歳）	目標とするBMI（kg /m²）
18～49	18.5～24.9
50～64	20.0～24.9
65～74[3]	21.5～24.9
75以上	21.5～24.9

1）男女共通．あくまでも参考として使用すべきである.
2）観察疫学研究において報告された総死亡率が最も低かったBMIを基に，疾患別の発症率とBMIの関連，死因とBMIとの関連，喫煙や疾患の合併によるBMIや死亡リスクへの影響，日本人のBMIの実態に配慮し，総合的に判断し目標とする範囲を設定.
3）高齢者では，フレイルの予防及び生活習慣病の発症予防の両者に配慮する必要があることも踏まえ，当面目標とするBMIの範囲を21.5～24.9kg/m²とした.
「日本人の食事摂取基準」2020年版をもとに作成

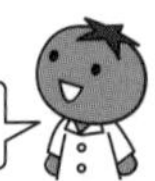

kg/m²は「キログラム パー 平方メートル」と呼ぶことが多いわ

男女共通なんだね.
2kg太ってしまった，私のBMIは…….

$$53\text{kg} \div 1.57^2 = 21.5\text{kg/m}^2$$

21.5ね．って，なーんだ.
ちゃんと目標の範囲に収まっているわ.

良かったわね．ちなみに，この
「目標とするBMI」というのは，
「日本人の食事摂取基準（2020年版）」で
設定された「**健康的な体重**」
をもとに決められているの．

▼ **健康的な体重とは**

死因を問わず，死亡率（総死亡率）が最低になるBMI

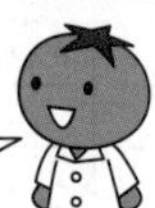

「日本人の食事摂取基準」では，
これを最も健康的だと定義しています

「健康」って定義するのが難しそうだけど，
死亡率が最低になるBMI
っていうのは分かりやすいかも．
私もこの範囲を維持できるようにしよう．

そうしましょう．

でも，やっぱり具体的に何キロカロリー
エネルギーを摂取すべきかも知っておきたいなぁ．

それぞれの人にとってどの程度のエネルギーが必要なのかを
はっきり単一の値として示すのは難しいのよ．
でも，年齢や活動量などから推定した値があるの．

そうなんだ！

推定エネルギー必要量っていうの.
このあとくわしく説明するわね.

よろしくお願いします！

エネルギー必要量の考え方

まず，エネルギー必要量の定義を
おさえておきましょう．

▼ **エネルギー必要量の定義（WHO）**

「ある身長・体重と体組成の個人が，長期間に良好な健康状態を維持する身体活動レベルの時，エネルギー消費量との均衡が取れるエネルギー摂取量」
なお，比較的短期間の場合，「そのときの体重を保つ（増加も減少もしない）ために適当なエネルギー」

小児，妊婦又は授乳婦では，エネルギー必要量には良好な健康状態を維持する組織沈着あるいは母乳分泌量に見合ったエネルギー量を含む

「**エネルギーの消費量と均衡が取れる摂取量**」が，
エネルギー必要量なんだね．
でも，さっきトマトが言ってたみたいに，正確な必要量を
決めるのは難しいのよね？

そうなの．エネルギー必要量の推定方法は
いくつかあるんだけど，どれも誤差があるから，
正確な値の算出は困難なの．
ちなみに，摂取量から推定する方法と，
消費量から推定する方法があるのよ．

▼ **エネルギー必要量の推定**

摂取量から推定
食事アセスメント

消費量から推定
・二重標識水法
・基礎代謝量
×
身体活動レベル

食事アセスメントからエネルギー必要量を
推定するのは，実際には難しいと聞いたことがあるわ．

その通りよ．その方法は誤差が大きいとされているわ．
一方で，消費量から推定する
間接法（二重標識水法など）は，精度は高いけど
特殊な機器が必要で，測定に費用がかかるものが多いの．

▼ **エネルギー消費量の測定法** 21081-4

方法	概要	測定に用いる主な機器
直接法	外気と熱伝導が遮断された部屋（特殊チャンバー）に人が入り，身体から放出される熱を室内に循環する水に吸収させて，その温度の上昇から発散した熱量を直接測定する方法	特殊チャンバー
間接法	一定時間内に消費した酸素の量と発生した二酸化炭素の量，および尿中に排泄された窒素量から，短時間のエネルギー代謝を測定する方法	ダグラスバッグ
	人の入った室内の酸素と二酸化炭素の濃度，および室内からのガスサンプルの流量を経時的に計測することで，様々なエネルギー代謝を測定する方法	ヒューマンカロリーメーター
二重標識水法（間接法）	酸素の安定同位体と水素の安定同位体で二重にラベルされた水を被験者に飲んでもらい，尿中に排泄されるそれぞれの安定同位体の濃度の変化を測定することで，間接的にエネルギー消費量を推定する方法	質量分析装置

現在のエネルギー代謝の評価は**間接法**による場合がほとんどです

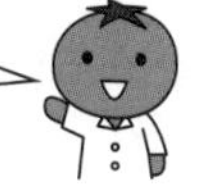

なんだか大変そう．簡単に推定する方法はないのかしら？

あるわよ．消費量から推定する方法のなかで最も簡易なのは
基礎代謝量と**身体活動レベル**から推定する方法よ．
くわしく説明していきましょう．

基礎代謝量×身体活動レベル

基礎代謝量と身体活動レベルから推定する
エネルギー必要量の計算方法は,
成人か小児かで計算方法がちょっと違うのよ.

▼ 推定エネルギー必要量の計算方法

■成人
推定エネルギー必要量＝
基礎代謝量（kcal/日）×身体活動レベル

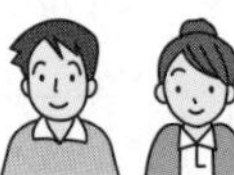

■小児
推定エネルギー必要量＝基礎代謝量（kcal/日）×
身体活動レベル＋エネルギー蓄積量（kcal/日）

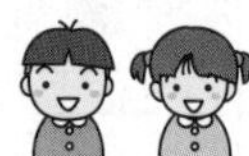

comment

小児は，身体活動に必要なエネルギーだけでなく，成長のために新たな組織を作ったり，作られた組織の増加分のエネルギーを摂取したりする必要があります．これをエネルギー蓄積量といい，この分も摂る必要があります．

今回は特に成人について説明するわ.

はーい．基礎代謝量と身体活動レベル,
ちょっと確認しておこう．まずは基礎代謝量からね.

▼ 基礎代謝量 18083-1

「覚醒状態で必要な最小限のエネルギーであり，早朝空腹時に快適な室内（室温など）において安静仰臥位・覚醒状態で測定される」

「日本人の食事摂取基準」2020年版

基礎代謝量は，「必要最小限のエネルギー」なんだね．

そう．ちなみに，基礎代謝量の推定式には
いくつかの種類があるんだけど，
「日本人の食事摂取基準」では，
妥当性の高さから以下の方法を採用しているの．

▼ **基礎代謝量の推定式**

基礎代謝基準値（kcal/kg 体重/日）×参照体重（kg）

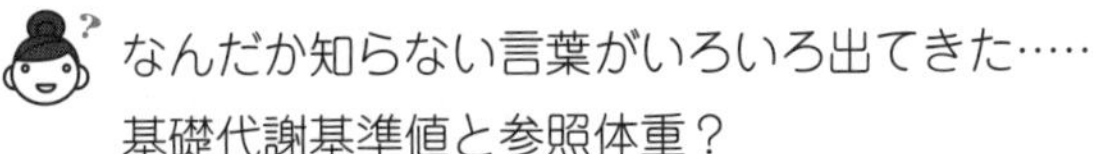

なんだか知らない言葉がいろいろ出てきた…….
基礎代謝基準値と参照体重？

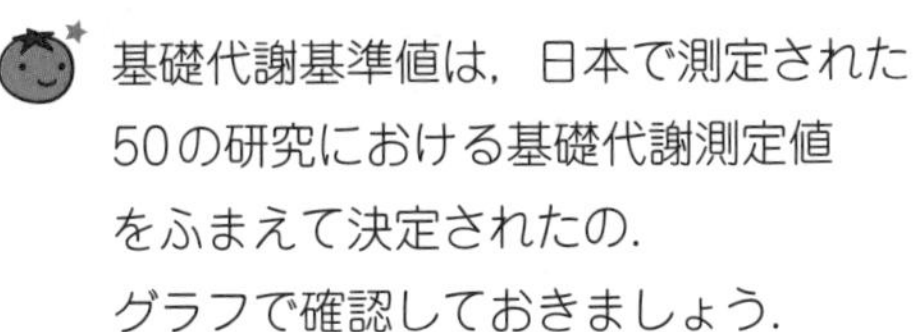

基礎代謝基準値は，日本で測定された
50の研究における基礎代謝測定値
をふまえて決定されたの．
グラフで確認しておきましょう．

▼ 基礎代謝基準値の推移

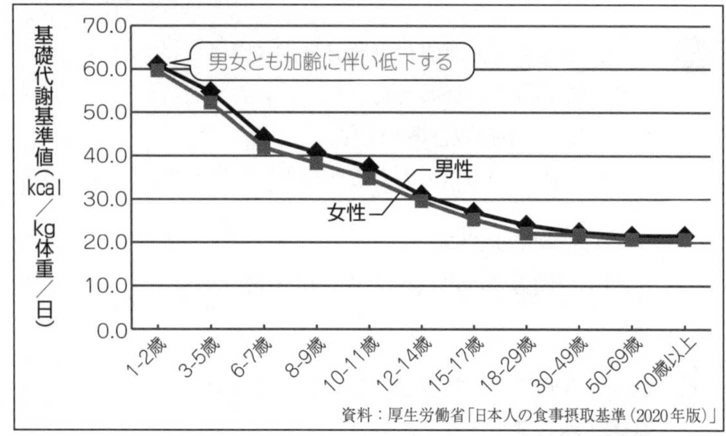

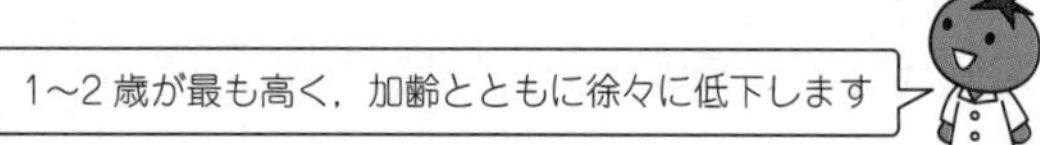

なるほどね．じゃあ，参照体重は？

参照体重は，日本人として平均的な体重として，「日本人の食事摂取基準（2020年版）」で参照値として提示されているものなの．参照身長とあわせて「参照体位」というのよ．

▼ 参照体位[1]

性別	男性		女性[2]	
年齢	参照身長(cm)	参照体重(kg)	参照身長(cm)	参照体重(kg)
0〜5(月)	61.5	6.3	60.1	5.9
6〜11(月)	71.6	8.8	70.2	8.1
6〜8(月)	69.8	8.4	68.3	7.8
9〜11(月)	73.2	9.1	71.9	8.4
1〜2(歳)	85.8	11.5	84.6	11.0
3〜5(歳)	103.6	16.5	103.2	16.1
6〜7(歳)	119.5	22.2	118.3	21.9
8〜9(歳)	130.4	28.0	130.4	27.4
10〜11(歳)	142.0	35.6	144.0	36.3
12〜14(歳)	160.5	49.0	155.1	47.5
15〜17(歳)	170.1	59.7	157.7	51.9
18〜29(歳)	171.0	64.5	158.0	50.3
30〜49(歳)	171.0	68.1	158.0	53.0
50〜64(歳)	169.0	68.0	155.8	53.8
65〜74(歳)	165.2	65.0	152.0	52.1
75 以上(歳)	160.8	59.6	148.0	48.8

1） 0〜17 歳は，日本小児内分泌学会・日本成長学会合同標準値委員会による小児の体格評価に用いる身長，体重の標準値をもとに，年齢区分に応じて，当該月齢並びに年齢階級の中央時点における中央値を引用した．ただし，公表数値が年齢区分と合致しない場合は，同様の方法で算出した値を用いた．18 歳以上は，平成 28 年国民健康・栄養調査における当該の性及び年齢階級における身長・体重の中央値を用いた．

2） 妊婦，授乳婦を除く．

「日本人の食事摂取基準」2020 年版をもとに作成

細かく決まっているんだ．この参照体重と，
基礎代謝基準値をかけ合わせれば
基礎代謝量が算出できるのよね．たとえば，
私と同じ18〜29歳女性の基礎代謝量は……．

▼ 18〜29歳女性の基礎代謝量

基礎代謝基準値22.1（kcal/kg体重/日）
×参照体重50.3（kg）＝1,110（kcal）

1,110kcalなんだ．男女とも
最大になるのは何歳くらいなんだろう．
せっかくだから算出してみよう．

▼ **基礎代謝量の算出**

	男性	女性
最大	15～17歳 (1,610kcal)	12～14歳 (1,410kcal)

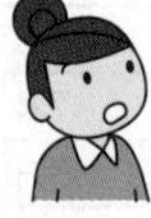
若いって
すごいなぁ…

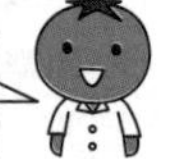
ちなみに，最小は
男女とも1～2歳です

基礎代謝基準値は年齢が若いほど**高い**けれど，
基礎代謝量は男性は**15～17歳**，
女性は**12～14歳**が一番大きくなるんだね．

そう．ちなみに，今回は参照体重における
基礎代謝量を算出したけれど，実際には基礎代謝量は
さまざまな因子に影響を受けるの．おさえておいてね．

▼ 基礎代謝量に影響する主な因子

18083-2~5

因子	BMR※ 高 ⟷ 低
①体表面積（身体の大きさ，形）	170 cm 60 kg ／ 150 cm 50 kg
②体組成（筋肉量）	ムキッ！ ／ ボヨーン
③性（主として筋肉量）	ムキッ！ ／ （女性）
④年齢（幼児期は身体発育に伴う代謝盛ん）	タロウ24歳 ほぼ大きくなりました ／ タロウ4歳 大きくなるもん
⑤ホルモン（甲状腺ホルモン，女性ホルモン，アドレナリンなど）	ex. 甲状腺機能亢進症 ／ 通常
⑥環境温度・季節	さむい！ ／ アツイ！
⑦妊娠などの身体状況	（妊娠） ／ 妊娠していない
⑧病態による発熱	（発熱） ／ 健康
⑨栄養状態など	栄養問題なし ／ 栄養状態悪い

※BMR：basal metabolic rate（基礎代謝量）

いろいろな要素に影響されるから，個人差も大きいんだね．

そうなの．基礎代謝量についての説明はこれぐらいにして，今度はもう一つ大事な身体活動レベルについて説明するわ．

推定エネルギー必要量の算出

ここまでで説明してきた**基礎代謝量**と，
ここから解説する**身体活動レベル**から，
推定エネルギー必要量を算出できるの．

でも，算出できても
「私の推定エネルギー必要量」とはならないのよね．

そう．あくまでも各年齢区分で
便宜的に設定した値と考えましょう．

了解．ちょっと調べたんだけど，
成人の身体活動レベルは，
「低い（Ⅰ）」「ふつう（Ⅱ）」「高い（Ⅲ）」の
3つに分けられているのよね．

▼ **成人の身体活動レベルの区分**

低い（Ⅰ）	ふつう（Ⅱ）	高い（Ⅲ）
1.50*（1.40～1.60）	1.75*（1.60～1.90）	2.00*（1.90～2.20）
●生活の大部分が座位で，静的な活動が中心の場合	●座位中心の仕事だが，職場内での移動や立位での作業・接客など，あるいは通勤・買物・家事，軽いスポーツなどのいずれかを含む場合	●移動や立位の多い仕事の従事者．あるいは，スポーツなど余暇における活発な運動習慣をもっている場合

＊　代表値．（　）内はおよその範囲．
「日本人の食事摂取基準」2020年版をもとに作成

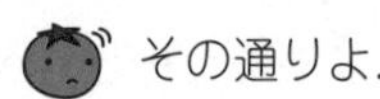
その通りよ．

私はどれにあたるかな…….
時々立って作業したりするし，「ふつう」かしら.

いいんじゃないかしら．それじゃあ，
基礎代謝量と身体活動レベルから
推定エネルギー必要量を算出してみましょう.

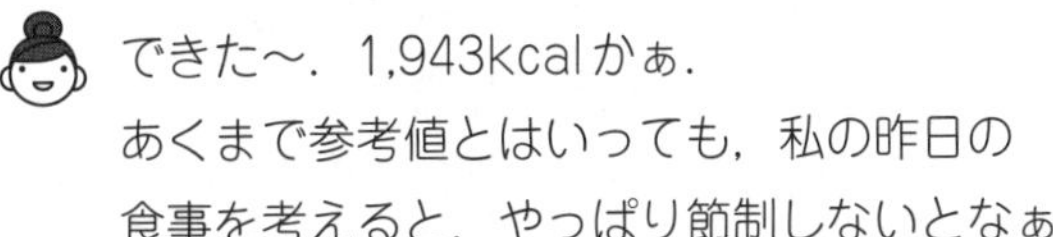

▼ **18～29歳女性の推定エネルギー必要量**

1,110kcal × 1.75 ≒ 1,943kcal

できた～．1,943kcalかぁ.
あくまで参考値とはいっても，私の昨日の
食事を考えると，やっぱり節制しないとなぁ.

▼ **栄子の昨日の食事摂取**

朝食

ごはん＋納豆＋卵＋豆腐
約480kcal

昼食

カツ丼
約850kcal

夕食

ぎょうざ＋八宝菜
＋酢豚＋チャーハン
約1,200kcal

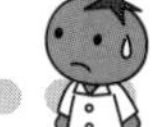

Chapter 10 エネルギーの必要量

昨日だけでなく，食べ過ぎだと
自覚するような状態が続いているのであれば
食事内容の改善を意識したいわね.

うん．増えてしまった2kg分を減量するには，
エネルギーの摂取量を減らすか，**基礎代謝**を上げるか，
身体活動レベルを上げるか，どれかを行えば良いのよね？

理論的にはそうなるわ.
ただし，たとえばエネルギーの摂取量を
減らすだけだと，体重の減少に伴って基礎代謝が下がって
エネルギー消費量も少しずつ減ってしまうの.
だから，思ったほど痩せられない可能性もあるわね.

▼　**エネルギー摂取量を減らすだけだと……**

摂取エネルギー量を少し減らす

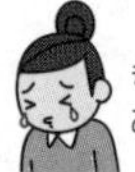
ぎょうざは
あきらめる…
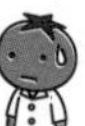

↓

体重も少し減るが，それに伴ってエネルギー消費量も減る

筋肉などの除脂肪体重が減って基礎代謝量が減るから，エネルギー消費量も減るのよ

↓

結局減らした摂取エネルギー量とエネルギー消費量とが同じ水準となり，それ以上痩せなくなる

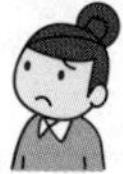
この先も
ぎょうざ NG？
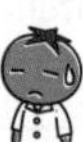

摂取量を減らしただけじゃダメだ…….
少し痩せても，その後食べ過ぎることは
誰にでもあるもんね．エネルギー消費量が減った後に
また食べ過ぎてしまったら，太りやすくなりそう．

さまざまな要因が絡むから
一概にはいえないけれど，その可能性はあるわね．

日々の身体活動レベルを急に上げるのは難しいし，
基礎代謝量を増やすことにもチャレンジしよう．
手っ取り早いのは運動ね．

あなた，体動かすのが趣味って言ってたけど，
最近ちょっとサボリ気味だったでしょ．

心を入れ替えて頑張ろう．
筋肉量は基礎代謝にも影響するんだし（p355参照）．

そうね．運動を行いながら，
食事摂取量をなるべく増やさないようにすれば，
痩せられる可能性は高まると考えられるわ．

よーし，やるっきゃない！

国試ひとくちメモ

安静時代謝量：安静時代謝量(REE)は，覚醒座位状態でのエネルギー代謝量です．食後数時間経過した座位の姿勢では基礎代謝よりも骨格筋の緊張が高く，消化吸収の影響もある（食事誘発性熱産生の影響を受ける）ので，エネルギー消費量は基礎代謝量よりもおよそ**10%高く**なります．(21080-2)

食事誘発性熱産生

エネルギー消費量に関わる要素として，
最後にもう1つ，食事による熱産生について
説明するわ．「食事誘発性熱産生」とも呼ばれるの．

確か，食物の摂取に伴う消費エネルギーのことだよね．

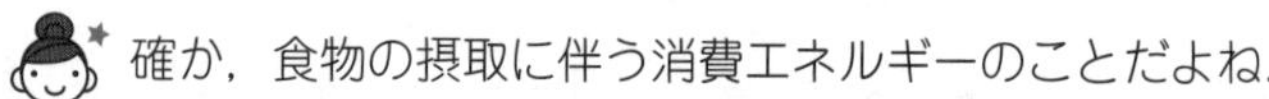

その通りよ．
食物を摂取して消化・吸収を行う過程で，
身体は熱を体外に放出するの．

消化にも吸収にも，エネルギーが必要なんだ．

そう．この熱産生は，
栄養素によってかなり違いがあるの．

▼ 栄養素ごとの食事誘発性熱産生

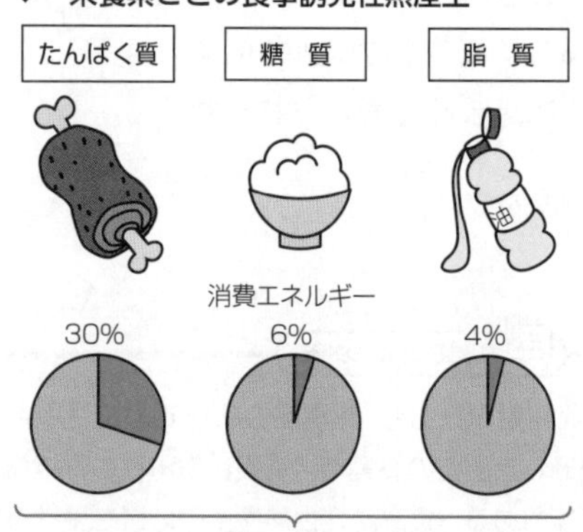

たんぱく質による熱産生は30％にもなるの？

そう考えられているの．もっとも，
日本人の標準的な食事をもとに考えると，
食事誘発性熱産生は**10％**程度なのよ．

comment

「日本人の食事摂取基準（2020年版）」においては，食事誘発性熱産生は活動時のエネルギー消費量に含まれるものとされており，エネルギー消費量には加算されていません．

食事によって体外に
そんなに多くのエネルギーが放出されるんだね．

そうなの．ちなみに食事誘発性熱産生は，
体温の保持に利用されることはあるんだけど，
運動のエネルギーには利用できないの．

ということは，
寒いときの体温維持に使うことはできるのね．

その通りよ．一応知っておいてね．

了解！　それじゃあ，今晩は
たんぱく質の豊富な鶏肉のささみ祭りにしよう．

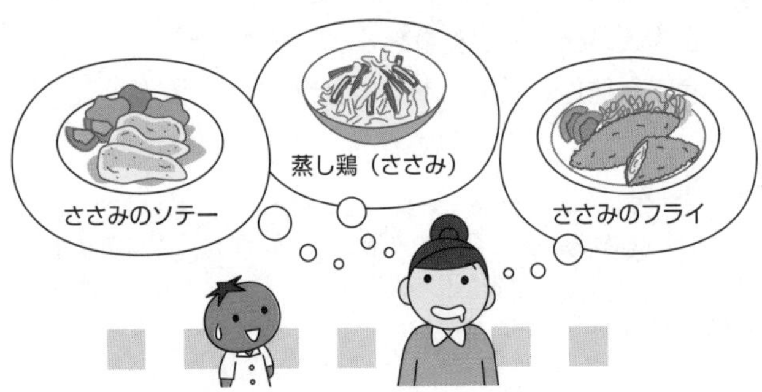

…何事もバランスが大事よ．

冗談だって．今回，糖質や脂質，
たんぱく質はもちろん，ビタミンやミネラルの
大切さもよく分かったから，自分のBMIも気にしつつ，
バランスの良い食事を心がけるようにするね．

そう言ってもらえると，私も教えたかいがあるわ．
健康な生活はバランスの良い食事から．バランスを
ちょっと考えながら，毎日の食事内容を決めましょう．

了解！　じゃあ，ささみのソテーにサラダ，
スープも作っちゃおう．腕がなるわ～！

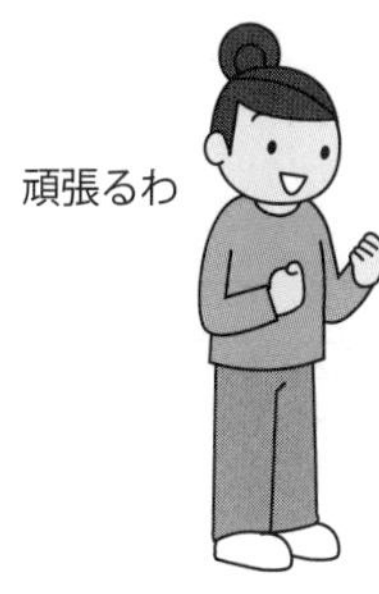

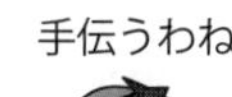

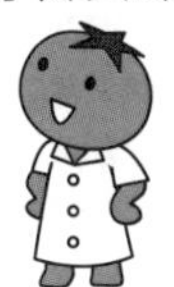

1巻
おしまい

Chapter 10 エネルギーの必要量

国試ひとくちメモ

物理的燃焼値：食物のエネルギー量はボンベ熱量計を用いて測定し，この値を**物理的燃焼値**といいます．一方，食物の消化吸収率や体内で利用されなかったエネルギー量を考慮したものを**生理的燃焼値**といいます．それぞれの値は次の通りです．(21081-1)

▼栄養素の物理的および生理的燃焼値

栄養素	物理的燃焼値 (kcal/g)	消化吸収率 (%)	尿中への損失 (kcal/g)	生理的燃焼値 (kcal/g)
糖質	4.10	98	—	4.0 (4) ※
脂質	9.40	95	—	8.9 (9) ※
たんぱく質	5.65	92	1.30	4.0 (4) ※

※1桁にまとめたものをアトウォーター係数という

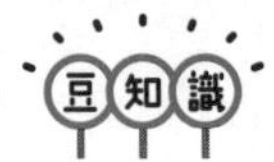

呼吸商

呼吸商とは体内で糖質・たんぱく質・脂質のようなエネルギー源となる栄養素が燃焼するときに排出される二酸化炭素の量と，消費された酸素の量の体積比のことです．

エネルギーはわたしたちが食べたものから産生されます．そのエネルギー産生の際に，酸素を消費して二酸化炭素がつくられます．この酸素と二酸化炭素の割合が呼吸商であり，栄養素ごとに値が決まっています．呼吸商は以下のように求められます．

RQ算出方法　RQ＝CO_2排出（産生）量/O_2消費量

算出にはモル比を使っても，容積比を使ってもよい．

糖質

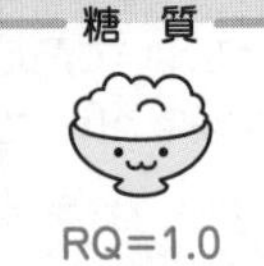

RQ＝1.0

$C_6H_{12}O_6 + 6O_2 \longrightarrow 6CO_2 + 6H_2O$

グルコース　消費酸素　排出二酸化炭素

$$RQ = \frac{6CO_2}{6O_2} = 1.0$$

脂質

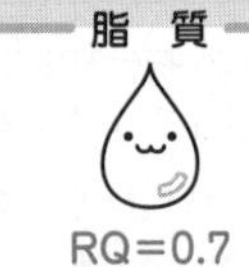

RQ＝0.7

（例）トリパルミチン2分子の場合

145分子 ⟶ 102分子

消費O_2　排出CO_2

$$RQ = \frac{102}{145} \fallingdotseq 0.7$$

たんぱく質

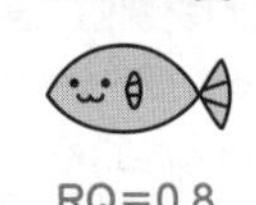

RQ＝0.8

6.25 gのたんぱく質

5.92 L ⟶ 4.75 L

消費O_2　排出CO_2

$$RQ = \frac{4.75}{5.92} \fallingdotseq 0.8$$

二酸化炭素排出量を酸素消費量で除して求められるため，二酸化炭素排出量が大きいほど呼吸商は大きくなります．また，呼吸商は0.7~1.0までであり，数値が0.7に近づくほど脂質がよく燃焼されていることを示し，逆に1.0に近づくほど糖質がよく燃焼されていることを示します．算出された数値が上記の３つのどの値に近いかによって，人体が主にどの栄養素からエネルギーを産生しているかを推測することができます．

また，呼吸商を用いることで人体のエネルギーの産生量や糖質・脂質・たんぱく質の燃焼割合や発生エネルギー量についても知ることができます．

呼吸商は病院における栄養管理で活用されることがあります．例として肝硬変，COPDでの呼吸商をみてみましょう．

【肝硬変】

肝硬変では肝機能が徐々に低下することから，肝臓のグリコーゲン貯蔵量が低下します．そのため糖質をエネルギー源として利用することができず，代わりに脂肪が利用され，呼吸商は低下して0.7付近となります．

【COPD】

COPDでは二酸化炭素を体外に排出量する機能が低下しており，健康な人に比べて呼吸に必要なエネルギー量は増加しています．糖質中心の食事を摂ると，脂質やたんぱく質と比べて多くの二酸化炭素が産生されるため，体外に排出しなければならず，エネルギーを多く必要とするだけでなく，肺に負担がかかることになります．肺への負担を減らすために，呼吸商が小さいバター，クリーム，オリーブオイル，ごま油などの脂質を効果的に利用した食事にする必要があります．

この2つの例からもわかるように呼吸商はエネルギーの利用状況を把握し，食事療法に反映するための重要な指標です．しかし呼吸商は測定誤差も生じやすく，実際に臨床に応用する場合には，測定の原理や特徴をよく理解する必要があります．

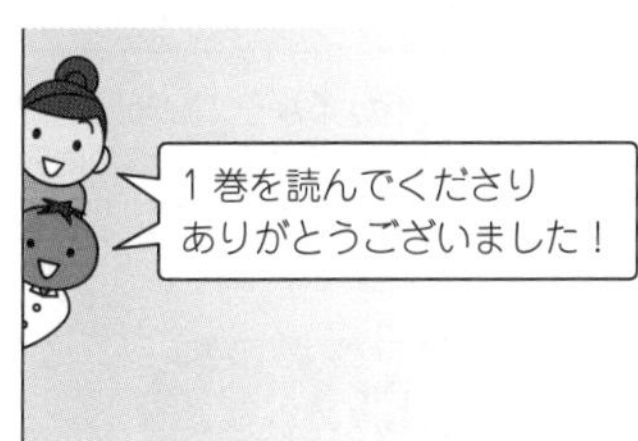

Check it out!

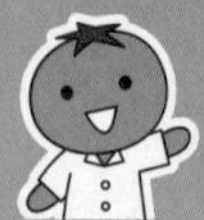

覚えられましたか？

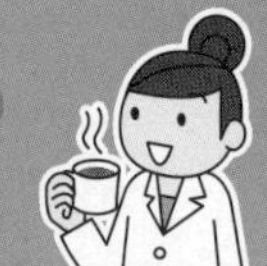

この章の重要事項を赤シートで隠してチェック！

- [ ] 「日本人の食事摂取基準（2020年版）」では，エネルギー収支バランスの維持を示す指標として，体格指数（BMI）を使用しており，体重（kg）÷身長（m）^{2}で計算する．(p344)

- [ ] 成人の推定エネルギー必要量の計算は，基礎代謝量（kcal/日）×身体活動レベルで表される．小児の場合は，その式にエネルギー蓄積量（kcal/日）を足すことで表される．(p350)

- [ ] 基礎代謝量は，早朝空腹時に快適な室内において安静仰臥位・覚醒状態で測定される必要最小限のエネルギーである．推定式は基礎代謝基準値（kcal/kg体重/日）×参照体重（kg）である．(p351)

- [ ] 基礎代謝基準値は，男女ともに1～2歳時に最大となり，加齢とともに徐々に低下する．基礎代謝量は男女とも1～2歳で最小であるが，男性で15～17歳，女性で12～14歳で最大となる．(p352，354)

- [ ] 食事誘発性熱産生は，食物の摂取に伴う消費エネルギーで，体温保持に利用できる．三大栄養素では，たんぱく質による熱産生が最も大きい．(p360)

国試にチャレンジ

この章を読むと解けるようになる国試問題が別冊に収録されています．章の内容が理解できているか，チェックしてみましょう！

別冊 p.18 へ

QB・RBを活用しよう

この章と関連した問題集『クエスチョン・バンク』，参考書『レビューブック』のページを下記のQRコードで確認しましょう！

索　引

欧文

ADP 53
ALT 241
AMP 53
ApoC-Ⅱ 102
AST 241
ATP 53
ATP7A遺伝子 332
ATP合成酵素 57
BMI 344
CPP 291
DHA 147
DNA合成 245
DNAポリメラーゼ 322
EPA 147
FAD 230, 238
$FADH_2$ 58
FGF23 299
FMN 230, 239
Freidewaldの式 118
GLUT4 65
H^+の濃度勾配 60
HCO_3^- 22
HDL 96, 110, 112
HMG-CoA還元酵素阻害薬 144
HMG-CoAレダクターゼ 140
IDL 96, 104
LDH 322
LDL 96, 104
LDL受容体 144
Na^+-K^+ポンプ 285
NAD 230, 252
NADH 58
NADP 230, 252
PTH 299
RAE 198
RNAポリメラーゼ 322
SOD 322
TCA回路 70, 72
TCAサイクルと補酵素 231
ThDP 230
UCP 62
VLDL 96, 104
VLDLの代謝 107
α-トコフェロール 212
α-リノレン酸 147
β酸化 132
β酸化とビタミンB^2 238
βヒドロキシ酪酸 136

あ

亜鉛 319
亜鉛が関わる酵素 322
悪性貧血 250
悪玉コレステロール 109
アシルCoA 130
アシルカルニチン 130
アスパラギン酸 187
アセチルCoA 71
アセチルCoAの生成 134
アセト酢酸 136
アセトン 136
アデノシン三リン酸 53
アトウォーター 188
アビジン 257
アポたんぱく質 96
アミノ基転移酵素 241
アミノ基転移反応 164
アミノ酸 38
アミノ酸インバランス 183
アミノ酸スコア 178, 181
アミノ酸代謝 170

アミノ酸の異化 241
アミノ酸の補足効果 182
アミノ酸評点パターン 178
アミノ酸プール 156
アミノペプチダーゼ 39
アミラーゼ 36
アラキドン酸 147
亜硫酸オキシダーゼ 339
アルカリホスファターゼ 322
アルギニン 187
安静時代謝量 359
胃液 15
異化 52
胃酸 15
胃相 19
イソクエン酸デヒドロゲナーゼ 143
胃体部 13
一次止血 219
胃底部 13
胃の構造 13
胃のはたらき 14
インスリン 65
ウィルソン病 330
エイクマン 189
エイコサノイド 147
エイコサペンタエン酸 147
栄養 2
栄養機能食品 195
栄養機能表示 195
栄養素 3
栄養素の消化・吸収 45
エネルギー産生栄養素 4
エネルギー蓄積量 350
エネルギー必要量の推定 348
エネルギー必要量の定義 348
エルゴカルシフェロール 205
エンドペプチダーゼ 41
オートファジー 161
オキサロ酢酸 72
オステオカルシン 225

か

壊血病 260
回腸 21
解糖系 67, 81
解糖系の側路 87
カイロミクロン 96, 98
カイロミクロンレムナント 102
化学的消化 10
化学的評価法 177
ガストリン 18
カゼインホスホペプチド 291
脚気 237
活性型ビタミンD_3 206
活動電位 285
カリウム 280
カルシウム 286
カルニチン 130
カルボキシペプチダーゼ 39
カロテノイド血症 203
肝性リパーゼ 107
機械的消化 10
基礎代謝基準値 351
基礎代謝量 350
基礎代謝量に影響する主な因子 355
機能性成分 5
キモトリプシン 23
吸収 47
吸収上皮細胞 26
凝固因子 220
巨赤芽球性貧血 246

空腸　21
空腹感　5
クエン酸回路　73
クヌープ　188
グリコーゲン　76, 79
グリコーゲン代謝　78
グリコーゲン分解　76
グリシン　187
グリセロール　125
グリセロリン脂質　148
グルクロン酸回路　87
グルコース　35
グルコース・アラニン回路　84
グルコース6-ホスファターゼ　79
グルコース6-リン酸　78
グルタチオンペルオキシダーゼ　339
グルタミン　187
グルタミン酸　187
くる病　210
クレアチン　55
クレブス　188
クレブス回路　73
グレリン　9
グロビン　310
クロム　339
血液凝固　219
血液凝固因子　220
結腸　29
血糖　65
ケト原性アミノ酸　168
ケトン体　135
嫌気的解糖　75
高エネルギーリン酸結合　53
高カリウム血症　284
高カルシウム血症　288
口腔　12
抗酸化作用　213
甲状腺腫　337
甲状腺ホルモン　334
高張性脱水　279
コエンザイムA　257
呼吸商　364
骨軟化症　210
コバラミン　245
コリ回路　84
コリ夫妻　188
コレカルシフェロール　205
コレシストキニン　18
コレステロール　138
コレステロールエステル　43, 93
コレステロール逆転送系　110
コレステロールの合成　140
混合性脱水　279

さ

佐伯矩　189
酸化的脱アミノ反応　164
酸化的リン酸化　61
参照身長　353
参照体位　353
参照体重　351
止血　219
自己消化　40
脂質　42
脂質異常症　116
脂質異常症の診断基準　117
脂質異常症の治療　120
脂質代謝　97, 114
脂質の消化　43
システイン　339
脂肪酸　128, 130

脂肪酸からのエネルギー産生 128
脂肪酸の種類と特徴 146
重炭酸イオン 22
十二指腸 21
絨毛 26
受動輸送 47
消化 10
消化管ホルモン 18
消化吸収率 32
消化酵素 23
脂溶性ビタミン 194
小腸壁の構造 25
正味たんぱく質利用率 184
食塩相当量 273
食事誘発性熱産生 360
食道 12
食物繊維 34
食欲 6
食欲調節ホルモン 9
神経伝達 285
身体活動レベル 356
真の消化吸収率 32
膵アミラーゼ 23
膵液 22
膵酵素 23
推定エネルギー必要量の算出 350, 356
水溶性ビタミン 194, 228
膵リパーゼ 23
スーパーオキシドジスムターゼ 322
スクロース 36
鈴木梅太郎 189
スタチン 144
スフィンゴリン脂質 148
制限アミノ酸 180
静止電位 285
生物価 184
生物学的消化 10, 30
生物学的評価法 177, 184
生理的燃焼値 363
セクレチン 18
赤血球の形成 245
赤血球の破壊 314
摂食中枢 6
セレン 339
セロトニン 253
線維芽細胞増殖因子23 299
前駆体 40
善玉コレステロール 112
蠕動運動 12
線溶系 219
促進拡散 47
咀嚼 12

た

第一制限アミノ酸 180
体格指数 344
体脂肪 92
代謝 52
大腸 29
高木兼寛 189, 237
高峰譲吉 189
脱共役たんぱく質 62
脱水 272, 279
脱リン酸化 54
ダム 189
多量ミネラル 268
短鎖脂肪酸 146
胆汁 22
単純拡散 47
炭素骨格の代謝 169

たんぱく質 38, 152
たんぱく質の異化 241
たんぱく質の消化 39
たんぱく質の消化酵素の前駆体 40
たんぱく質の分解 160
たんぱく質利用効率 184
チアミン 230
チアミン二リン酸 230
窒素出納 171
中鎖脂肪酸 100, 146
長鎖脂肪酸 146
腸相 19
チロシン 187
低カルシウム血症 288
低張性脱水 272, 279
テタニー 288
鉄 310
鉄の推定平均必要量・推奨量の算出 316
電子受容体 59
電子伝達系 59
でんぷん 35
銅 326
同化 52
糖原性アミノ酸 168
糖質 35, 64
糖質の消化 36
糖新生 79, 82
等張性脱水 272, 279
ドコサヘキサエン酸 147
トコトリエノール 212
トコフェロール 212
トランスケトラーゼ 233
トランス脂肪酸 149
トランスフェリン 313
トリアシルグリセロール 42
トリグリセリド 42, 93
トリグリセリドの代謝 125
トリプシン 23
トリプトファン 187

な

ナイアシン 230, 252
ナイアシン当量 254
内因性損失量 32
ナトリウム 270
ナトリウム欠乏性脱水 272, 279
ニコチンアミドアデニンジヌクレオチド 230
ニコチンアミドアデニンジヌクレオチドリン酸 230
ニコチン酸 252
ニコチン酸アミド 252
二次止血 219
二重標識水法 349
日内リズム 9
乳酸 75
乳酸アシドーシス 234
乳酸脱水素酵素 322
尿素回路 165
粘液 16
脳相 19
能動輸送 47

は

バー夫妻 188
パルミチン酸 131
パルミトイルCoA 131
パントテン酸 257
ビオチン 257
ヒスチジン 187

ビタミン 193
ビタミンA 195
ビタミンB_1 230, 233
ビタミンB_{12} 244
ビタミンB_2 230, 238
ビタミンB_6 241
ビタミンC 215, 258
ビタミンD 204
ビタミンD_2 205
ビタミンD_3 204
ビタミンE 212
ビタミンK 219
ビタミンK依存性凝固因子 221
左鎖骨下静脈 99
必須アミノ酸 178
必須脂肪酸 147
非ヘム鉄 313
微量ミネラル 268, 308
ピルビン酸 67
貧血診断の基準値 311
フィードバック阻害 141
不可欠アミノ酸 178
副甲状腺ホルモン 299
物理的消化 10
物理的燃焼値 363
不飽和脂肪酸 146
フラビンアデニンジヌクレオチド 230, 238
フラビンモノヌクレオチド 230
プレバイオティクス 31
プロバイオティクス 31
プロビタミンA 196
分岐アミノ酸の代謝 166
フンク 189
噴門 13
ヘキソキナーゼ 143
ペプシノーゲン 16, 41
ペプシン 16
ペプチド結合 38
ヘム 310
ヘム鉄 313
ヘモグロビン 310
ペラグラ 255
ベルナール 188
ペントースリン酸回路 87
飽和脂肪酸 146
補酵素 229
補酵素としてのビタミンB群 230
ホスファチジルイノシトール 148
ホスファチジルコリン 148
ホモシスティン尿症 251
ホモシスティン代謝 251
ホルモン感受性リパーゼ 126

ま

膜消化 27
マグネシウム 293
マッカラム 189
マンガン 339
満腹感 5
味覚障害 323
見かけの消化吸収率 32
水欠乏性脱水 279
ミネラル 266, 308
メチオニン 187
メンケス病 330
目標量 282
森鷗外 237
モリブデン 339

や

夜盲症 201
幽門 13
幽門部 13
ユビキチン-プロテアソーム系 160
葉酸 244
ヨウ素 334

ら

ラクトース 36
ラボアジェ 188
リービッヒ 188
リービッヒの桶 179
律速酵素 143
リノール酸 147
リポたんぱく質 93
リポたんぱく質リパーゼ 101, 125
リボフラビン 230, 238
リン 298
リン酸塩 301
リン酸化 56
リン脂質 93, 148
ルブネル 188
レシチン 148
レチニルエステル 196
レチノール 196
レチノール活性当量 198
レプチン 9
ローズ 188
ロドプシン 201

MEMO

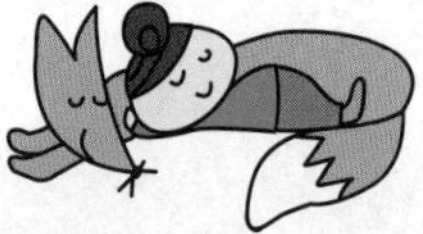

MEMO

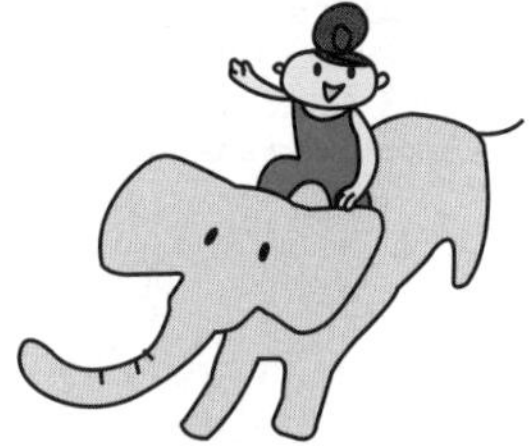

栄養
なぜ？①
4版

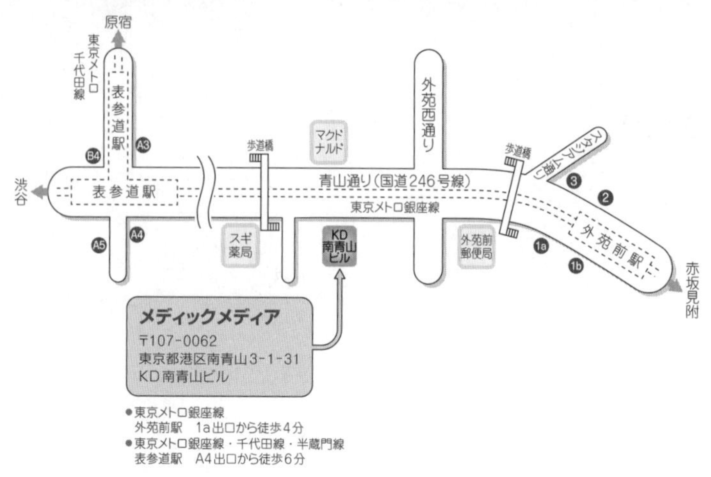

●東京メトロ銀座線
外苑前駅　1a出口から徒歩4分
●東京メトロ銀座線・千代田線・半蔵門線
表参道駅　A4出口から徒歩6分

栄養士・管理栄養士のための

なぜ？ どうして？ ①

基礎栄養学

2007年　7月27日　第1版 第1刷 発行
2013年　7月　3日　第2版 第1刷 発行
2018年　7月21日　第3版 第1刷 発行
2020年　3月10日　第3版 第2刷 発行
2021年　8月　7日　第4版 第1刷 発行
2023年　8月　3日　第4版 第2刷 発行

編　集　医療情報科学研究所
発行者　岡庭　豊
発行所　株式会社 メディックメディア
〒107-0062 東京都港区南青山3-1-31
KD南青山ビル
（営業）TEL 03-3746-0284
FAX 03-5772-8875
（編集）TEL 03-3746-0282
FAX 03-5772-8873
https://medicmedia.com/

印　刷　大日本印刷株式会社

ISBN978-4-89632-844-8

栄養士・管理栄養士のための

なぜ？どうして？

1

基礎栄養学

［付録］

Check it out!

— 国試にチャレンジ —

MEDIC MEDIA

本冊子の使い方

STEP 1

お話を読む

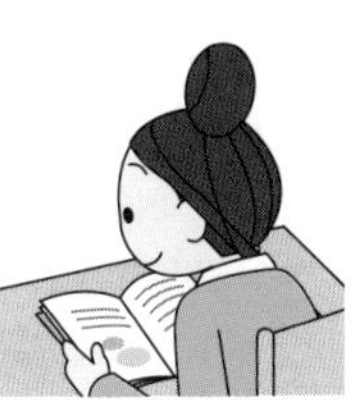

▼

STEP 2

章末の「覚えられましたか?」で定着度を確認

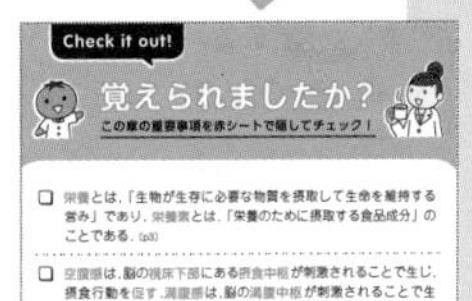

Check it out!

覚えられましたか?

この章の重要事項を赤シートで隠してチェック!

- ☐ 栄養とは,「生物が生存に必要な物質を摂取して生命を維持する営み」であり,栄養素とは,「栄養のために摂取する食品成分」のことである.(p3)
- ☐ 空腹感は,脳の視床下部にある摂食中枢が刺激されることで生じ,摂食行動を促す.満腹感は,脳の満腹中枢が刺激されることで生じ,摂食行動を抑制する.(p6, p8-9)
- ☐ 消化管ホルモンには,胃液分泌を促進するガストリンと, 逆に抑制するセクレチン, 膵酵素の分泌を促進するコレシストキニンがある.(p19)
- ☐ 三大栄養素それぞれの消化では,糖質はグルコースに,たんぱく質はアミノ酸に分解・吸収される.脂質は脂肪酸とモノグリセリドに分解,・吸収された後,トリグリセリドに再合成される.(p36-45)

▼

STEP 3

この冊子で実際の国試にチャレンジしてみよう

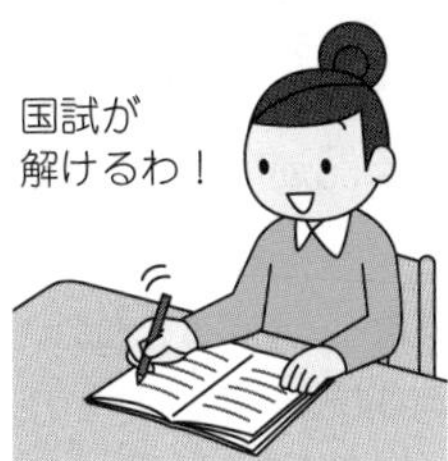

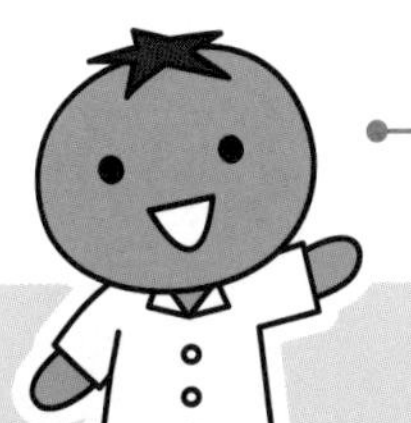

お話をしっかり読めば
国試が解けるようになります!

1章 | 消化・吸収のしくみ

1 19071

栄養素の吸収に関する記述である．正しいのはどれか．1つ選べ．

(1) 受動輸送の速度は，細胞内外の濃度差が大きいほど遅くなる．
(2) 促進拡散は，細胞内外の濃度勾配に逆らって輸送する機構である．
(3) フルクトースは，Na^+と共に吸収される．
(4) ジペプチドは，H^+と共に吸収される．
(5) コレステロールの吸収は，胆汁酸を必要としない．

2 20068

食欲と日内リズムに関する記述である．最も適当なのはどれか．1つ選べ．

(1) 食経験は，食欲の形成に影響しない．
(2) 血中遊離脂肪酸濃度の上昇は，食欲を抑制する．
(3) レプチンは，摂食を促進する．
(4) 食事のサイクルは，日内リズムに影響しない．
(5) 視床下部の視交叉上核は，日内リズムを調節する．

3 21070

管腔内消化の調節に関する記述である．最も適当なのはどれか．1つ選べ．

(1) 胃相とは，食物が胃に入る前に起こる胃液分泌の変化をいう．
(2) 消化管運動は，交感神経系により促進される．
(3) ガストリンは，ペプシノーゲンの分泌を抑制する．
(4) コレシストキニンは，膵リパーゼの分泌を促進する．
(5) セクレチンは，胃酸の分泌を促進する．

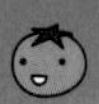

1 19071

× (1) 受動輸送の速度は,細胞内外の濃度差が大きいほど早くなる.これは,受動輸送が濃度勾配に従って輸送する機構だからである.

× (2) 促進拡散は,受動輸送の一種であり,細胞内外の濃度勾配に従って輸送する機構である.なお,細胞内外の濃度勾配に逆らって輸送する機構は,能動輸送である.

× (3) フルクトースは,促進拡散により吸収される.Na^+とともに吸収される機構(Na^+共輸送)は,能動輸送の1種であり,グルコースやガラクトースなどの吸収でみられる.

○ (4) 文章通り.H^+とともに吸収される機構(H^+共輸送)は,能動輸送の1種であり,ジペプチドやトリペプチドなどの吸収でみられる.

× (5) コレステロールは疎水性なので,吸収には胆汁酸によるミセル形成が必要である.

正解(4)

2 20068

× (1) 食欲は,出生以後の食経験や学習によって形成される.ほかに食欲を形成する因子として,ストレスなどの心理的因子,においや見た目などの快楽因子などさまざまな要因がある.

× (2) 血中遊離脂肪酸の上昇は,摂食中枢を刺激し,空腹感を生じさせるため食欲を促進する.一方で,血糖値の上昇は満腹中枢を刺激し,満腹感を生じさせるため食欲を抑制する.

× (3) レプチンは摂食を抑制し,エネルギー消費を亢進する抗肥満ホルモンである.

× (4) 食事のサイクルは,日内リズムに影響する.たとえば,小腸などの細胞の中にある末梢時計遺伝子は日内リズムがあり,栄養素の吸収機構の調節に関与している.

○ (5) 文章通り.視交叉上核の細胞内には主時計遺伝子があり,日内リズムを調節する.

正解(5)

3 21070

× (1) 胃相は,食物が胃に入ったときに機械的刺激および化学的刺激により胃液分泌が亢進する変化をいう.食物が胃に入る前の変化は脳相である.

× (2) 消化管運動を促進するのは副交感神経である.

× (3) ガストリンは,胃酸ならびにペプシノーゲンの分泌を促進する.

○ (4) 文章通り.コレシストキニンは,膵酵素(α-アミラーゼ,トリプシノーゲン,リパーゼなど)の分泌を促進する.

× (5) セクレチンは,胃酸の分泌を抑制する.胃酸分泌を促進する消化管ホルモンはガストリンである.

正解(4)

2章 | エネルギーと糖質の代謝

1 19021

生体エネルギーと代謝に関する記述である．正しいのはどれか．1つ選べ．

(1) 褐色脂肪細胞には，脱共役たんぱく質（UCP）が存在する．
(2) 電子伝達系は，ミトコンドリアの外膜にある．
(3) 嫌気的解糖では，1分子のグルコースから3分子のATPを生じる．
(4) AMPは，高エネルギーリン酸化合物である．
(5) 脂肪酸は，コリ回路によりグルコースとなる．

2 20070

糖質の代謝に関する記述である．最も適当なのはどれか．1つ選べ．

(1) 糖質の摂取量増加は，ビタミンB_6の必要量を増加させる．
(2) グルコースは，脂肪酸に変換されない．
(3) グルコースは，可欠アミノ酸に変換されない．
(4) ペントースリン酸回路は，リボース5-リン酸を生成する．
(5) 赤血球には，解糖系が存在しない．

3 21072

血糖の調節に関する記述である．最も適当なのはどれか．1つ選べ．

(1) 食後には，グルカゴンは，筋肉へのグルコースの取り込みを促進する．
(2) 食後には，インスリンは，肝臓のグリコーゲン分解を促進する．
(3) 食後には，単位重量当たりのグリコーゲン貯蔵量は肝臓より筋肉で多い．
(4) 空腹時には，トリグリセリドの分解で生じたグリセロールは，糖新生に利用される．
(5) 急激な無酸素運動時のグルコース生成は，主にグルコース・アラニン回路による．

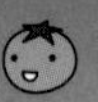

1 19021

- ○ (1) 文章通り．褐色脂肪細胞では，脱共役たんぱく質（UCP）により，電子伝達系による酸化的リン酸化が阻害され，ATPではなく熱が産生される．
- ✕ (2) 電子伝達系の酵素群は，ミトコンドリアの内膜上に存在する．
- ✕ (3) 嫌気的解糖では，1分子のグルコースから2分子のATPが産生され，2分子の乳酸も生じる．
- ✕ (4) AMP（アデノシンーリン酸）は，高エネルギーリン酸結合をもたないため，高エネルギーリン酸化合物ではない．
- ✕ (5) 脂肪酸からは，グルコースは合成されない．コリ回路では，嫌気的解糖で産生された乳酸が，グルコースへ変換される．

正解(1)

2 20070

- ✕ (1) 解糖系で生じたピルビン酸がアセチルCoAに変換される際にビタミンB_1が必要とされるため，糖質摂取量が多いときにはビタミンB_1の必要量が増加する．
- ✕ (2) グルコースは解糖系を経てミトコンドリア内でアセチルCoAからクエン酸となるが，TCA回路で使用されなかった余剰のクエン酸は再び細胞質に移行してアセチルCoAに再合成され，脂肪酸合成の原料として使用される．
- ✕ (3) 可欠アミノ酸の多くは，解糖系の中間体であるグルコース6リン酸，ホスホエノールピルビン酸，ピルビン酸などから合成が可能である．
- ○ (4) 文章通り．ペントースリン酸回路は，解糖系の側路であり，グルコース6-リン酸を分解してヌクレオチドや核酸の合成に必要なリボース 5-リン酸を生成する．
- ✕ (5) 赤血球はミトコンドリアをもたないためTCA回路を利用することができないが，エネルギー源としてグルコースを利用し，解糖系によりATPを産生する．

正解(4)

3 21072

- ✕ (1) グルカゴンの主な作用は血糖値の上昇である食後には，膵臓から分泌され，グリコーゲン分解や糖新生を促進することにより血糖値を上昇させる．
- ✕ (2) インスリンの主な作用は血糖値の低下である．食後には，膵臓から分泌され，筋肉でのブドウ糖の取り込み促進や，肝臓からの糖放出の抑制を介して血糖値を低下させる．
- ✕ (3) 貯蔵できるグリコーゲン量を比較すると，単位重量あたりでは筋肉より肝臓の方が多く，食後には肝臓でのグリコーゲン貯蔵量は増加する．
- ○ (4) 文章通り．空腹時にはホルモン感受性リパーゼの活性が上昇してトリグリセリドのグリセロールと脂肪酸への分解が亢進する．分解で生じたグリセロールは糖新生に利用される．
- ✕ (5) 無酸素運動時には筋内で乳酸が産生される．生じた乳酸は肝臓に送られピルビン酸となり，糖新生を介してグルコースとなる．この代謝回路をコリ回路と呼ぶ．

正解(4)

3章 脂質の代謝1

1 17079

脂質の臓器間輸送に関する記述である．正しいのはどれか．1つ選べ．

(1) カイロミクロンは，肝臓で合成されたトリアシルグリセロールを輸送する．
(2) VLDLのコレステロール含有率は，LDLより大きい．
(3) LDLのコレステロールの末梢細胞への取り込みは，レシチンコレステロールアシルトランスフェラーゼ（LCAT）が関与する．
(4) 末梢細胞のコレステロールのHDLへの取り込みは，リポタンパク質リパーゼ（LPL）が関与する．
(5) 脂肪組織から血中に放出された脂肪酸は，アルブミンと結合して輸送される．

2 17126

脂質異常症の栄養管理に関する記述である．正しいのはどれか．1つ選べ．

(1) 高カイロミクロン血症では，脂質のエネルギー比率を30％E以上にする．
(2) 高LDL-コレステロール血症では，飽和脂肪酸の摂取を控える．
(3) 高LDL-コレステロール血症では，食物繊維摂取量を10g/日以下にする．
(4) 低HDL-コレステロール血症では，有酸素運動を控える．
(5) 高トリグリセリド血症では，水分摂取量を制限する．

3 18077

脂質の体内代謝と臓器間輸送に関する記述である．正しいのはどれか．1つ選べ．

(1) ホルモン感受性リパーゼは，食後に活性化される．
(2) カイロミクロンは，門脈経由で肝臓に運ばれる．
(3) リポたんぱく質は，粒子の外側に疎水成分をもつ．
(4) LDLの主なアポたんぱく質は，アポA1である．
(5) ケトン体は，脳でエネルギー源として利用される．

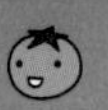

1 17079

× (1) カイロミクロンは，小腸粘膜で吸収されたトリグリセリドやコレステロールなどの脂質を，肝臓に輸送する.

× (2) VLDLのコレステロール含有量は，LDLより小さい．VLDLは，トリグリセリド含有率の高いリポたんぱく質であるのに対し，LDLはコレステロール含有率の高いリポたんぱく質である.

× (3) LDLを構成するコレステロールは，LDL受容体を介して，LDLごと肝臓や末梢細胞に取り込まれる.

× (4) 末梢細胞のコレステロールは，レシチンコレステロールアシルトランスフェラーゼ（LCAT）によってコレステロールエステルに変換され，HDLに取り込まれる.

○ (5) 文章通り．脂肪組織のトリグリセリドは，ホルモン感受性リパーゼ（HLS）によって分解され遊離脂肪酸となり，アルブミンに結合し，各組織へ輸送される.

正解(5)

2 17126

× (1) 脂質異常症では，脂質のエネルギー比率を20～25%とする．高カイロミクロン血症がみられる場合は，より厳格に脂質制限を行う.

○ (2) 文章通り．脂質異常症では，飽和脂肪酸のエネルギー比率として4.5%以上7%未満とする.

× (3) 脂質異常症では，食物繊維の摂取量を増やす．高LDL-コレステロール血症がみられる場合は，特に水溶性食物繊維の摂取を増やす.

× (4) 有酸素運動は，善玉コレステロールであるHDL-コレステロールを増やす効果があるので，行うことが望ましい.

× (5) 脂質異常症では，水分摂取についての管理基準は特に設定されていない．血栓予防のために，水分制限は望ましくないと考えられる.

正解(2)

3 18077

× (1) ホルモン感受性リパーゼは，空腹時にグルカゴンやアドレナリンによって活性化され，食後にはインスリンにより不活性化される.

× (2) カイロミクロンなどのリポたんぱく質は，基本的にリンパ管を経由して肝臓に運ばれる．ただし，短鎖～中鎖脂肪酸は，門脈経由で直接肝臓に運ばれる.

× (3) リポたんぱく質は，親水成分であるリン脂質のリン酸基を外側に，疎水成分である脂肪酸を内側に持つことで，血中を移動して脂質を運搬する.

× (4) LDLの主なアポたんぱく質は，アポBである．アポA1は，HDLの主なアポたんぱく質である.

○ (5) 文章通り．通常は，脳のエネルギー源としてグルコースが利用されるが，絶食などでグルコースを利用できないときは，ケトン体が脳のエネルギー源として利用される．（4章p137参照）

正解(5)

4章 ｜ 脂質の代謝2

1 20074

空腹時の脂質代謝に関する記述である．最も適当なのはどれか．1つ選べ．

(1) 脂肪組織では，リポたんぱく質リパーゼの活性が上昇する．
(2) 脂肪組織では，トリグリセリドの分解が抑制される．
(3) 肝臓では，脂肪酸の合成が促進される．
(4) 肝臓では，エネルギー源としてケトン体を利用する．
(5) 筋肉では，エネルギー源として脂肪酸を利用する．

2 20075

脂質の栄養に関する記述である．最も適当なのはどれか．1つ選べ．

(1) 脂肪酸の利用が高まると，ビタミンB_1の必要量が増加する．
(2) パルミチン酸は，必須脂肪酸である．
(3) エイコサペンタエン酸（EPA）は，リノール酸から合成される．
(4) エイコサノイドは，アラキドン酸から合成される．
(5) α-リノレン酸は，n-6系脂肪酸である．

3 21075

コレステロールに関する記述である．最も適当なのはどれか．1つ選べ．

(1) エストロゲンは，血中LDLコレステロール値を上昇させる．
(2) コレステロールの合成は，フィードバック阻害を受けない．
(3) HDLは，レシチンコレステロールアシルトランスフェラーゼ（LCAT）の作用によりコレステロールを取り込む．
(4) コレステロールは，ペプチドホルモンの前駆体である．
(5) 胆汁酸は，胆嚢で産生される．

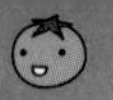

1 20074

× (1), (2) 空腹時には，脂肪組織においてホルモン感受性リパーゼの活性が上昇し，脂肪組織のトリグリセリドの分解が亢進する．

× (3) 空腹時には，肝臓の脂肪酸合成は抑えられている．

× (4) 空腹時に肝臓で合成されたケトン体は，肝臓では利用できず，肝臓以外の骨格筋や腎臓，脳などの臓器で利用される．

○ (5) 文章通り．空腹時の筋肉では，通常エネルギー源として利用されるグルコースが枯渇しているので，脂肪酸やアミノ酸もエネルギー源として利用される．

正解(5)

2 20075

× (1) ビタミンB_1の必要量が増加するのは，糖質の利用が高まるときである．一方で，脂肪酸の利用が高まると，アセチルCoA合成酵素の補酵素であるパントテン酸や脂肪酸合成酵素の補酵素であるNADPHの材料のナイアシンなどの必要量が増加する．

× (2) 飽和脂肪酸であるパルミチン酸（C16:0）は生体内で合成できるので，必須脂肪酸ではない．

× (3) エイコサペンタエン酸（EPA）は，α-リノレン酸から合成される．

○ (4) 文章通り．エイコサノイドは，炭素数20の脂肪酸であるアラキドン酸やエイコサペンタエン酸（EPA）から合成される生理活性物質の総称である．

× (5) α-リノレン酸（C18:3n-3）は，n-3系脂肪酸である．

正解(4)

3 21075

× (1) エストロゲンは，LDL受容体を増加させることで，血中LDLコレステロールを減少させる．

× (2) コレステロール合成は，細胞内のコレステロール量が増加するとフィードバック阻害を受ける．

○ (3) 文章通り．末梢細胞の余分なコレステロールは，ABCA1により引き抜かれ，LCATによりHDL内でコレステロールエステルに変換され，成熟したHDLとなる．（3章p112参照）

× (4) コレステロールは，ステロイドホルモンの前駆体である．ペプチドホルモンは，数個から100個以上のアミノ酸で構成されている．

× (5) 胆汁酸は肝臓で産生され，胆汁の成分として胆管に分泌される．胆嚢は，胆汁を一時的に貯留・濃縮する場所である．

正解(3)

5章 | たんぱく質の代謝

1 19073

たんぱく質とアミノ酸の代謝に関する記述である．正しいのはどれか．１つ選べ．

(1) たんぱく質の摂取量が不足すると，窒素出納は正になる．
(2) たんぱく質の摂取量が増加すると，尿中への尿素排泄量は減少する．
(3) アルブミンは，腎臓で合成される．
(4) トリプトファンは，パントテン酸に変換される．
(5) バリンは，糖新生に利用される．

2 20073

食品たんぱく質の評価に関する記述である．最も適当なのはどれか．１つ選べ．

(1) アミノ酸評点パターンは，食品中の不可欠アミノ酸量を示す．
(2) 生物価は，食品たんぱく質の化学的評価法の一つである．
(3) 制限アミノ酸がない食品のアミノ酸価は，100である．
(4) 無たんぱく質食の摂取時には，尿中に窒素は排泄されない．
(5) 摂取窒素量が排泄窒素量を上回ると，窒素出納は負になる．

3 21073

摂取するたんぱく質の量と質に関する記述である．最も適当なのはどれか．１つ選べ．

(1) 飢餓時には，窒素出納が正になる．
(2) 過剰なたんぱく質の摂取は，アミノ酸の異化を亢進する．
(3) たんぱく質効率（PER）は，生物価に消化吸収率を加味する．
(4) アミノ酸価は，摂取エネルギー量に影響される．
(5) 可欠アミノ酸は，体たんぱく質合成に利用されない．

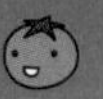

1 19073

×	(1)	窒素出納は動的平衡状態にあり，窒素出納は0となるが，平衡を保てないほどに供給が不足すれば，出納は負になる．
×	(2)	たんぱく質の摂取量が増加すると，余剰のアミノ酸のアミノ基は代謝され，尿素として排泄され，尿素排泄量は増加する．
×	(3)	アルブミンは，肝臓で合成される．
×	(4)	トリプトファンは，ナイアシンに変換される．その変換効率は，ナイアシン当量で1/60である．
○	(5)	文章通り．バリンは，スクシニルCoAからTCA回路に入り，糖新生を経てグルコースとなる．グルコースになりうるアミノ酸のことを糖原性アミノ酸という．

正解(5)

2 20073

×	(1)	アミノ酸評点パターンは，理想的な不可欠アミノ酸組成を示す．食品中の量ではないので注意する．
×	(2)	生物価と正味たんぱく質利用率は，食品たんぱく質の生物学的評価法である．
○	(3)	文章通り．アミノ酸価（アミノ酸スコア）は，食品中たんぱく質の栄養価を評価する方法であり，アミノ酸評点パターンに対する食品中の不可欠アミノ酸量により示される．そのため，制限アミノ酸がない食品のアミノ酸価は，100となる．
×	(4)	無たんぱく質食の摂食時に，体たんぱく質の分解によって生じたアミノ酸が一部代謝され，尿中に窒素が排泄される．これを内因性尿中窒素損失量という．
×	(5)	摂取窒素量が排泄窒素量を上回る場合は，窒素出納は正になる．健常成人において通常では，摂取窒素量と排出窒素量が窒素平衡に達する．

正解(3)

3 21073

×	(1)	飢餓時には，摂取窒素が不足するため窒素平衡が維持できなくなり，窒素出納が負になる．窒素出納が正になるのは，成長期や妊娠期などである．
○	(2)	文章通り．過剰なたんぱく質摂取によりアミノ酸が過剰となるため，異化が促進する．
×	(3)	生物価に消化吸収を加味したものは，正味たんぱく質利用率（NPU）が正しい．たんぱく質効率は，摂取たんぱく質量に対する体重増加量の比である．
×	(4)	アミノ酸価は，アミノ酸評点パターンを基準として，食品中の不可欠アミノ酸がどれだけ不足しているかを示す評価法で，化学的評価法のひとつである．摂取エネルギー量は関係ない．
×	(5)	可欠アミノ酸も不可欠アミノ酸もコードされた遺伝子配列にしたがって体たんぱく質合成の材料となる．

正解(2)

6章 脂溶性ビタミン

1 17081

ビタミンに関する記述である．正しいのはどれか．1つ選べ．

(1) 脂溶性ビタミンの吸収に，胆汁酸は関与しない．
(2) 脂溶性ビタミンには，腸内細菌が合成するものがある．
(3) 食品中β-カロテンのビタミンAとしての生体利用率は，レチノールの1/6である．
(4) ビタミンB_2は，体内の飽和量を超えると，尿中への排泄量が低下する．
(5) ビタミンB_{12}の吸収に必要な内因子は，十二指腸上皮細胞から分泌される．

2 18078

ビタミンの構造と機能に関する記述である．正しいのはどれか．1つ選べ．

(1) β-カロテンは，小腸でロドプシンに変換される．
(2) 活性型ビタミンD は，細胞膜上の受容体と結合する．
(3) ビタミンE は，LDL の酸化を防ぐ．
(4) ビタミンB_{12}は，分子内にモリブデンをもつ．
(5) 酸化型ビタミンC は，ビタミンE により還元型になる．

3 21076

脂溶性ビタミンに関する記述である．最も適当なのはどれか．1つ選べ．

(1) 吸収された脂溶性ビタミンは，門脈に流れる．
(2) ビタミンA は，遺伝子発現を調節する．
(3) ビタミンD は，腸内細菌により合成される．
(4) ビタミンE は，膜脂質の酸化を促進する．
(5) ビタミンK は，血液凝固を抑制する．

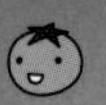

1 17081

× (1) 脂溶性ビタミンは，脂質とともに吸収されるため，胆汁酸による乳化作用が必要である.

○ (2) 文章通り．脂溶性ビタミンのうち，ビタミンKは唯一，腸内細菌より産生される.

× (3) β-カロテンの吸収率は1/6，転換効率は1/2のため，生体利用率はレチノールの1/12である.

× (4) ビタミンB_2を含む水溶性ビタミンは，一般的に，体内の飽和量を超えると，尿中への排泄量が増加する.

× (5) ビタミンB_{12}の吸収に必要な内因子（キャッスル内因子）は，胃の壁細胞から分泌される．そのため，胃切除術後は，ビタミンB_{12}欠乏に注意する必要がある.

正解(2)

2 18078

× (1) β-カロテンは，小腸でレチナールに変換される.

× (2) 活性型ビタミンDは，脂溶性のため細胞膜を通過でき，核内受容体と結合する.

○ (3) 文章通り．ビタミンEは，LDLの酸化を防ぐなどの抗酸化作用を持つ.

× (4) ビタミンB_{12}は，分子内にコバルトを持つ．モリブデンは微量ミネラルの1つであり，生体内では亜硫酸オキシダーゼやキサンチンオキシダーゼなどの補酵素として機能している.

× (5) 抗酸化反応で酸化された酸化型ビタミンEが，ビタミンCにより再び還元されて還元型ビタミンEになる.

正解(3)

3 21076

× (1) 脂溶性ビタミンは，キロミクロン（カイロミクロン）の構成成分となり，リンパ管を経由して静脈に流れる.

○ (2) 文章通り．レチノイン酸（ビタミンA）と1α，25-ジヒドロキシコレカルシフェロール（ビタミンD）は核内受容体に結合して，遺伝子発現を調節する.

× (3) ビタミンDは，ヒトの皮膚に存在するプロビタミンD_3に紫外線が当たることで合成される．腸内細菌が合成できる脂溶性ビタミンはビタミンK のみである.

× (4) ビタミンEは抗酸化ビタミンのひとつであり，膜脂質の酸化を抑制する.

× (5) ビタミンKは，血液凝固因子の産生に関わるビタミンである.

正解(2)

7章 | 水溶性ビタミン

1 19080

ビタミンCに関する記述である．正しいのはどれか．1つ選べ．

(1) 体内に蓄積しやすい．
(2) 還元作用をもつ．
(3) 非ヘム鉄の吸収を抑制する．
(4) 欠乏すると，血液凝固が亢進する．
(5) 腸内細菌によって合成される．

2 21077

水溶性ビタミンに関する記述である．最も適当なのはどれか．1つ選べ．

(1) ビタミンB_1は，ピルビン酸をアセチルCoA に変換する反応の補酵素である．
(2) ビタミンB_6必要量は，たんぱく質摂取量の影響を受けない．
(3) ナイアシンは，グルタミン酸から合成される．
(4) ビタミンB_{12}は，主に空腸で吸収される．
(5) ビタミンC は，還元型ビタミンE を酸化型に変換する．

3 21120

ビタミンとその欠乏症の組合せである．最も適当なのはどれか．1つ選べ．

(1) ビタミンD ——— 甲状腺腫
(2) ビタミンB_1 ——— ペラグラ
(3) ナイアシン ——— ウェルニッケ脳症
(4) 葉酸 ——— 高ホモシステイン血症
(5) ビタミンC ——— 夜盲症

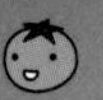

1 19080

✕	(1)	ビタミンCは，水溶性ビタミンであるため，尿から排泄されやすく，体内に蓄積されにくい.
○	(2)	文章通り．ビタミンCは，還元作用および抗酸化作用を持つ.
✕	(3)	ビタミンCは，非ヘム鉄（3価鉄）をヘム鉄（2価鉄）に還元し，吸収を促進する.
✕	(4)	ビタミンCは，コラーゲン合成に関与する．そのため，ビタミンCが欠乏すると，コラーゲン合成が抑制され，末梢血管が脆くなり，出血傾向（壊血病）となる.
✕	(5)	ビタミンCは，腸内細菌によって合成されない．腸内細菌により合成されるのは，ビタミンB_2，B_6，B_{12}，ビオチン，パントテン酸およびビタミンKである.

正解(2)

2 21077

○	(1)	文章通り．ビタミンB_1は，ピルビン酸をアセチルCoAに変換する反応を触媒するピルビン酸デヒドロゲナーゼの補酵素である.
✕	(2)	ビタミンB_6は，アミノ酸の異化の補酵素であるため，たんぱく質摂取量が多いと必要量が増す.
✕	(3)	ナイアシンは，トリプトファンから1/60の効率で合成される.
✕	(4)	多くのビタミンは空腸で吸収されるが，ビタミンB_{12}は，回腸で吸収される.
✕	(5)	ビタミンCは，抗酸化作用をもつため，酸化型ビタミンEを還元型ビタミンEに変換する.

正解(1)

3 21120

✕	(1)	ビタミンDの欠乏症はくる病・骨軟化症である．甲状腺腫はヨウ素の欠乏で生じる.
✕	(2)	ビタミンB_1の欠乏症は，脚気やウェルニッケ脳症である.
✕	(3)	ナイアシンの欠乏症は，ペラグラである.
○	(4)	正しい組合せ．葉酸とビタミンB_{12}が欠乏するとホモシステインからメチオニンの合成が阻害されるため，結果として血中ホモシステイン濃度が上昇し，高ホモシステイン血症が生じる.
✕	(5)	ビタミンCの欠乏症は壊血病である．夜盲症はビタミンA欠乏症である.

正解(4)

8・9章 多量ミネラル 微量ミネラル

1 18081

カルシウムと鉄の吸収に関する記述である．正しいのはどれか．1つ選べ．

(1) カルシウムの吸収は，脂肪により促進する．
(2) カルシウムの吸収は，リンにより促進する．
(3) カルシウムの吸収は，フィチン酸により促進する．
(4) へム鉄の吸収は，ビタミンC により促進する．
(5) 非へム鉄の吸収は，動物性たんぱく質により促進する．

2 19081

鉄の栄養に関する記述である．正しいのはどれか．1つ選べ．

(1) 消化管における非へム鉄の吸収率は，へム鉄と比べて高い．
(2) 消化管における非へム鉄の吸収率は，鉄欠乏により低下する．
(3) 体内の総鉄量の大部分は，貯蔵鉄として存在する．
(4) 体内の機能鉄の大部分は，骨格筋に存在する．
(5) 赤血球の破壊で遊離した鉄は，へモグロビンの合成に再利用される．

3 21078

鉄に関する記述である．最も適当なのはどれか．1つ選べ．

(1) 鉄は，汗に含まれる．
(2) 鉄の吸収率は，へム鉄よりも非へム鉄の方が高い．
(3) 非へム鉄は，3価鉄として吸収される．
(4) 貯蔵鉄は，トランスフェリンと結合している．
(5) へモクロマトーシスは，鉄の欠乏症である．

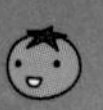

1 18081

×	(1)	カルシウムの吸収は，過剰の脂肪により抑制される．これは，消化過程で生じる飽和脂肪酸と不溶性のカルシウム塩を形成するためである．
×	(2)	カルシウムの吸収は，リンの過剰摂取により抑制される．
×	(3)	カルシウムの吸収は，フィチン酸やシュウ酸などにより抑制される．これは，カルシウムと結合，不溶性のカルシウム複合体を形成するためである．
×	(4)	3価鉄である非ヘム鉄は，ビタミンCにより還元されて2価のヘム鉄になることで吸収される．しかし，2価鉄であるヘム鉄は，すでに還元された状態であるため，その吸収はビタミンCによって促進されない．
○	(5)	文章通り．非ヘム鉄の吸収率は，共存するビタミンCや動物性たんぱく質によって促進される．反対に，フィチン酸やタンニンなどは，鉄の吸収を阻害する．

正解(5)

2 19081

×	(1)	非ヘム鉄（3価鉄）は，ヘム鉄（2価鉄）に還元され，吸収される．そのため，非ヘム鉄の吸収率は，ヘム鉄と比べて低い．
×	(2)	鉄欠乏により生体内の鉄要求量が高まれば，ヘム鉄，非ヘム鉄に関係なく吸収率は上昇する．
×	(3)	体内の総鉄量の大部分は，機能鉄として存在する（約70 ～ 80%）．なお，貯蔵鉄は，体内に約20～30%存在し，男子に比べ女子では非常に少ない．
×	(4)	体内の機能鉄の大部分をしめるヘモグロビン（総鉄量の約65%）は，血液中に存在する．
○	(5)	文章通り．赤血球は主に脾臓で破壊され，鉄が遊離する．この鉄はトランスフェリンと結合し（血清鉄），ヘモグロビン合成に再利用される．

正解(5)

3 21078

○	(1)	文章通り．汗は水分以外に，鉄，ナトリウム，塩素が含まれている．
×	(2),(3)	ヘム鉄は2価鉄，非ヘム鉄は3価鉄であり，吸収される形態は2価鉄であるため，吸収率はヘム鉄の方が高い．非ヘム鉄は2価鉄に還元されてから吸収される．
×	(4)	貯蔵鉄はフェリチンやヘモシデリンと結合している．トランスフェリンは，鉄を輸送する血清鉄（機能鉄）である．
×	(5)	ヘモクロマトーシスは，鉄の過剰症で，先天性によるものと輸血過剰によるものがある．

正解(1)

10章 ｜ エネルギーの必要量

1 18083

基礎代謝量に関する記述である．正しいのはどれか．1つ選べ．

(1) 安静座位で測定する．
(2) 男性に比べて女性が高い．
(3) 環境温度に影響されない．
(4) 低栄養状態で増大する．
(5) アドレナリンにより増大する．

2 21080

エネルギー消費量に関する記述である．最も適当なのはどれか．1つ選べ．

(1) 基礎代謝量は，体脂肪率に比例する．
(2) 安静時代謝量は，基礎代謝量より高い．
(3) メッツ（METs）は，1日のエネルギー消費量を基礎代謝量の倍数で表したものである．
(4) 身体活動レベル（PAL）は，身体活動の種類（歩く，走る等）ごとのエネルギー消費量を示す指標である．
(5) 食事誘発性熱産生（DIT）は，1日のエネルギー消費量に含まれない．

3 21081

エネルギー代謝とその測定法に関する記述である．最も適当なのはどれか．1つ選べ．

(1) 物理的燃焼値と生理的燃焼値の差は，たんぱく質より糖質が大きい．
(2) 呼吸商は，消費された酸素量を排出された二酸化炭素量で除して求める．
(3) 糖質のみが燃焼した時の呼吸商は，0.7である．
(4) 間接法は，身体から放散される熱量を測定する方法である．
(5) 二重標識水法は，安定同位体を用いる方法である．

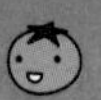

1 18083

× (1) 基礎代謝量は，早朝空腹時に快適な室温下で，安静仰臥位で測定する．

× (2) 基礎代謝量は，一般的に，男性に比べて女性で低い．これは，女性の方が男性よりも体格が小さく，体脂肪率が高いためとされる．

× (3) 基礎代謝量は，環境温度に影響される．たとえば，低温環境下では体温を一定に保つための熱産生が増えるため，高温環境下よりも基礎代謝量が高くなる．

× (4) 低栄養状態では，体全体の代謝活性が低下するため，基礎代謝量は減少する．

○ (5) 文章通り．基礎代謝量は，アドレナリンにより増大する．これは，アドレナリンに心拍，血圧，血糖値を上げるはたらきがあるためである．

正解(5)

2 21080

× (1) 基礎代謝量は除脂肪体重に相関する．体脂肪が基礎代謝量に及ぼす影響は小さい．

○ (2) 安静時代謝量は覚醒座位状態での安静時の代謝量であり，基礎代謝量〔早朝空腹時に覚醒仰臥位で測定〕より骨格筋緊張度が高く，食事による食事誘発性熱産生の影響も受ける．

× (3) メッツ（METs）とは，安静時のエネルギー消費量（安静時代謝量）を1としたときに，身体活動時のエネルギー消費量が何倍にあたるかを数値で示したものである．身体活動の種類（歩く，走るなど）ごとのエネルギー消費量を示す指標である．

× (4) 身体活動レベル（PAL）は，1日の総エネルギー消費量が基礎代謝量の何倍にあたるかを数値で示したものである．「日本人の食事摂取基準（2020年版）」では，PAL をⅠ（低い），Ⅱ（ふつう），Ⅲ（高い）の3区分とし，年齢区分ごとの数値を設定している．

× (5) 食後はエネルギー消費が亢進する．これを食事誘発性熱産生（DIT）といい，1日のエネルギー消費量に含まれる．

正解(2)

3 21081

× (1) 物理的燃焼値に，体内での消化吸収率や尿中への損失量を考慮したものが生理的燃焼値である．糖質や脂質と異なり，たんぱく質は体内で完全に燃焼せずエネルギーの一部が窒素化合物として尿中へ損失する．そのため，物理的燃焼値と生理的燃焼値の差が大きい．

× (2) 呼吸商は，排出された二酸化炭素量を消費された酸素量で除して求める．体内で糖質や脂質がどのような割合で燃焼しているのかを知る指標となる．

× (3) 糖質のみが燃焼したときの呼吸商は，1.0である．なお，脂質の呼吸商は0.7，たんぱく質の呼吸商は0.8である．

× (4) 身体から放散される熱量を測定する方法は直接法である．

○ (5) 文章通り．二重標識水法は，水素と酸素の安定同位体（2 Hと18O）で二重に標識された水を飲んでエネルギー消費量を算出する方法で，間接法のひとつである．

正解(5)

MEMO

MEDIC MEDIA

なぜ？どうして？① ［付録］ Check it out! ［分売不可］